H.-J. Meyer B. Ringe H. Dralle (Hrsg.)

Entwicklungen in der Abdominal- und Transplantationschirurgie

Mit 44 Abbildungen und 40 Tabellen

Springer-Verlag
Berlin Heidelberg New York London Paris
Tokyo Hong Kong Barcelona Budapest

Prof. Dr. med. Hans-Joachim Meyer
PD Dr. med. Burckhardt Ringe
Prof. Dr. med. Henning Dralle

Klinik für Abdominal- und Transplantationschirurgie
Medizinische Hochschule Hannover, 30623 Hannover

ISBN-13: 978-3-540-57141-4 e-ISBN-13: 978-3-642-78447-7
DOI: 10.1007/978-3-642-78447-7

Die Deutsche Bibliothek – CIP-Einheitsaufnahme
Entwicklungen in der Abdominal- und Transplantationschirurgie: mit 40 Tabellen / H.-J. Meyer ... (Hrsg.). – Berlin; Heidelberg; New York; London; Paris; Tokyo; Hong Kong; Barcelona; Budapest: Springer, 1993

NE: Meyer, Hans-Joachim [Hrsg.]

Satz: Mitterweger Werksatz GmbH, 68723 Plankstadt

24/3130-5 4 3 2 1 0 – Gedruckt auf säurefreiem Papier

Vorwort

Am 16. Mai 1992 vollendete Prof. Dr. med. Rudolf Pichlmayr sein 60. Lebensjahr. Aus diesem Anlaß wurde ein wissenschaftliches Symposium über die Entwicklungen in der Abdominal- und Tansplantationschirurgie an der Medizinischen Hochschule Hannover veranstaltet.

Unter der Leitung von Herrn Prof. Pichlmayr hat diese Klinik in den vergangenen 20 Jahren sowohl in der Abdominal- als auch in der Transplantationschirurgie klinische und wissenschaftliche Fortschritte erreichen können, die eine über die eigenen Grenzen hinausgehende Bedeutung erlangt haben. Sie stellen das gemeinsam mit allen medizinischen Partnerdisziplinen erreichte Ergebnis kontinuierlicher Bemühungen um stetige Verbesserungen und Erneuerungen chirurgischer und multimodaler Behandlungskonzepte dar. Dies war Anlaß für eine Rückschau ehemaliger und derzeitiger Mitarbeiter auf die Anfänge und zugleich Ausblick auf die zukünftigen Entwicklungen in der Abdominal- und Transplantationschirurgie.

Unser besonderer Dank gilt allen Autoren, durch deren aktive Mitarbeit die Entstehung dieses Buches ermöglicht wurde; ebenso danken wir Frau Ahrendt, Frau Albrecht und Frau Martin für ihre Hilfe bei der Durchführung des Symposiums und dem Erstellen der Manuskripte.

Den Sponsoren des Symposiums, die auch die Herausgabe dieses Buches ermöglicht haben, gilt unser besonderer Dank:

- Abbott GmbH, 65205 Wiesbaden
- Bayer AG, 51368 Leverkusen
- Behringwerke AG, 35001 Marburg
- Boehringer Mannheim GmbH, 68305 Mannheim
- Braun Melsungen, 34212 Melsungen
- Bristol Arzneimittel GmbH, 80632 München
- CILAG GmbH, 65843 Sulzbach
- Clintec Salvia GmbH, 68159 Mannheim
- Convatec/Div. der Bristol-Meyers Squibb GmbH, 80632 München
- Deutsche Wellcome GmbH, 30938 Burgwedel

- Ethicon GmbH, 22851 Norderstedt
- Dr. Falk Pharma GmbH, 79108 Freiburg
- Farmitalia Carlo Erba GmbH, 79100 Freiburg
- Fresenius AG, 61343 Oberursel
- Hoechst AG, 65928 Frankfurt
- Immuno GmbH, 69126 Heidelberg
- Kabi Pharmacia GmbH, 91052 Erlangen
- Dr. F. Köhler Chemie GmbH, 64665 Alsbach
- Lederle Arzneimittel GmbH, 82515 Wolfrathshausen
- E. Merck, 64271 Darmstadt
- Sandoz AG, 90429 Nürnberg
- Smith Kline Beecham Pharma, 80804 München
- Solvay Pharma Deutschland GmbH, 30173 Hannover

Hannover, im September 1993 Die Herausgeber

Inhaltsverzeichnis

Laudatien zum 60. Geburtstag
von Herrn Prof. Dr. Rudolf Pichlmayr
H. G. Borst 1
K. Reichel 4
H.-L. Schreiber 7

Teil I. Endokrine Chirurgie

Entwicklungen in der endokrinen Chirurgie
H. Dralle 11

Funktionsgerechte Resektion bei der benignen Struma
H. Ziegler 21

Hyperparathyreoidismus – Profitiert der Patient durch den Fortschritt in Diagnostik und Therapie?
G. Tidow 30

Experimentelle Nebennierenrindentransplantation – Ein Modell für den endokrinologischen Organersatz
G. F. W. Scheumann, W. Hiller, S. Schröder, T. H. Schürmeyer, E. Mössinger, O. Teebken und H. Dralle 36

Teil II. Ösophagus- und Magenchirurgie

Entwicklungen in der Ösophagus- und Magenchirurgie
H.-J. Meyer 43

Wandel der Ulkuschirurgie zur Notfallchirurgie
K. Reichel und A. Kuthe 50

Entwicklungen in der Ösophagus- und Magenchirurgie: Refluxerkrankungen
L. Lehr 56

Bedeutung gastrointestinaler Antigene und Onkogene für die Zelldifferenzierung und Tumorgenese des Magenkarzinoms
J. Jähne 62

Teil III. Transplantationschirurgie

Entwicklungen in der Transplantationschirurgie
B. Ringe 69

Entwicklungen in der Transplantationsimmunologie
K. Wonigeit 76

Lebersegmenttransplantation von lebenden Verwandten und Leichenspendern
C. E. Brölsch, D. M. Lloyd, M. Burdelski und F. Pieper 84

Tierexperimentelle Untersuchungen der Makro- und Mikrozirkulation nach orthotoper Lebertransplantation
K. J. Oldhafer 91

Bedeutung von Spenderlymphozyten bei Lebertransplantation
H. J. Schlitt 97

Teil IV. Leber- und Pankreaschirurgie

Entwicklungen in der Leber-, Gallen- und Pankreaschirurgie
J. Klempnauer 107

Chirurgische Behandlungsmöglichkeiten maligner Leber- und Gallengangstumore
P. Neuhaus und R. Lohmann 113

Alternative Resektionen
G. Gubernatis 119

Indikationen und Möglichkeiten der operativen Behandlung bei akuter Pankreatitis
G. Hünefeld 128

Chirurgische Therapiekonzepte der chronischen Pankreatitis und ihrer Folgen
K. D. Rumpf 134

Experimentelle Untersuchungen zur Transplantation des endokrinen Pankreas
W. F. A. Hiller, R. Lück, G. Ehlerding und J. Klempnauer 141

Teil V. Kolorektale Chirurgie

Entwicklungen in der kolorektalen Chirurgie
R. Raab und U. Werner 149

Möglichkeiten der chirurgischen Therapie bei entzündlichen Darmerkrankungen
E. Guthy und E. Nagel 156

Möglichkeiten und Grenzen der Kontinenzerhaltung bei Rektumresektion
D. Löhlein 168

Perioperative Stoffwechselveränderungen bei Patienten mit gastrointestinalen Tumoren – Besteht eine Indikation zur gezielten präoperativen Ernährungstherapie?
A. Weimann 171

Sachverzeichnis 177

Verzeichnis der erstgenannten Autoren

Prof. Dr. med. H. G. Borst
Leiter der Klinik für Thorax-, Herz- und Gefäßchirurgie
Medizinische Hochschule Hannover
30623 Hannover

Prof. Dr. med. C. E. Brölsch
Direktor der Chirurgischen Klinik und Poliklinik
Abteilung für Allgemeinchirurgie,
Universitäts-Krankenhaus Eppendorf
Martinistraße 52, 20251 Hamburg

Prof. Dr. med. H. Dralle
Klinik für Abdominal- und Transplantationschirurgie
Medizinische Hochschule Hannover
30623 Hannover

PD Dr. med. G. Gubernatis
Klinik für Abdominal- und Transplantationschirurgie
Medizinische Hochschule Hannover
30623 Hannover

Prof. Dr. med. E. Guthy
Chefarzt der Allgemeinchirurgischen Klinik
Städtisches Krankenhaus
Söllnerstraße 16, 92637 Weiden

Dr. med. W. F. A. Hiller
Klinik für Abdominal- und Transplantationschirurgie
Medizinische Hochschule Hannover
30623 Hannover

PD Dr. med. G. Hünefeld
Chefarzt der Chirurgischen Klinik
des Evangelischen Krankenhauses
An der Lutter 24, 37075 Göttingen

PD Dr. med. J. Jähne
Klinik für Abdominal- und Transplantationschirurgie
Medizinische Hochschule Hannover
30623 Hannover

PD Dr. med. J. Klempnauer
Klinik für Abdominal- und Transplantationschirurgie
Medizinische Hochschule Hannover
30623 Hannover

Prof. Dr. med. Dr. med. vet. L. Lehr
Chirurgische Klinik und Poliklinik
der Technischen Universität München
Klinikum rechts der Isar
Ismaninger Straße 22, 81675 München

Prof. Dr. med. D. Löhlein
Direktor der Chirurgischen Klinik
Städtische Kliniken Dortmund
Beurhausstraße 40, 44137 Dortmund

Prof. Dr. med. H.-J. Meyer
Klinik für Abdominal- und Transplantationschirurgie
Medizinische Hochschule Hannover
30623 Hannover

Prof. Dr. med. P. Neuhaus
Direktor der Chirurgische Klinik und Poliklinik
Universitätsklinikum Rudolf Virchow der Freien Universität
Berlin
Augustenberger Platz 1, 13353 Berlin

Dr. med. K. J. Oldhafer
Klinik für Abdominal- und Transplantationschirurgie
Medizinische Hochschule Hannover
30623 Hannover

Dr. med. R. Raab
Klinik für Abdominal- und Transplantationschirurgie
Medizinische Hochschule Hannover
30623 Hannover

Prof. Dr. med. K. Reichel
Chefarzt der Chirurgischen Klinik des Krankenhauses Siloah
Roesebeckstraße 15, 30449 Hannover

PD Dr. med. B. Ringe
Klinik für Abdominal- und Transplantationschirurgie
Medizinische Hochschule Hannover
30623 Hannover

Prof. Dr. med. K. D. Rumpf
Direktor der Klinik für Allgemein- und Abdominal-Chirurgie
Städtisches Klinikum Fulda
Pacelliallee 4, 36043 Fulda

Dr. med. G. F. W. Scheumann
Klinik für Abdominal- und Transplantationschirurgie
Medizinische Hochschule Hannover
30623 Hannover

Dr. med. H. J. Schlitt
Klinik für Abdominal- und Transplantationschirurgie
Medizinische Hochschule Hannover
30623 Hannover

Prof. Dr. jur. H.-L. Schreiber
Leiter der Abteilung für Strafrecht und
Allgemeine Rechtstheorie
Georg-August-Universität Göttingen
Platz der Göttinger Sieben 2, 37073 Göttingen

PD Dr. med. G. Tidow
Chefarzt der Klinik für Allgemeinchirurgie
Krankenhaus Nordstadt
Haltenhoffstraße 41, 30167 Hannover

Dr. med. A. Weimann
Klinik für Abdominal- und Transplantationschirurgie
Medizinische Hochschule Hannover
30623 Hannover

Dr. med. K. Wonigeit
Klinik für Abdominal- und Transplantationschirurgie
Medizinische Hochschule Hannover
30623 Hannover

Dr. med. H. Ziegler
Chefarzt der Klinik für Allgemeinchirurgie
Allgemeines Krankenhaus Celle
Siemensplatz 4, 29223 Celle

Laudatio zum 60. Geburtstag von Herrn Prof. Dr. Rudolf Pichlmayr

H. G. Borst

Lieber Freund Rudolf,

60 Jahre trennen Dich von Deinem Geburtstag und 35 von Deinem Eintritt in die Welt der Chirurgie. Wir haben uns bald danach, 1958, kennengelernt, als Du zu Rudolf Zenkers Team in München stießest. Zuerst war es ein interessiertes Abtasten des Neulings, was uns verband, aber schon bald wurde klar, daß dieser junge Pichlmayr die Fahne der wissenschaftlichen Chirurgie weiter tragen würde als die meisten seiner Mitstreiter. Dein zurückhaltendes Auftreten trug Dir das Attribut des „weichen" Pichlmayrs ein – wer aber genauer hinschaute, konnte leicht erkennen, daß bei Dir Bescheidenheit und Durchsetzungsvermögen eine seltene, wiewohl höchst wirkungsvolle Einheit bildeten – und dabei, lieber Rudolf, ist es bis zum heutigen Tage geblieben!

1968 haben wir beide dann, zusammen mit einem mutigen Team Zenkerscher Assistenten, unter denen ich Dusan Dragojevic, Hellmut Oelert und Klaus Reichel besonders hervorheben möchte, den Schritt in eine uns nicht gerade heimelige, um nicht zu sagen unheimliche Welt im norddeutschen Flachland getan. Daß Du Dich dem Unternehmen angeschlossen hast, dafür – lieber Rudolf – bin ich Dir von ganzem Herzen dankbar! Ohne Dich wäre der Start in Hannover weit schwieriger gewesen, und die weitere Entwicklung hätte sich vielleicht ganz anders vollzogen.

Als Neu-Hannoveraner warst Du damals unbeweibt und bist zwischen der MHH und München hin und her gependelt, bis schließlich Deine liebe Frau Ina dazustieß. Sie hat durch ihre aufmunternde und bestärkende Art unsere Tätigkeit, aber auch unsere Hoffnungen wirkungsvoll unterstützt. Für sie waren wir immer ganz einfach „die Besten" – anfänglich ein wohl recht einsamer Standpunkt, der aber verpflichtete!

Die damals schon recht *überfällige* Einrichtung des ersten chirurgischen Lehrstuhles an einer schon etablierten Hochschule für – wenn ich das einmal maliziös sagen darf – Innere Medizin stellte uns alle vor eine Vielfalt von unmittelbar zu lösenden Aufgaben: von der studentischen Lehre zur Assistentenweiterbildung, vom Ausbau des damals erst im Skelett vorhandenen Klinikums, bis hin zur Schaffung einer neuartigen chirurgischen Departmentstruktur – ganz zu schweigen von dem Zwang, sich auch klinisch zu profilieren, was schnell genug, aber anfangs nicht ohne Reibungen mit der Umwelt gelang. Hierüber könnte man eine eigene Story schreiben.

Was die Departmentstruktur anbetrifft, warst Du damals mit mir nach Hannover gekommen, in dem gegenseitigen Verständnis, später die Rolle des Abdominal- und Transplantationschirurgen zu übernehmen – ein Pakt, der, wen wundert es, nicht überall auf Gegenliebe stieß. Doch hat Dir die oben angesprochene Mischung von Charaktereigenschaften schon bald jene Anerkennung vermittelt, die 1972 Deine Berufung auf den 2. chirurgischen Lehrstuhl der MHH bewirkte. Mit Harald Tschernes Eintreffen war schließlich der Grundstock zu einer damals als radikal empfundenen Organisationsform gelegt, die uns den Ruf des „linken Departments Chirurgie Hannover" einbrachte – ausgerechnet uns eher konservativen Alpenanrainern – waren wir doch in Kliniken aufgewachsen, wo – wie Zenker einmal schmunzelnd sagte – jeder das tun dürfe, was der Chef wolle. Nun, auch aus heutiger Sicht mag dieses Bonmot nicht ganz neben der Wahrheit liegen.
Gänzlich neu und anders war aber bei uns der kollegiale Umgangsstil der Klinikchefs und als Folge auch der einzelnen Gruppen miteinander, dessen wesentliches Merkmal die Kooperation, und deren Inhalt Ruf und Ansehen der eigenen Klinik, aber darüber hinaus des gesamten Chirurgischen Zentrums bildeten. So haben wir geschlossen und unbeirrt die Fährnisse des Beginns in Hannover und damit auch jene der 68er Jahre durchschritten, als man uns vormachen wollte, nicht Persönlichkeiten, sondern paritätische Gremien seien das Salz in der Suppe moderner akademischer Organisation.
Heute steht das Chirurgische Zentrum als eine der führenden Institutionen des mitteleuropäischen Bereiches da. Du, lieber Rudolf, bist hierfür herausragende Signalfigur, was sich schon darin äußert, daß Du die höchsten Weihen der internationalen Chirurgie, z. B. die Ernennung zum Ehrenmitglied des Royal College of Surgeons oder der American Surgical Association als erster errungen hast. Vielen hast Du den Schlüssel zum eigenen Erfolg in der Chirurgie geliefert, viele haben von Deinem Wissen und Können profitiert, und alle achten Dich als untadelige Persönlichkeit. Wir, Deine Partner, sind Dir hierfür zutiefst verpflichtet!
Deine innovative Energie hat Dich über die frühe Entwicklung des Antilymphozytenserums zur Lebertransplantation, zur Verpflanzung von Teillebern und schließlich zur Ex-vivo-Chirurgie an diesem Organ geführt. Als Beiprodukt dieses Werkes ist Dir die Rolle des führenden Vertreters der hepatobiliären und Pankreaschirurgie in Deutschland zugefallen. Deine klinischen Erfolge waren stets von hochbewerteten Entwicklungen in der chirurgischen Wissenschaft begleitet, deren interdisziplinärer Charakter wiederum Dein modernes Denken belegt – ein wahrer Segen für uns z. B. bei der thorakalen Organtransplantation!
Deine Voraussicht hat Dich zur Idee des hannoverschen Transplantationszentrums geführt, das wohl schon im Bau wäre, hätte nicht plötzliches politisches Zaudern vereint mit den Zwängen der deutschen Wiedervereinigung vorläufig einen Strich durch die Rechnung gemacht. Dies ist um so mehr zu bedauern, als sich immer mehr herausstellt, daß die durch diskrete Organabstoßung arg getrübten Spätergebnisse der Transplantation nur durch massiven Einsatz der Grundwissenschaften verbessert werden

können. Bei seiner Vorgeschichte würde Hannover hierfür die ideale Plattform liefern.
In all diesen Jahren, lieber Rudolf, bist Du uns ein loyaler und beflügelnder Partner gewesen. Dessen eingedenk gratuliere ich Dir im Namen aller Zentrumsangehörigen zu Deinem 60. Geburtstag. Wir wünschen Dir von Herzen Glück und Gottes Segen auf Deinem weiteren Lebensweg. Es war stets eine *Freude,* mit Dir und Deinem Team zu arbeiten, und wir hoffen sehr, daß es noch lange so weitergeht. Schließlich möchten wir in diese Hoffnung die Erfüllung Deines sehnlichen Wunsches einschließen, daß das Transplantationszentrum doch gebaut wird – zum Wohle der Kranken, zum Frommen des Chirurgischen Zentrums und seiner Partner und darüber hinaus zu Ruf und Ehre der MHH und des sie tragenden Landes Niedersachsen.

Laudatio
zum 60. Geburtstag von Herrn Prof. Dr. Rudolf Pichlmayr

K. Reichel

Lieber Herr Professor Pichlmayr!

Zum 60. Geburtstag möchte ich als Ihr ehemaliger – und erster und somit dienstältester – Oberarzt im Namen aller ehemaligen und jetzigen Mitarbeiter die herzlichsten Glückwünsche aussprechen.
An dieser Stelle sei es erlaubt, die Gedanken zurückzuführen auf den Beginn des chirurgischen Departments im Jahre 1968 im Oststadt-Krankenhaus. Sie sowie sechs weitere „Männer der ersten Stunde" folgten aus München den Verlockungen meines Vorredners Herrn Prof. Borst, um hier in Hannover die Hochschulchirurgie zu etablieren.
Da es ja auch nur einen Professor für Chirurgie gab, übernahmen Sie zunächst die Aufgabe des ersten Oberarztes der Klinik, da das Bettenhaus der MHH 1968 erst ein Betongerippe war. In zwei Stationen des Oststadt-Krankenhauses sollte nun die Herz- und Thoraxchirurgie, die Abdominal- und Transplantationschirurgie sowie die Unfallchirurgie aufgebaut werden. Ihnen folgten nicht nur die Doktoranten Tidow, Wagner und Wonigkeit, sondern in einigem zeitlichem Abstand Ihre Frau, die in der Anästhesie Ihre und unser aller Bemühungen unterstützte. An dieser Stelle muß ich Ihnen gestehen, daß ich Ihre Frau schon viel länger als Sie kenne. Aus der Physiologie in Göttingen kommend, landete ich folgerichtig natürlich erst einmal in München in der Anaesthesiogischen Abteilung und erinnere mich sehr gut an die Tätigkeit Ihrer Frau als zuständige Oberärztin beim Aufbau einer Beatmungsstation für Tetanusfälle, die sie sehr freundlich, aber genauso bestimmt und überzeugend leitete.
Sie selbst waren zu dieser Zeit bereits im Keller des Institutes für experimentelle Chirurgie bei Herrn Prof. Brendel fest etabliert und mit Ihrer Habilarbeit zur Herstellung und Wirkung heterologer Antihundelymphozytenseren beschäftigt.
Meine erste chirurgisch-klinische Tätigkeit in München führte mich nach einem kurzen Intermezzo in der Schwanthaler Straße auf die Privatstation von Prof. Zenker, die Sie gerade verlassen hatten. Ich habe dann in Folge mehrere Jahre dort verbracht, eine heute von Assistenten eher gefürchtete Tätigkeit. Im Nachhinein sehe ich diese Tätigkeit als sehr positiv, denn wer hat schon die Ehre und das Vergnügen, täglich unter den Augen seines Chefs zu arbeiten und zu assistieren, und das über drei Jahre hinweg. Nach der damaligen Struktur einer Universitätsklinik mit überaltertem Assisten-

tenstamm war es ja ohnehin nicht möglich, daß ein junger Assistent an eine selbständige operative Tätigkeit herangeführt wurde.
Dieses sollte sich ja nun zum Glück für die Beteiligten in Hannover grundlegend ändern, und neben den umfangreichen klinischen Tätigkeiten, die auf uns zukamen, war ein besonderes Problem die Strukturneuformung eines Departments für Chirurgie an einer neu gegründeten Hochschule, die befreit vom Ballast einer alten Universität daranging, an den Säulen der Chirurgie zu rütteln.
Alle, die damals dabei waren, erinnern sich sicher noch an die erste Lagebesprechung im Forschungstrakt, in einem völlig leeren Raum, ohne Tische und Stühle, wo wir auf Fensterbänken hocken mußten oder Kisten als Sitzgelegenheiten herbeischafften. Zum Glück aber kam „The Head of the Department", Herr Prof. Borst, auf die Idee, die abendliche Besprechung in der Gaststätte Niedersachsen in Isernhagen durchzuführen. Viel Zeit für allzulange Planungen blieb uns allerdings ohnehin nicht, da schon am folgenden Tage nach unserem Neubeginn der Aufnahmedienst in unserer Klinik stattfand und die Betten der beiden Stationen sich innerhalb weniger Tage füllten. In der Folgezeit war die drangvolle Enge auf den Bettenstationen nur mit sehr viel Enthusiasmus und Arbeit von allen zu meistern.
Obwohl heute die Mitarbeiter aus allen Jahren zusammengekommen sind, möchte ich doch aus dem ersten und ältesten Vorlesungsverzeichnis besonders nennen:

- Krankenabteilung II: Prof. Dr. med. Hans Borst
  Sekretariat: Ilse v. Eesebeck
- Oberärzte: Priv.-Doz. Dr. Rudolf Pichlmayr
  Dr. med. Dusan Dragojevic
- Assistenten: Büttner, Greif, Grotelüschen, Leitz, Nolte, Oelert, Reichel, Schmidt, K. P. Schmidt, Walter

Bereits im nächsten Jahr waren Sie als Abteilungsleiter einer Abteilung für spezielle Chirurgie und Transplantationschirurgie ernannt worden, und die Abteilung wurde nun von zwei Chefs geführt, Herrn Borst und Ihnen, während wir schon mehrere Oberärzte waren, Herr Dragojevic, der soeben habilitierte Reichel, Herr Friedrich-Carl Schmidt und Herr Klaus Peter Schmidt, später Schmidt-„Neuerburg" genannt. Assistenten waren: van Alste, Asgari, Beddermann, Bockhorn, Büttner, Gisbertz, Greif, Grögler, Grotelüschen, Guthy, Leitz, Nolte, Sponholz, Oelert, Rumpf, Tidow, Timm, Veigel, Walter, Wilde und Ziegler.
Die kleine Gruppe des Transplantationsteams nahm von Anfang an ihre Arbeit auf und so konnte bereits am 18. 12. 1969 die erste Nierentransplantation im Oststadt-Krankenhaus stattfinden. Von diesem Zeitpunkt an ging der Weg steil nach oben; es wurde nicht nur das Transplantationsproblem, sondern auch die Allgemeinchirurgie in allen Bereichen angegangen.
Sie selbst wohnten Tag und Nacht in der Klinik, in einem Miniappartement, mit einer Bettcouch und einer recht bescheidenen Kochgelegenheit. Die ständige Anwesenheit Ihrerseits gedieh nicht immer zur Freude der Assi-

stenten, da die meisten sich eigentlich Wohnungen in Bemerode über die Hochschule in den Graefemeierschen Mietshäusern besorgt hatten. Ihre persönlichen Planungen für einen ständigen Wohnsitz liefen aber bereits und Sie gingen gleich über Isernhagen hinaus nach Bissendorf, wo Sie für Ihre große Familie ein ländliches Domizil planten und gebaut haben; dieses Domizil ist bis heute ständig erweitert und zunehmend bevölkert worden.
Sie selbst haben sich aber auch intensiv um die Struktur des Departments gekümmert und mit dafür gesorgt, daß neben der harmonischen Zusammenarbeit mit der Abteilung von Herrn Borst später die Unfallchirurgie unter Herrn Tscherne in gleicher Weise reibungslos mit den übrigen Kliniken harmonierte und daß auf dem Assistentensektor die Rotation in der Ausbildung zum Facharzt für Chirurgie bis heute funktioniert.
Sie übernahmen diese vielseitigen Aufgaben mit einem für heutige Verhältnisse unvorstellbaren Arbeitseinsatz und Eifer, der sich auf alle Mitarbeiter übertrug. Es wurden praktisch alle Probleme der Chirurgie erneut überdacht, in Frage gestellt und Lösungen erarbeitet, ob es sich nun um die Pankreaschirurgie, die Magenchirurgie, die Strumaoperationen oder die Behandlung der Peritonitis mit offener Spülungsbehandlung, um die Nahttechniken, ein- oder zweireihig, um kontinenzerhaltende Rektumoperationen oder die Frage der frühen Relaparotomie handelte; alle Gebiet wurden früher als an anderen chirurgischen Zentren richtungsweisend und zielstrebig bearbeitet.
Der Phase der Gründung folgte nun die zweite Phase der Etablierung Ihrer Klinik. 1973 wurden Sie zum ordentlichen Professor der Klinik für Abdominal- und Transplantationschirurgie ernannt, nachdem Sie schon zwei Jahre vorher im Zentralklinikum die erste Lebertransplantation vorgenommen hatten. Die experimentellen Grundlagen wurden im Forschungstrakt im Oststadt-Krankenhaus erarbeitet. Der alte Traum der Menschheit, mit einem neuen Organ wieder jung zu werden, steht nach Ihren eigenen Worten hinter diesen Bemühungen, und es ist faszinierend zu sehen, wie die Transplantationschirurgie nicht nur auf die allgemeine Chirurgie befruchtend gewirkt hat, sondern daß insbesondere die Leberchirurgie es heute zu einer ungeahnten Technik, vergleichbar einer offenen Herzoperation, gebracht hat.
Diese zielstrebige Arbeit Ihrer Klinik brachte den internationalen Durchbruch und begründete die Weltgeltung Ihrer Klinik auf dem Sektor der Lebertransplantation und Nierentransplantation; bis heute gibt es kaum Zentren, die eine größere Erfahrung besitzen als die Hannoversche Klinik.
Die Anerkennung für Ihre bislang geleistete Arbeit zeigt sich in vielen Ehrungen, Preisen und Orden und besonders auch in der Zahl der leitenden Chirurgen, die aus Ihrer Klinik hervorgegangen sind. Die meisten werden in dem heutigen Symposion aus ihrer gemeinsamen Arbeit berichten.
Ich möchte Ihnen zum 60. Geburtstag versichern, daß wir alle stolz sind, mit Ihnen gearbeitet zu haben oder noch zu arbeiten.
Wir wünschen Ihnen, auch für Ihre neuesten Pläne, Erfolg, Glück und Gesundheit!

Laudatio zum 60. Geburtstag von Herrn Prof. Dr. Rudolf Pichlmayr

H.-L. Schreiber

Rudolf Pichlmayr

Alles Wesentliche ist schon gesagt. Was kann man als dritter zur Laudatio noch Neues bringen?

Rudolf Pichlmayr, in der Klinik und von Kollegen kürzer mit Zuneigung, aber auch manchmal etwas resignierend „St. Rudi" genannt, ist schon ein außergewöhnlicher Mensch.

Zunächst ist er Chirurg. Ich mußte – zum Glück – noch nicht von ihm operiert werden, so daß ich aus eigener Erfahrung dazu nichts sagen kann. Viele aber können es und sind dankbar für die gelungene ärztliche Hilfe. Pichlmayr ist kein Chirurg der sog. „heroischen" Art, von denen man sagt, sie seien kurz entschlossen und schnell, womöglich auch ohne viel Überlegung, die einen Chirurgen nur stören könne. Rudolf Pichlmayr ist ein außerordentlich erfolgreicher Chirurg, der chirurgische Technik beherrscht, aber er ist mehr als das. Er ist nämlich Mediziner, der im Kontext der anderen medizinischen Disziplinen, etwa der Immunologie, arbeitet und um seine chirurgischen Indikationen ringt. Das hat man schon früh erkannt. Als der junge Privatdozent etwa gleichzeitig, als er dann nach Hannover berufen wurde, sich an einer anderen medizinischen Fakultät bewarb, sagte ein entscheidendes Mitglied der Berufungskommission als Grund für die nachrangige Plazierung auf der Liste nach einem nachdenklichen Vorstellungsvortrag: „Aus dem wird nichts Richtiges, das ist ja ein halber Internist." Aber zu seinen Leistungen als Chirurg ist von meinen Vorrednern schon viel gesagt worden, ich will es nicht wiederholen und kann es in kompetenter Weise auch gar nicht.

Rudolf Pichlmayr ist nicht nur Chirurg und Mediziner, er ist auch Arzt: Es geht ihm um seine Patienten, die ihm nicht bloß Beispiele für Forschung und Lehre sind. Er will ihnen helfen mit seinen Kräften, es trifft ihn immer wieder, wenn er nichts mehr ausrichten kann. Er leidet an seinen unvermeidlichen Niederlagen. Oft geht er hohe Risiken ein, wagt in ihren Aussichten zweifelhafte Eingriffe um seiner Patienten willen. Triebfeder seiner Arbeit in der Klinik ist nicht der Blick auf sein Bankkonto, sondern sein Engagement für seine Patienten und seine Chirurgie.

Rudolf Pichlmayr ist auch Forscher und Wissenschaftler. Die Medizin lebt von ihrer Weiterentwicklung. Intensiv wie sonst wenige widmet sich Pichlmayr der Forschung, geht neue Wege, entwickelt mit seinen Mitarbeitern neue, andere Verfahren. Die Einrichtung eines Sonderforschungsbereiches durch die Deutsche Forschungsgemeinschaft zeigt die Anerkennung seiner Forschungsarbeiten.

Dabei ist er offen für die unausweichliche ethische und rechtliche Dimension seines Berufes. Nicht im Sinne von Festreden und allgemeinen Deklamationen, sozusagen als buntes Reiterchen auf seiner ärztlichen Tätigkeit. Vielmehr ist er engagiert für die Fragen der Auswirkungen und Grenzen der Medizin, ihre Bedingungen und Entwicklungen. Was die Transplantationsmedizin tun darf, das ist für Pichlmayr keine lästige Sonntagsfrage. Er sucht das Gespräch mit den sog. „Sinnwissenschaften", etwa der Ethik und dem Recht, auf diesem Felde vor allem habe ich ihn kennengelernt. Er läßt sich auch nicht abschrecken vom oft beliebig und manchmal auch konfus erscheinenden Bild dieser Wissenschaften.

Sehen Sie mir es nach, es ist nicht anmaßend gemeint, wenn ich sage „Pichlmayr wäre auch ein vorzüglicher Jurist geworden", wenn den guten Juristen die Fähigkeit ausmacht, das Wesentliche zu erkennen und zur richtigen Ordnung unseres Lebens beizutragen.

Wer heute als Arzt und Forscher tätig ist, muß um die Bedingungen und Ressourcen für seine Arbeit kämpfen und oft zu große Teile seiner Zeit dafür verwenden: für den Kampf um Betten und Personal, um Anteile am Etat. Auch hier habe ich Pichlmayr kennengelernt: kenntnisreich bis ins Detail des Haushalts und des Bauens, höflich, energisch, aber nie laut, doch präsent und nachdrücklich. Als Verhandlungspartner ist er für Verwaltung und Ministerium immer geachtet, aber nicht immer beliebt. Ich habe ihn z. B. bei Verhandlungen um Bettenzahlen und die Etatisierung von Personalstellen sowie der Planung eines Forschungszentrums für die Transplantationsmedizin erlebt. Eine nach langem Verhandeln mühsam durch Verdekken und Vertagen der Probleme in die Nähe gerückten Kompromiß stellte er unerbittlich in Frage, weil er mit Recht darin keine verläßliche Basis sah. Dabei ist sein Blick nie engstirnig oder einseitig auf seine eigene Klinik beschränkt. Es beeindruckt seine leise, ganz unaufdringliche, aber unerbittliche Nachdrücklichkeit, seine Initiative und seine Offenheit, mit der er für seine Sache eintritt. Leider bisher nicht geglückt ist der Bau des geplanten Transplantationszentrums, das bisher im Dickicht von Planern, Gutachtern und politischen Instanzen hängengeblieben ist.

Aber dafür wie für das andere gilt: Dieses ist kein Nachruf, keine abschließende Würdigung. Sie, lieber Herr Pichlmayr, sind noch mitten im Strom, wenn auch das andere Ufer in Sicht kommt.

Wir, ich kann mich da zum Sprecher vieler machen, nehmen den heutigen „runden" Geburtstag, an dem ja eigentlich nur geschieht, was täglich geschieht, nämlich der unaufhaltbare Weitergang der Zeit, zum Anlaß, Ihnen zu danken für das, was Sie tun und was Sie sind. Wir wünschen Ihnen, daß Sie weiter tätig sein können, wir wünschen Erfolg und Glück und das gelassene Hinnehmen dessen, was nicht gelingen kann.

Teil I. Endokrine Chirurgie

Entwicklungen in der endokrinen Chirurgie

H. Dralle

Endokrin-chirurgische Operationen werden seit über 100 Jahren durchgeführt. Die endokrine Chirurgie als solche entwickelte sich jedoch erst seit dem Beginn unseres Jahrhunderts mit der schrittweisen Entdeckung und Zuordnung der verschiedenen endokrinen Organfunktionen [1]. Diese Forschungsergebnisse haben vor allem in den vergangenen 2 Jahrzehnten erkennen lassen, daß das endokrine System hierarchisch gegliedert, zugleich aber durch kybernetische Prozesse in sich und mit anderen Systemen (z. B. Immunsystem) vernetzt ist [2]. Dadurch ist auch die endokrine Chirurgie zu dem geworden, was sie heute ist: eine Therapiedisziplin, die *organbezogen, aber nicht organbegrenzt* ist.

Der *Stellenwert der endokrinen Chirurgie* resultiert aus den beiden Hauptformen operativ zu behandelnder endokriner Erkrankungen:

- *Funktionsstörungen* auf der Grundlage meist hyperplastischer Zell- oder Gewebeveränderungen und
- *onkoendokrinologischen Erkrankungen,* die in erster Linie onkologischen Behandlungsprinzipien folgen, häufig aber gleichzeitig eine zu korrigierende Funktionsstörung aufweisen.

Die *klinischen Aufgaben der endokrinen Chirurgie* berücksichtigen die Vielfalt der endokrinologischen Erkrankungen und ihrer Therapiemöglichkeiten in der Indikationsstellung, der operativen Verfahrenswahl und Nachsorge. Im Gegensatz zu unserem heutigen, meist onkologisch dominierten abdominal-chirurgischen Krankengut bestehen operative Eingriffe in der endokrinen Chirurgie zu einem beträchtlichen Teil in der Beseitigung funktioneller Störungen, die in besonderer Weise eine abgewogene Indikationsstellung zur Operation, differenzierte Verfahrenswahl und Technik und perioperativ spezifische funktionsregulierende medikamentöse Therapie erfordern [3–7]. Wir können uns glücklich schätzen, daß die therapeutische Feinabstimmung mit den internistischen, nuklearmedizinischen, radiologischen und morphologischen Partnerdisziplinen hier in der Medizinischen Hochschule in so einzigartiger Weise möglich ist. Diese Kooperation hat vieles erst möglich gemacht, zugleich stellt sie aber auch eine wichtige Voraussetzung für die *Forschungsansätze* dar, die folgende Schwerpunkte betreffen:

- die Effektivierung onkoendokrinologischer Eingriffe,
- die Verbesserung des endokrinen Funktionserhaltes bei funktionellen Störungen und

– neue Methoden des endokrinen Organersatzes nach ablativen Maßnahmen oder bei primärer Organinsuffizienz.

Die *quantitative Entwicklung der endokrinen Chirurgie an der MHH* in den vergangenen 15 Jahren zeigt Abb. 1. Auf allen Gebieten der endokrinen Chirurgie, mit besonderem Schwerpunkt auf dem Gebiet der Chirurgie der Nebenniere und der malignen Schilddrüsentumoren, hat seit 1980 eine erfreuliche Aufwärtsentwicklung stattfinden können.

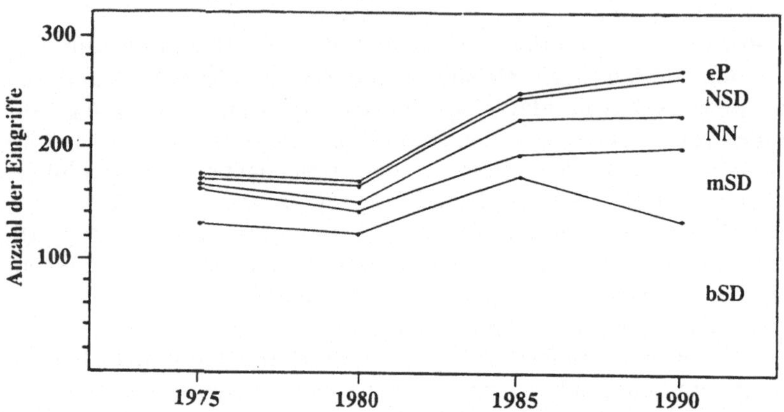

Abb. 1. Entwicklung der endokrinen Chirurgie an der MHH (1975–1990)

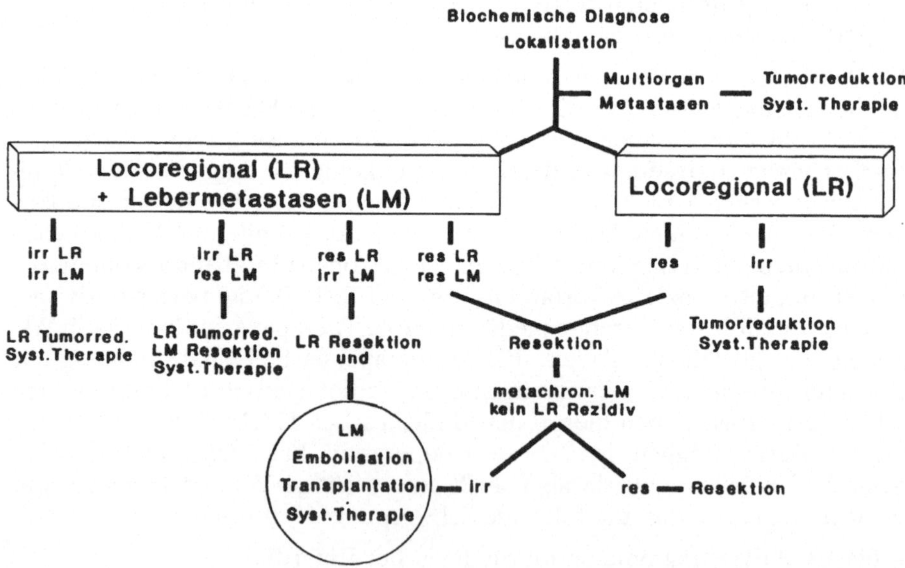

Abb. 2. Therapeutisches Vorgehen bei Lebermetastasen endokriner Tumoren des GEP-Systems

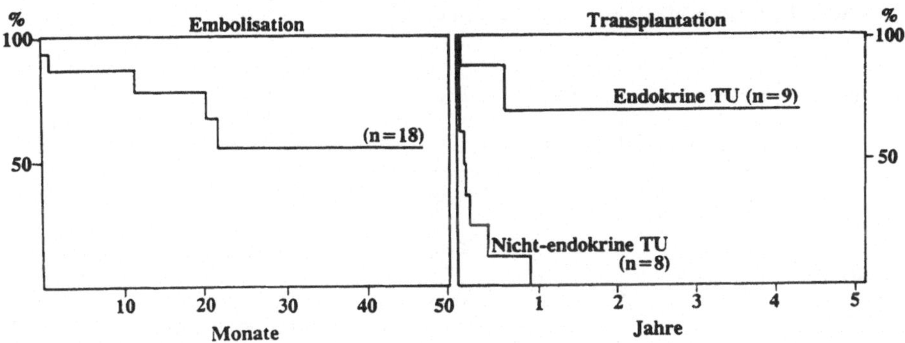

Abb. 3. Überlebenskurven nach selektiver A-hepatica-Embolisation und Lebertransplantation bei Lebermetastasen endokriner Tumoren des GEP-Systems

Vor allem 4 Bereiche, die in den letzten Jahren zu einer Differenzierung unseres chirurgischen Vorgehens geführt haben, sollen hier dargestellt werden:

1. Die Behandlung von Lebermetastasen endokriner Tumoren des GEP-Systems,
2. die Behandlung von Nebennierenmarkerkrankungen,
3. organerhaltende Therapieverfahren beim primären und sekundären Hyperparathyreoidismus,
4. Radikalitätsprinzipien beim organüberschreitenden Schilddrüsenkarzinom.

Embolisation und Transplantation bei Lebermetastasen endokriner Tumoren des GEP-Systems

Die Behandlung multipler Lebermetastasen endokriner Tumoren des gastroentero-pankreatischen Systems zeigt die Vielfalt endokrin-chirurgischer Therapieverfahren und bildet die Brücke zur Transplantationschirurgie.
Anders als die nicht-endokrinen Tumoren haben die meisten endokrinen Tumoren des Gastrointestinaltraktes eine insgesamt günstigere Prognose und können damit im Einzelfall (resezierbarer Primärtumor und bilaterale Lebermetastasen) für eine Lebertransplantation in Frage kommen (Abb. 2). Tabelle 1 zeigt Diagnose, prä- und postoperativen Verlauf bei 9 Patienten mit Lebermetastasen endokriner Tumoren des Magen-Darm-Traktes, die in dieser Klinik in den vergangenen Jahren lebertransplantiert wurden.
Es zeigte sich, daß Patienten mit endokrinen Tumoren im Vergleich zu Patienten mit nicht-endokrinen Tumoren nach Lebertransplantation wegen multipler Lebermetastasen eine wesentlich günstigere Prognose hatten (Abb. 3, nach Dralle et al., nicht publizierte Ergebnisse). Auch wenn heute mit der selektiven Leberarterienembolisation weltweit ein anerkanntes Verfahren mit vergleichbaren Resultaten vorliegt [8], stellt die Lebertransplan-

Tabelle 1. Lebertransplantation bei Lebermetastasen endokriner Tumoren des GEP-Systems

Diagnose	Patienten-alter bei LTX (J)	Zeitintervall PT-Resektion-LTX (M)	Therapie prä-LTX	Symptome prä-LTX	Post-operativer Verlauf
EP Vipom	48	24	SMS	Diarrhö	LoT, 37
EP Gastrinom	50	65	SMS	Gewichtsverlust	LoT, 10
EP Gastrinom	48	54	SMS	Rezidivierende hohe Temperatur, Gewichtsverlust	LmT, 6
Karzinoid GHRFom	19	45	SMS	Gigantismus Akromegalie	LoT, 56
Karzinoid	50	–	–	Obstipation	LmT, 31
Karzinoid	19	–	–	Rezidivierende hohe Temperatur, Gewichtsverlust	LoT, 22
Karzinoid	35	66	Leber-Embolisation	Sekundäre biliäre Zirrhose, Cholangitis	LoT, 10
Karzinoid	59	5	SMS	Diarrhö, Flush, Gewichtsverlust	ToT, 6
Karzinoid	51	9	–	Diarrhö, Flush, Gewichtsverlust	ToT, 1

tation im begründeten Einzelfall letztlich die einzig kurative Therapiemöglichkeit dar. Embolisation und Transplantation sind jedoch hierbei durchaus nicht als konkurrierende Verfahren anzusehen, sondern als einander auch ergänzende Therapieformen: z.B. Transplantation nach Embolisation, wenn sicher ist, daß keine extrahepatischen Metastasen vorliegen.

Nebennierenmarkserkrankungen

In den vergangenen 17 Jahren wurden insgesamt 100 Patienten, fast die Hälfte aller Patienten mit Nebennierenerkrankungen, wegen eines adrenal bedingten Hyperkatecholaminämiesyndroms operativ behandelt (Tabelle 2). Dabei haben wir kürzlich erstmals 4 Patienten mit einer adrenomedullären Hyperplasie vorstellen können, die eine *sporadische adrenomedullär bedingte Hypertonie* entwickelt hatten [9]. Da diese Erkrankungsform bislang nur bei der hereditären adrenomedullären Überfunktion im Rahmen einer multiplen endokrinen Neoplasie Typ 2 bekannt war, stellt dies eine klinische Beobachtung dar, an die eine Reihe interessanter Überlegungen hinsichtlich möglicher Hypertonieursachen anknüpfen.
Morphologisch und immunhistochemisch ist wie bei den hereditären Vorstufen zum Phäochromozytom eine signifikante Verbreiterung und Vermehrung der katecholamin-synthetisierenden Nebennierenmarkregion nach-

Tabelle 2. Endokrine Chirurgie der Nebenniere (MHH 1975–1992, 225 Patienten)

NNR	
– Conn-Syndrom	22
– Cushing-Syndrom	24
– Hormoninaktive Adenome	43
– Karzinome	36
NNM	
– Sporadisch:	
Hyperplasie	6
Phäochromozytom	78
– Hereditär (MEN 2):	
Phäochromozytom	16

weisbar; hiermit korrelierten auch entsprechende DNA-Veränderungen. Formalpathogenetisch fand sich jedoch im Gegensatz zu den hereditären Formen der MEN2-Erkrankung bislang kein schrittweiser Übergang zur benignen Neoplasie, dem Phäochromozytom [9, 10]. Man könnte also diese sporadische adrenomedulläre Hyperplasie mit der disseminierten follikulären Autonomie der Schilddrüse vergleichen und darin eine ubiquitäre Überfunktionsursache des endokrinen Systems erkennen, die bei entsprechender klinischer Symptomatik und funktioneller Charakterisierung auch in das operative Behandlungsspektrum einzubeziehen ist. Spezielle operative Techniken der organerhaltenden, partiellen Adrenalektomie können hierbei zum Einsatz kommen [10].

Organerhaltende Operationsverfahren beim Hyperparathyreoidismus

Die Nebenschilddrüsen nehmen hinsichtlich ihrer zellulären Organisation eine Mittelstellung zwischen dem Organisationsprinzip disseminierter endokriner Zellsysteme (Paraganglien/Nebennierenmark, Gastrointestinaltrakt, C-Zellen) und dem Einorganprinzip (Schilddrüse, Hypophyse, Nebennierenrinde) ein. Aus chirurgischer Sicht wurde daher lange Zeit eine bilaterale Halsexploration mit Darstellung aller 4 Nebenschilddrüsen gefordert, um im Ausschluß einer Mehrdrüsenerkrankung sicher zu sein. In der Tat ist eine makro- und mikromorphologische Differenzierung zwischen einer Ein- und einer Mehrdrüsenerkrankung nicht immer eindeutig möglich, so daß im Zweifelsfalle immer eine bilaterale Halsexploration zu erfolgen hat. Nicht selten kann jedoch auch mit ausreichender Sicherheit bereits nach *unilateraler Exploration* eine Differenzierung zwischen diesen beiden Erkrankungsformen getroffen werden wie die Ergebnisse unseres Vorgehens zeigen. Trotz Erhöhung der Zahl unilateraler Parathyreoidektomien beim primären HPT stehen die Ergebnisse denjenigen nach bilateraler Exploration nicht nach (Abb. 4 und 5). Insgesamt haben wir dieses Vorgehen bei ca. 1/4 aller Patienten mit primären HPT bei eindeutiger Befundkonstellation durchge-

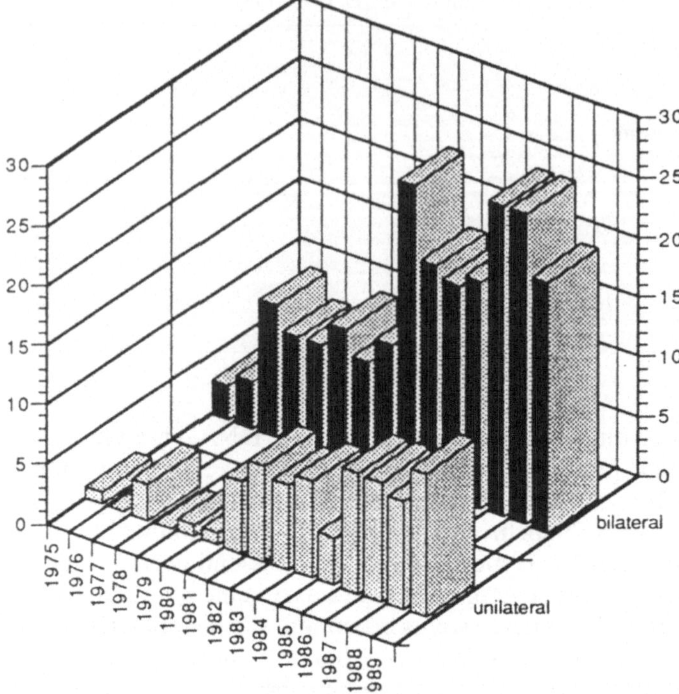

Abb. 4. Unilaterale und bilaterale Parathyreoidektomie beim pHPT (MHH, 1975–1989, n = 301)

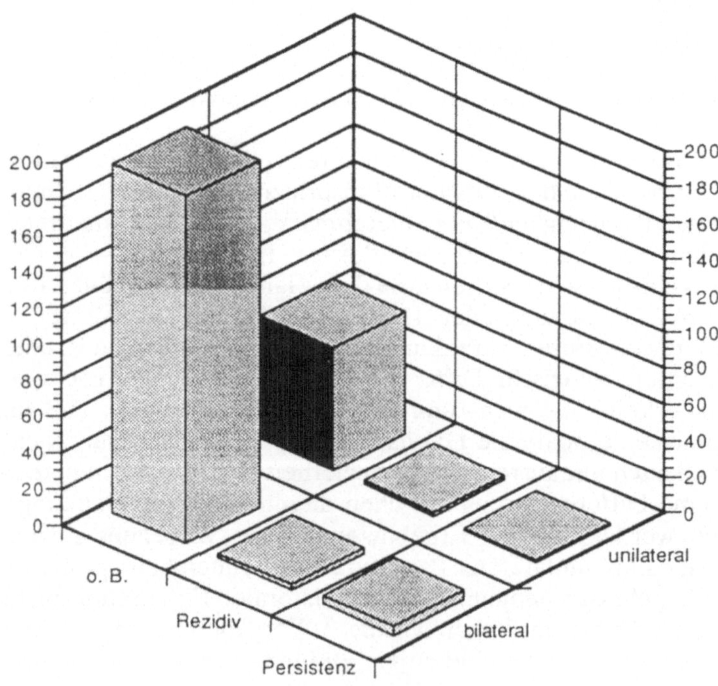

Abb. 5. Serumkalzium nach unilateraler und bilateraler Parathyreoidektomie beim pHPT (MHH, 1975–1989, n = 301)

führt [11]. Die unilaterale Parathyreoidektomie stellt somit kein generelles Standardverfahren dar, ist aber bei eindeutiger Erkrankungsdiagnose vom erfahrenen Nebenschilddrüsenchirurgen mit gleichguten Ergebnissen wie die bilaterale Exploration anwendbar. Der Eingriff ist weniger zeitintensiv, organschonender (verminderte Gefahr der präparativen Devaskularisation kontralateraler Nebenschilddrüsen) und mit potentiell geringerer Morbidität verbunden.

Auch beim sekundären HPT konnte mit der *subtotalen Parathyreoidektomie* in den letzten Jahren zunehmend ein organschonenderes Verfahren mit Erfolg genutzt werden (Abb. 6). Das Belassen eines adäquaten Restes einer Nebenschilddrüse hat postoperativ aufgrund der schnelleren Rekompensation des Kalziumspiegels zu einer verkürzten Liegedauer geführt, ohne daß die Rezidivrate gegenüber den totalen Parathyreoidektomie und Autotransplantation angestiegen ist. Vor allem aber zeigte sich ein wesentlich günstigerer Effekt auf die Beschwerden der renalen Osteopathie nach subtotaler als nach totaler Parathyreoidektomie und Autotransplantation (Abb. 7) [12].

Zusammenfassend zeigen diese Untersuchungen, daß bei einer zunehmenden Zahl von Patienten mit Hyperparathyreoidismus funktionserhaltende,

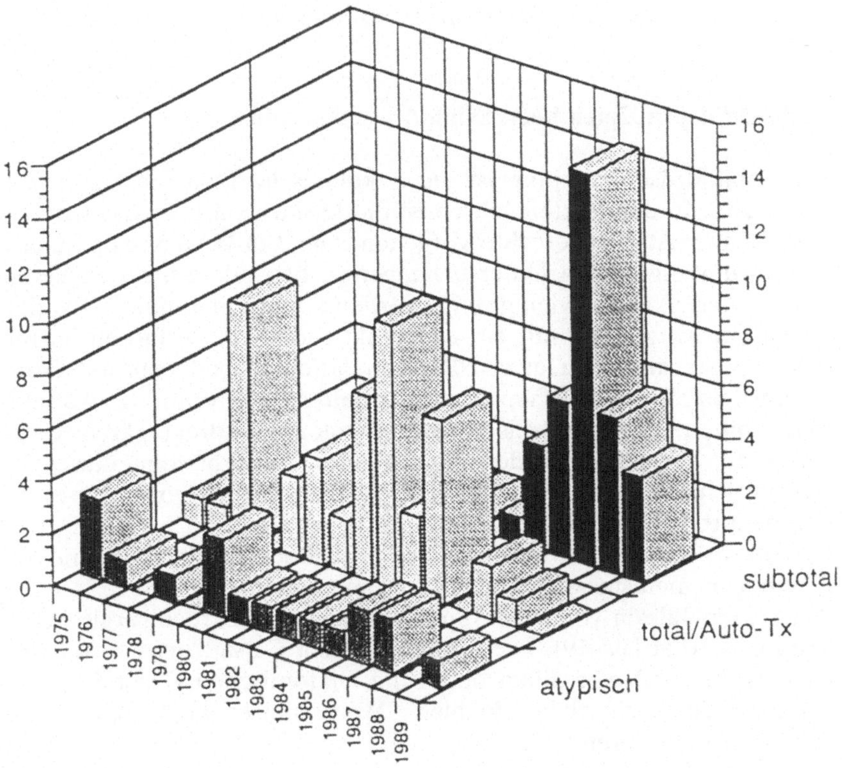

Abb. 6. Subtotale und totale Parathyreoidektomie mit Autotransplantation beim sHPT (MHH, 1975–1989, n = 106)

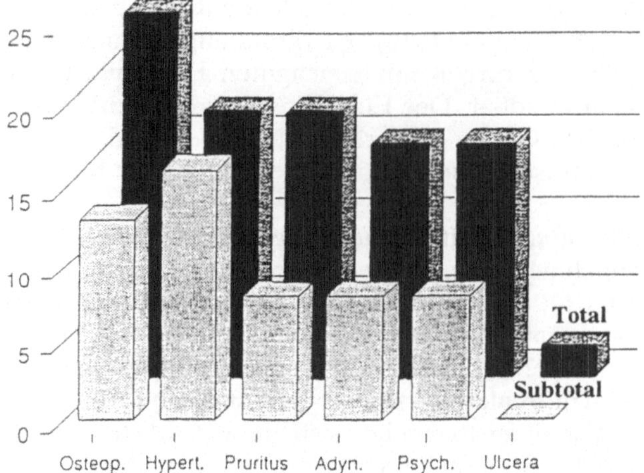

Abb. 7. Symptome und Beschwerden nach subtotaler Parathyreoidektomie mit Autotransplantation beim sHPT (MHH, 1975–1989, n = 106)

d. h. organschonendere Eingriffe möglich sind. Aufgabe der nächsten Jahre wird es sein, die Gruppe derjenigen Patienten, bei denen ein solches Verfahren *nicht* indiziert ist, weiter einzugrenzen und genauer zu definieren.

Radikalitätsprinzipien beim Schilddrüsenkarzinom

Das Schilddrüsenkarzinom ist die onkologische Domäne des endokrinen Chirurgen. In den letzten Jahren ist die Diskussion über das karzinomtyp- und karzinomstadiengerechte Vorgehen erneut in Bewegung geraten, nachdem in umfangreichen Untersuchungen insbesondere aus den Vereinigten Staaten und Skandinavien gezeigt werden konnte, daß über 80 % der differenzierten Karzinome mit eingeschränkt radikalen Verfahren ausreichend behandelbar sind. Nur etwa 20 % der Patienten bedürfen auf Grund des ungünstigeren biologischen Tumorverhaltens weiterhin radikal-ablativen Maßnahmen, möglicherweise sogar radikaleren lokoregionären Resektionsverfahren. Die Ursachen der ungünstigeren Tumorbiologie dieser differenzierten Schilddrüsenkarzinome werden derzeit auch von unserer Arbeitsgruppe intensiv untersucht [13–16].

Erweiterte Resektionsverfahren bei organüberschreitenden und regional lymphogen metastasierten Schilddrüsenkarzinomen (Tabelle 3) wurden in den letzten Jahren vor allem durch Einführung mikrochirurgischer Techniken realisierbar [17–19]. Die Gründe für den Einsatz erweiterter Resektionen ergeben sich vor allem durch die anatomischen Besonderheiten und karzinomtyp-spezifischen lokalen Wachstumscharakteristika maligner Schilddrüsentumoren:

- Beim medullären Schilddrüsenkarzinom, aber auch bei manchen papillären Schilddrüsenkarzinomen, ist die lokoregionäre lymphogene *Mikro-*

Tabelle 3. Transternale und zervikoviszerale Resektion beim Schilddrüsenkarzinom

	1975–1985	1985–1992
Transsternale Turmorresektion/Lymphadenektomie	10	60
Zervikoviszerale Resektion (Trachea, Ösophagus)	–	21

metastasierung das prognostisch entscheidende Stadium einer beginnenden Tumorprogression. Da selektive Formen der Lymphadenektomie in diesem Stadium Tumorfreiheit nicht mehr erzielen können, sind systematische, „kompartment-orientierte" Techniken der Lymphadenektomie erforderlich [17, 18], um im Bereich des regionalen zervikomediastinalen Lymphgefäßsystems eine RO-Resektion zu erreichen.

– Die *viszeralen Organe des Halses,* insbesondere der untere Kehlkopfbereich mit dem Übergangsbereich zur zervikalen Trachea und der zervikale Ösophagus, sind bei organüberschreitenden Schilddrüsenkarzinomen fast immer infiltriert. Additive Maßnahmen, insbesondere die externe Radiatio, sind nicht ausreichend effektiv zur lokalen Tumorkontrolle und häufig sogar mit erheblichen Weichgewebeschäden verbunden, so daß spätere radikal-chirurgische Resektionen unmöglich werden. Auf Grund der – verglichen mit anderen Organtumoren – relativ günstigen Prognose auch bei organüberschreitendem Wachstum (mit Ausnahmen undifferenzierter Karzinome) führen wir daher heute resezierende Eingriffe bei Infiltration der zentralen Achse auch an der Trachea bzw. dem Ösophagus mit primärer Defektrekonstruktion durch [19].

Literatur

1. Welburn RB (1990) The history of endocrine surgery. Praeger, New York Westport London
2. Hesch RD, Hartmann F (1989) Hormonlehre. In: Hesch RD (Hrsg) Endokrinologie, Teil A. Urban & Schwarzenberg, München Wien Baltimore, S 3–49
3. Dralle H (1989) Chirurgische Therapieverfahren. In: Hesch RD (Hrsg) Endokrinologie, Teil A. Urban & Schwarzenberg, München Wien Baltimore, S 726–746
4. Dralle H, Lang W, Pretschner DP, Pichlmayr R, Hesch RD (1985) Operationsindikation und chirurgisches Vorgehen bei jodinduzierten Hyperthyreosen. Langenbecks Arch Chir 365: 79–89
5. Dralle H, Schober O, Hesch RD (1987) Operatives Therapiekonzept der Immunthyreopathie. Langenbecks Arch Chir 371: 271–232
6. Simpel M, Dralle H, von zur Mühlen A (1986) Therapie des primären Aldosteronismus. Dtsch Med Wochenschr 111: 1487–1488
7. Grosse H, Schröder D, Schober O, Hansen B, Dralle H (1990) Die Bedeutung einer hochdosierten Alpha-Rezeptorenblockade für Blutvolumen und Haemodynamik beim Phaeochromocytom. Anaesthesist 39: 313–318
8. Grote R, Schmoll E, Döhring W, Rosenthal H, Reimer P, Dralle H (1990) Die Chemoembolisation von Karzinoidmetastasen in der Leber. Fortschr Röntgenstr 153: 595–600

9. Dralle H, Schröder S, Gratz KF, Grote R, Padberg B, Hesch RD (1990) Sporadic unilateral adrenomedullary hyperplasia with hypertension cured by adrenalectomy. World J Surg 14: 308–316
10. Dralle H, Scheumann GFW, Kotzerke J, Brabant EG (1992) Surgical management of MEN 2. Recent Results Cancer Res 125: 167–195
11. Skamira C (1992) Zur Wahl des chirurgischen Verfahrens beim primären Hyperparathyreoidismus. Dissertation, Hannover (in Vorbereitung)
12. Finkemeyer St (1992) Zur Wahl des chirurgischen Verfahrens beim sekundären Hyperparathyreoidismus. Dissertation, Hannover (in Vorbereitung)
13. Hoang-Vu C, Dralle H, Schröder S et al. (in press) The nude rat (HAN rnu/rnu) as an animal model for endocrine studies: regulation of thyroid function and xenotransplantation of a thyroid tumor all line. Lab Anim Sci
14. Dralle H, Böcker W, Döhler D et al. (1985) Growth and function of thirty-four human benign and malignant thyroid xenografts in untreated nude mice. Cancer Res 45: 1239–1245
15. Dralle H (1989) In vivo-effect of Thyroid-Stimulation Hormone on human thyroid tissue in nude mice. Front Horm Res 18: 109–122
16. Schröder S, Dralle H, Rehpennung W, Böcker W (1987) Prognosekriterien des papillären Schilddrüsenkarzinoms. Langenbecks Arch Chir 371: 263–280
17. Dralle H, Scheumann GFW, Hundeshagen H, Massmann J, Pichlmayr R (1992) Die transsternale zervicomediastinale Primärtumorresektion und Lymphadenektomie beim Schilddrüsenkarzinom. Langenbecks Arch Chir 377: 34–44
18. Dralle H, Damm I, Scheumann GFW, Kotzerke J, Kupsch E (1992) Compartment-oriented microdissection of regional lymph nodes in medullary thyroid carcinoma. World J Surg 16 (in press)
19. Dralle H, Scheumann GFW, Meyer J, Laubert A, Pichlmayr R (1992) Cervicale Eingriffe an der Luft- und Speiseröhre beim organüberschreitenden Schilddrüsenkarzinom. Chirurg 63: 282–290

Funktionsgerechte Resektion bei der benignen Struma

H. Ziegler

Mit den Möglichkeiten und dem breiten Einsatz der modernen Schilddrüsendiagnostik werden chirurgische Indikationen im allg. frühzeitig gestellt. In der Mehrzahl handelt es sich dabei um Knotenbildungen mit oder ohne Funktionsstörung, die Anlaß zu einer chirurgischen Behandlung geben. Ziel der Behandlung ist es, die definierte Störung möglichst komplikationsfrei, vollständig und dauerhaft zu beseitigen. Inkomplette Resektionen sind entscheidend für ein erhöhtes Risiko an Rezidiven und geben u. U. Anlaß zu komplikationsträchtigen Zweiteingriffen.

Ziel muß es aber auch sein, ein möglichst optimales funktionelles Ergebnis zu erreichen, das die Mitarbeit des Patienten in der Nachsorge nicht überfordert. Nur, wenn es gelingt, unveränderte und gut durchblutete Gewebereste in einer Menge von 18–25 ml zu erhalten, kann von einer euthyreoten Restfunktion ausgegangen werden.

Insofern kann nicht jeder Eingriff funktionsgerecht durchgeführt werden; insbesondere bei doppelseitigen Resektionen resultiert zwangsläufig eine oft kritische Funktionseinbuße (Tabelle 1). Hier hat sich in den letzten Jahren eine geänderte Operationstechnik und -taktik durchgesetzt, die geeignet ist, auch diese Resultate weiter zu verbessern.

Das klassische Konzept der beidseitig subtotalen Resektion unter Belassung eines paratrachealen Parenchymrestes wurde aus der Absicht der mechanischen Entlastung heraus entwickelt. Es hat unter dieser Indikation mit Ein-

Tabelle 1. Gutartige Schilddrüsenerkrankungen, Operationsziel und zu erwartendes funktionelles Ergebnis

Erkrankung	Operationsziel	Restfunktion kritisch?
1. Immunhyperthyreose	Reduktion des funktionell aktiven Gewebes	(+)
2. Funktionelle Autonomie	Entfernung des funktionell autonomen Gewebes	
– fokal		∅
– multifokal/disseminiert		++
3. Struma nodosa	Entfernung aller Knoten Mechanische Entlastung	
– einseitig		∅
– beidseitig		+/++

schränkungen auch heute noch seine Berechtigung, berücksichtigt den funktionellen Aspekt jedoch nur gering, obwohl auch hierbei lokale Exzisionen oder Enukleationen möglich sind.
Knoten- und Adenombildungen liegen aber häufig im mittleren oder kaudalen Lappenbereich, aus dem später der belassene Parenchymrest gebildet wird. Die häufig unveränderten Gewebeareale im oberen Pol werden bei diesem Verfahren aber als erste mobilisiert und damit devitalisiert.
Bereits frühzeitig wurde von R. Pichlmayr mit der Begründung einer schonenderen Darstellung des Rekurrensverlaufes und der besseren Beschaffenheit der Parenchymstruktur im oberen Polbereich eine gegenläufige, kaudal-kraniale Operationsrichtung empfohlen [4]. Grundsätzlich die gleiche Beobachtung liegt dem von Gemsenjäger [3] propagierten Konzept der selektiven Resektion zugrunde. Mit der kaudal-kranialen Präparation werden pathologische Veränderungen im unteren Lappenanteil zuverlässig extrakapsulär reseziert, während im oberen Polbereich gut vaskularisierte, je nach Befund unterschiedlich große Gewebereste belassen werden können. Damit ist eine befundorientierte, variable Vorgehensweise möglich.
Erster Schritt ist eine komplette Mobilisation beider Lappen, um Knotenbefunde zuverlässig zu lokalisieren und die Resektionsgrenzen festzulegen. Hierzu gehört im eigenen Vorgehen (Abb. 1 a–c) die Durchtrennung des Schilddrüsenisthmus mit Resektion des Lobus pyramidalis, das komplette Ablösen des zu resezierenden Lappens von der Trachea unter gleichzeitiger Darstellung des Rekurrensverlaufes und der unteren Nebenschilddrüse. In der Regel wird bereits damit eine ausreichende Mobilität erreicht, um auch stärker deformierte Lappen aus der Wunde nach ventral zu luxieren und zunehmend Übersicht zu gewinnen. Erst wenn der Lappen durch Umgreifen sicher zu explorieren ist, werden die Resektionsgrenzen festgelegt und die Arterienäste in kaudal-kranialer Richtung kapselnahe ligiert; eine Ligatur des Hauptstammes wird streng vermieden.
Der an den oberen Polgefäßen verbleibende Lappenrest wird unter sorgfältiger Schonung der Kapselgefäße vom Kehlkopf komplett abgelöst und später lateral ins Schilddrüsenbett verlagert. Die Resektion erfolgt keilförmig – konkav oder konvex. Eine die Zirkulation behindernde Kapselnaht wird nicht erzwungen, die Resektionsfläche wird mit subtilen Einzelumstechungen versorgt und mit einem Kollagenvlies abgedeckt. Analog sind mit der kapselnahen Präparation auch Resektionen des oberen Polbereiches möglich. Gegenüber dem klassischen Verfahren mit eher lateral-medialer Resektionsrichtung werden damit Etagenresektionen entsprechend einer oberen oder unteren Hemilobektomie möglich, die auch in größeren Serien mit minimaler Morbidität durchzuführen sind [7, 8].
Daneben finden aber auch die herkömmlichen Verfahren, wie die Hemithyreoidektomie bei völliger knotiger Durchsetzung eines Lappens, oder auch die Knotenenukleation bzw. Keilexzision bei lokalisierten Befunden innerhalb eines ansonsten unveränderten Lappens ihre berechtigte Anwendung. Unzureichende Knotenresektionen sollen auf jeden Fall vermieden und das Vorgehen unter bestmöglichem Funktionserhalt variiert werden.

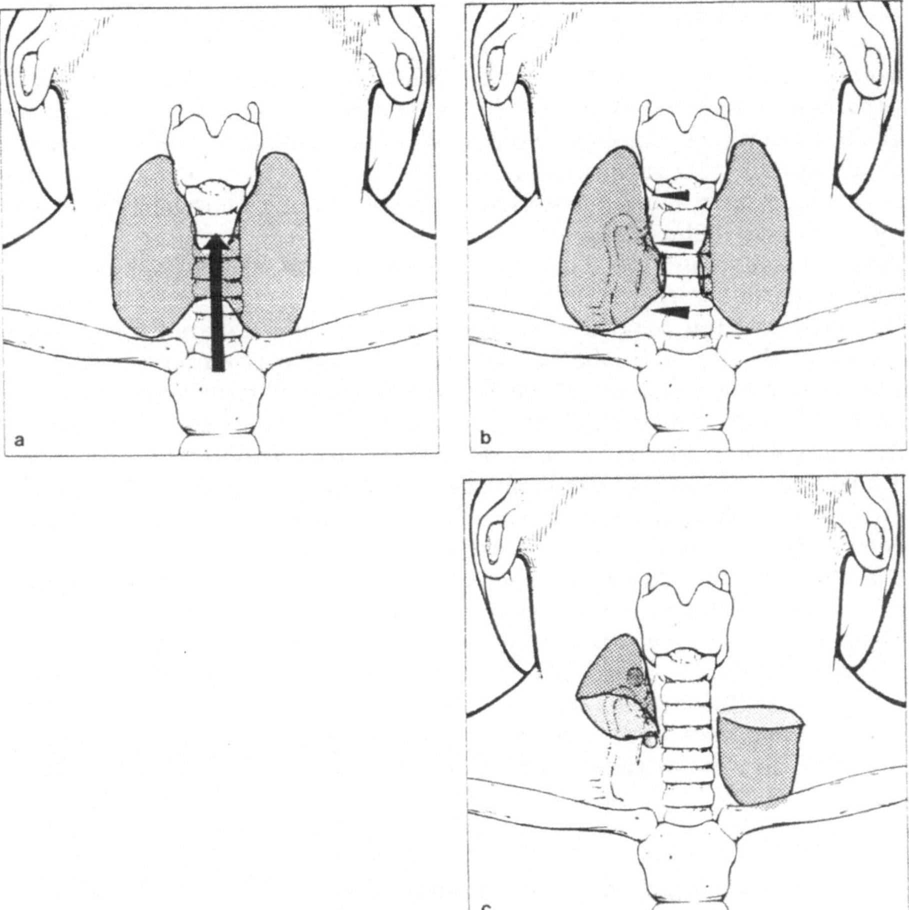

Abb. 1a–c. Geänderte Operationstechnik bei der selektiven Resektion: Nach Freilegen beider Lappen zur Abschätzung der Operationsgrenzen Mobilisation des unteren Lappenpoles, frühzeitiges Durchtrennen des Isthmus (**a**). Wechselseitige Präparation von lateral-kaudal und medial, Gefäße werden selektiv unmittelbar an der Kapsel abgesetzt, Darstellen von Rekurrensverlauf und Epithelkörperchen, vollständiges Ablösen des Lappens von der Trachea (**b**). Der obere Lappenpol soll nach Möglichkeit an den Gefäßen frei beweglich sein. Bei Erhalt der jeweiligen Polarterie sind Resektionen in Etagen möglich (**c**), Blutstillung auf der Resektionslinie mit zarten Einzelumstechungen, Kapselnaht wird vermieden

Indikationsstellung

Voraussetzung ist dennoch eine enge Indikationsstellung, die die Auswahl der zu operierenden Erkrankungen von vornherein auf solche Veränderungen beschränkt, bei denen die konservative Behandlung keinen oder keinen dauerhaften Erfolg verspricht (Tabelle 2). Dies trifft in erster Linie für alle schwerwiegenden Funktionsstörungen, relevante mechanische Beeinträchtigungen oder beim Malignitätsverdacht zu. Auch das solitäre autonome Adenom sollte aufgrund seiner morbiditätsarmen Behandlungsmöglichkeit primär operiert werden.
Bei allen anderen funktionellen Störungen ist die Indikation meist nach einem relativ kurzen Beobachtungs- oder Behandlungszeitraum in Abgrenzung zu den konservativen Möglichkeiten endgültig festzulegen.
Weitaus häufiger und deshalb problematischer ist aber die Entscheidung bei den euthyreoten Knotenstrumen ohne erkennbare Funktionsstörung oder Malignitätsverdacht und vor allem ohne relevante mechanische Beeinträchtigung; Befunde also, die überwiegend unter krankheitspräventiven Gründen erfaßt und abgeklärt werden. Hier werden zunehmend frühzeitige Indikationen gestellt, häufig mit der Konsequenz einer lebenslangen Jodid- oder Hormonsubstitution. Unter Abwägung zwischen dem zu erwartenden Krankheitsverlauf, der Mitarbeit und den Wunschvorstellungen des Patienten einerseits und dem unter operationstechnischen Gesichtspunkten erreichbaren Resultat andererseits, bleibt hier ein relativ breites Feld von Ermessensentscheidungen, die nur in enger Kooperation zwischen Diagnostik und Chirurgie getroffen werden können.

Tabelle 2. Spezielle Indikation zur operativen Behandlung gutartiger Schilddrüsenerkrankungen

	Immunhyperthyreose	Funktionelle Autonomie	Struma nodosa
Operation „1. Wahl“	– große „schwirrende“ Struma – Hyperthyreose bei Gravidität	– (Jodinduzierte) Hyperthyreose – große Struma mit autonomen Adenomen – Einzeladenom	– Lokale Obstruktion – Malignitätsverdacht
Operation „2. Wahl“	– Unverträglichkeit von Thyreostatika – Rezidiv nach konservativer Behandlung	Wachstum	Wachstum
Alternative Behandlungsmöglichkeit	– Thyreostase (?) – Radiojod	Radiojod	– Suppression – Jodid – Radiojod

Spezielle Vorgehensweise (Tabelle 3–5)

Für die *Immunhyperthyreose* beginnt sich ein Operationskonzept durchzusetzen, das weniger unter funktionellen, sondern vielmehr operationstaktischen Gesichtspunkten variiert wurde: Ziel ist es, das Erfolgsorgan Schilddrüse unter der unbeeinflußbaren Aktivität stimulierender Antikörper adäquat zu verkleinern. Neben unkalkulierbaren Einflüssen wie der alimentären Jodzufuhr oder der Aktivität dieses Immunprozesses, bleibt eine definierte Restgröße der Schilddrüse der einzig sicher bestimmbare Faktor bei der Behandlung.

Tabelle 3. Vorgehensweise bei Immunhyperthyreose

Ziel:	Reduktion des funktionell aktiven Gewebes 4–8 g/8–12 g
Operationsverfahren:	– Subtotale Resektion beidseits – Hemithyreoidektomie/subtotale Resektion (abmessen bzw. abwiegen)

Tabelle 4. Vorgehensweise bei funktioneller Autonomie

Ziel:	Entfernung des funktionell autonomen Gewebes
Operationsverfahren:	Autonomes Adenom – selektive Exzision mit Randsaum – Hemithyreoidektomie
	Multifokale Autonomie – selektive Exzision aller Autonomieherde „funktionskritische“ Resektion
	Disseminierte Autonomie – subtotale Resektion beidseits, additive Radiojodbehandlung?

Tabelle 5. Vorgehensweise bei euthyreoter Knotenstruma

Ziel:	Entfernung aller Knotenbildungen, Zysten etc. Mechanische Entlastung
Operationsverfahren:	Solitärknoten – selektive Exzision mit Randsaum (?) – Hemithyreoidektomie
	Struma nodosa – befundorientierte Resektion – subtotale Resektion beidseits ↓ Rezidivprophylaxe

Verfahrenstechnisch bedeutet dies, daß die Schilddrüse konsequent auf eine definierte Restgröße zu reduzieren ist.
Unzureichende Resektionen sind als Mißerfolg anzusehen, sie führen zu rezidivierter oder persistierender Hyperthyreose und häufiger zur Verschlechterung einer evtl. bestehenden Orbitopathie. Wesentliche Beiträge zur Quantifizierung dieses Problems sind von Dralle et al. [2] aus dieser Klinik hervorgegangen.
Das ebenfalls von hier ausgehende Konzept der Hemithyreoidektomie und einseitigen Parenchymrestbildung stellt unter taktischen Gesichtspunkten ein Abgehen von bisher üblichen Verfahren der beidseitig subtotalen Resektion dar, bei dem aber das funktionelle Ergebnis wesentlich einfacher zu erreichen ist: Die Schwierigkeiten bei der Präparation, Blutstillung und Größenbestimmung des Parenchymrestes werden auf eine Seite reduziert. Dies ist die logische Weiterentwicklung einer von Pichlmayr immer wieder gegebenen Empfehlung zum unilateralen Vorgehen bei komplizierten Eingriffen; erinnert sei hier an die Vorgehensweise bei bestehender Rekurrensparese, Rezidiveingriffen oder kapselüberschreitendem Tumorwachstum.
Bei der Behandlung der *funktionellen Autonomie* besteht grundsätzlich die Möglichkeit einer kurativen Behandlung, sofern das autonome Gewebe zuverlässig entfernt wird.
In der Regel ist dies unproblematisch, da zumindest in unserem Krankengut die Einzeladenome überwiegen. In jedem Fall sollen jedoch weitere Autonomieherde sonographisch oder suppressionsszintigraphisch ausgeschlossen werden, will man nicht ein späteres Rezidiv oder eine jodinduzierte Hyperthyreose riskieren.
Verfahren der Wahl ist die gezielte Entfernung etwa in Form einer Hemilobektomie mit ausreichendem Randsaum gesunden Gewebes, um potentiell autonomes, perinoduläres Gewebe mitzuerfassen bzw. dem seltenen Malignomrisiko Rechnung zu tragen. Die früher häufig empfohlene extrakapsuläre Enukleation wird deshalb auch unterlassen. Wird bei entsprechender Größe die Hemithyreoidektomie erforderlich, ist bei kontralateral intaktem Parenchym die euthyreote Funktionslage nicht gefährdet.
Für die multifokale Autonomie gelten die gleichen Resektionskriterien wie für das Einzeladenom; sämtliche Herde müssen mit ausreichendem Randsaum reseziert werden. Hier kann nur durch Abwandlung des standardisierten Vorgehens durch gezielte, am jeweiligen Befund orientierte Resektion in den bereits beschriebenen Techniken, funktionstüchtiges Gewebe erhalten werden. Problematisch ist dagegen das Resektionsausmaß bei der disseminierten Autonomie festzulegen; unabhängig von Knotenbildungen wird hier die standardmäßige subtotale Resektion, u. U. in Verbindung mit einer additiven Radiojodbehandlung empfohlen.
Die häufigsten Eingriffe werden bei *euthyreoter Knotenstruma* durchgeführt. Für den (meist „kalten“) Solitärknoten besteht grundsätzlich Malignitätsverdacht, der durch zusätzliche Befundkonstellationen, Zytopunktion und Sonographie erhärtet, aber nie sicher ausgeschlossen werden kann. Eine begrenzte Resektion sollte deshalb nur bei geringen Verdachtsmomen-

ten durchgeführt werden. Sie muß stets mit einem entsprechenden Randsaum erfolgen und durch umgehende histologische Aufarbeitung abgeklärt werden. Bei allen relevanten Verdachtsmomenten und entsprechender Knotengröße umgeht die primäre Hemithyreoidektomie das Risiko einer späteren Restlobektomie bzw. stellt sie in Einzelfällen bereits die definitive Therapie dar. Hieraus resultiert in der Regel auch keine postoperative Funktionsstörung.

Dagegen hat bei der Resektion der multinodösen Struma der funktionskritische und befundorientierte Einsatz aller verfügbaren Resektionstechniken einen besonderen Stellenwert. In den meisten Fällen handelt es sich um zweitgradige Strumen mit begrenztem Knotenbefall, so daß Verkleinerungen im Sinne der selektiven Resektion möglich sind. Erst bei völliger knotiger Umwandlung kommt die primäre Hemithyreoidektomie in Betracht, evtl. in Kombination mit einem selektiven Vorgehen der kontralateralen Seite. Bei kleinen unverdächtigen Kolloidknoten in einem ansonsten unverdächtigen und für die Restfunktion wichtigen Lappen führen wir durchaus Enukleationen oder Keilexzisionen durch. Beginnt man bei der Resektion auf der Seite der stärkeren Veränderungen, so läßt sich die Notwendigkeit zu einem derartig eingeschränkten Verfahren auf der kontralateralen Seite besser abschätzen.

Die präoperative Sonographie – ohnehin unverzichtbarer Bestandteil der Diagnostik – hat für dieses Vorgehen eine besonders hohe Bedeutung: Sie lokalisiert, bei der äußeren Untersuchung nicht faßbare Knoten und ermöglicht damit eine Abschätzung des Resektionsausmaßes. Wird diese Untersuchung – wie fast überall – nicht unmittelbar vom Operateur durchgeführt, so ist die Umsetzung photographisch dokumentierter oder gar deskriptiver Befunde problematisch. Eine vom Untersucher angefertigte Skizze liefert demgegenüber einen zweifelsfreien Befund und ist für alle Belange der Operationsplanung und -durchführung von unschätzbarem Vorteil. Erhaltenswerte Parenchymanteile lassen sich damit bereits präoperativ abgrenzen und alle resezierenden Verfahren können gezielt eingesetzt werden (Abb. 2).

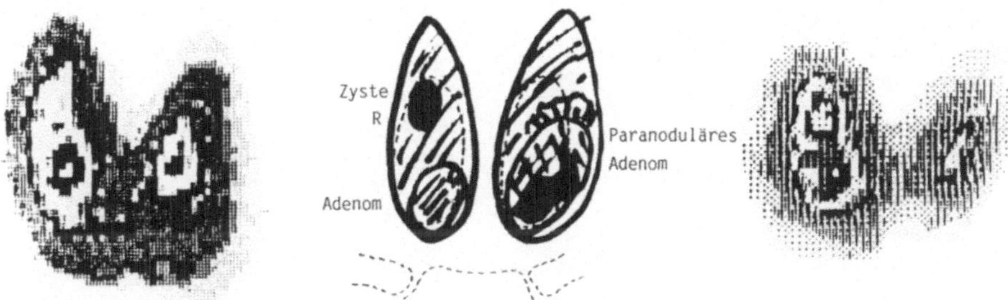

Abb. 2. Präoperativer szintigraphischer und sonographischer Befund bei Struma nodosa II *(links und Mitte)*. *Rechts*: Befund bei Zustand 8 Wochen nach unterer Hemilobektomie links, unterer Polresektion und Zystenenukleation rechts. Euthyreose

In der eigenen Klinik hat deshalb der Anteil derartig „atypischer" Resektionen, insbesondere bei den beidseitigen Eingriffen, deutlich zugenommen (Tabelle 6 und 7). Abgesehen von einer auf die Anfangsphase beschränkten Frequenz von 2,1% Nachblutungen, die zu einer unmittelbaren operativen Blutstillung bzw. Hämatomausräumung zwangen, war die Morbidität im Vergleich zu den konventionell durchgeführten Eingriffen unverändert niedrig.

Tabelle 6. Anzahl der Schilddrüseneingriffe am AK - Celle in der Zeit vom 01.01.1987 bis 31.12.1991 (gesamt: n = 1528)

	1987	1988	1989	1990	1991
Operationen gesamt	296	314	306	332	307
Anteil aller Operationen	11,2%	11,2%	11,4%	12,4%	11,5%
Resektion beidseitig	172	205	206	222	209
Resektion einseitig	97	87	80	80	77
Rezidivoperation	11	14	15	23	17
Primäres Schilddrüsenkarzinom	7	5	5	3	–
Sekundäres Schilddrüsenkarzinom	9	3	–	4	4

Tabelle 7. Anteil befundorientierter („atypischer") Resektionsverfahren bei den Schilddrüseneingriffen der Jahre 1989–1991 (AK - Celle)

	1989		1990		1991	
	Klassisch	Atypisch	Klassisch	Atypisch	Klassisch	Atypisch
Struma nodosa						
– einseitig	40	12	42	10	46	10
– beidseitig	116	32 (= 21,6%)	61	92 (= 60,1%)	82	90 (= 52,3%)
Autonomie						
– unifokal	24	3	21	4	10	3
– multifokal/ disseminiert	13	11	9	–	3	6
M. Basedow	20	12	18	20	12	19
	213	70	151	126	153	128
	283		277		281	

Literatur

1. Bay V (1990) Struma mit Euthyreose. Langenbecks Arch Chir Suppl. II (Kongreßbericht): 935
2. Dralle H, Schober O, Hesch RD (1987) Operatives Therapiekonzept der Immunthyreopathie. Langenbecks Arch Chir 371: 217
3. Gemsenjäger E (1983) Autonomie: Chirurgische Verfahrenswahl und funktionelle Resultate bei multinodöser Struma. In: Röher H-D, Wahl RA (Hrsg) Chirurgische Endokrinologie. Thieme, Stuttgart New York
4. Pichlmayr R, Grotelüschen, B (1978) Chirurgische Therapie. Springer, Berlin Heidelberg New York
5. Röher H-D, Horster FA, Frilling A, Goretzki P (1991) Morphologie und funktionsgerechte Chirurgie verschiedener Hyperthyreoseformen. Chirurg 63: 176
6. Rothmund M, Zielke A (1991) Der solitäre Schilddrüsenknoten – befundgerechte Operation. Chirurg 62: 162
7. Wahl RA, Seel AW, Müller B, Vietmeier P (1990) Welchen Platz hat die „selektive Schilddrüsenresektion“ in der Chirurgie bei benignen Knotenstrumen. Langenbecks Arch Chir Suppl. II (Kongreßbericht): 941
8. Wahl RA, Joseph K, Bogner E, Ottmann CH, Goretzki P, Raher H-D (1985) Thyreoid function after surgery for autonomous and non – autonomous nodular endemic goitre – effect of iodide substitution. Klin Wochenschr 63: 812

Hyperparathyreoidismus – Profitiert der Patient durch den Fortschritt in Diagnostik und Therapie?

G. Tidow

Die Überfunktion der Nebenschilddrüsen führt zu sehr unterschiedlichen Symptomen, die durch die erhöhten Kalziumwerte und die Wirkung des Parathormons (PTH) an den verschiedenen Organsystemen bedingt sind. Pathophysiologisch ist zu unterscheiden zwischen einer autonomen oder primären Form des Hyperparathyreoidismus (pHPT), wie sie bei einzelnen Adenomen oder einer Hyperplasie mehrerer Drüsen besteht und einer regulativen oder sekundären Form (sHPT), die sich als Folge einer Funktionseinschränkung der Nieren entwickelt. Da sich beide Formen hinsichtlich Klinik, Diagnostik und Therapie unterscheiden, werde ich sie im folgenden getrennt besprechen. Nicht eingehen möchte ich auf die Zusammenhänge zwischen HPT und multipler endokriner Neoplasie und auch nicht auf die komplexen Zusammenhänge, die in Abb. 1 dargestellt sind. Es zeigt, daß die NSD in multiple Regelkreise des Organismus eingebunden sind, wodurch sich auch die breite Palette klinischer Krankheitssymptome ergibt (Tabelle 1). Die Tabelle 1 impliziert aber auch, daß man viel häufiger an einen HPT denken sollte als dies gemeinhin in der Klinik und der Praxis getan wird. Bedenkt man, daß der manifeste HPT praktisch immer mit einer Hyperkalzämie einhergeht, so sollte die Serumkalziumbestimmung in das Routinelaborscreening gefordert werden. Allein durch diese Maßnahme konnte die Diagnosestellung in verschiedenen prospektiven Studien verdoppelt werden, wobei dann auch zunehmend Erkrankungen in früheren Stadien und bei jüngeren Patienten entdeckt wurden.

Neben dem Kalziumscreening konnte eine weitere Verbesserung der Diagnosesicherung eines pHPT durch die Entwicklung einer Nachweismethode für intaktes PTH erweitert werden [1], so daß nur bei erniedrigten PTH-Werten oder unklarer Befundkonstellation Krankheitsbilder, die mit einer Hyperkalzämie einhergehen, differentialdiagnostisch abgeklärt werden müssen:

- Tumorhyperkalzämie,
- Osteoporose, Immobilisation,
- Hyperthyreose,
- Sarkoidose,
- Tuberkulose,
- Vitamin-D-Intoxikation.

In den meisten Studien der letzten Jahre hat sich gezeigt, daß bei Diagnosestellung des pHPT durch Laborscreening etwa 50 % der Patienten klinisch

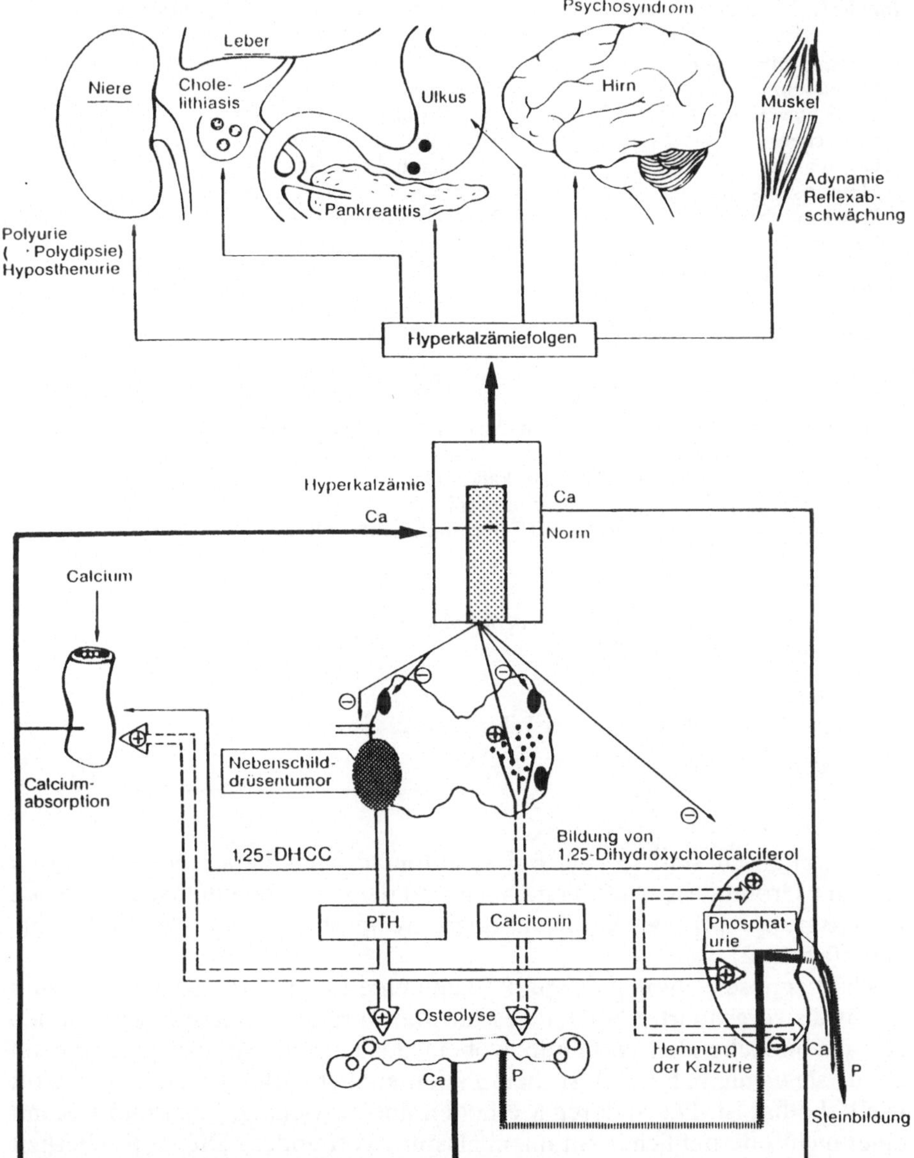

Abb. 1. Schema der Kalziumhomöostase mit der Steuerung und den Angriffspunkten der Hormone Parathormon (PTH), Vitamin-D-Hormon (= 1,25-Dihydroxycholekalziferol = Kalzitriol) und Kalzitonin

Tabelle 1. Klinische Symptomatik und Befunde beim Hyperparathyreoidismus

Hyperkalzämiesyndrom	
– Inappetenz	– Polydipsie
– Gewichtsverlust	– Hypertonie
– Erbrechen	– EKG-Veränderungen
– Obstipation	– Hornhauttrübungen
– Meteorismus	– Juckreiz
– Psychosyndrom	– Muskelschwäche
– Polyurie	
Renales Syndrom	
– Urolithiasis	
– Nephrokalzinose	
Ossäres Syndrom	
– Umschriebene Knochenschmerzen	
– Subperiostale Resorptionen des Schädels, der Metakarpalia und	
– Phalangen der Hände	
– Extraossäre Weichteil- und Gefäßverkalkungen	
– Fibroosteoklasie in der Beckenkammbiospie	
– Ostitis fibrosa cystica generalisata (Extremfall, heute selten)	
– Braune Knochentumoren	
– Pseudogicht	
Gastrointestinales Syndrom und Begleiterkrankungen	
– Ulcus ventriculi und -duodeni	
– Pankreatitis	
– Cholelithiasis	
– Multiple Adenomatose (MEN Typ 1, MEN Typ 2)	
Hyperkalzämische Krise	

asymptomatisch sind [3, 6]. Bei symptomatischen Patienten überwiegen jene mit Urolithiasis. Auffallend hoch sind die Angaben einer schwedischen Arbeitsgruppe [4] über kardiovaskuläre Symptome und psychische Störungen (Tabelle 2).

Nach Diagnosestellung eines pHPT kann eine Lokalisationsdiagnostik zum Nachweis vergrößerter NSD angeschlossen werden. Eingesetzt werden derzeit alle bildgebenden Verfahren, wobei jedoch nur die Sonographie sinnvoll ist, da sie wenig belastend ist, dem Patienten nicht schadet und beliebig oft wiederholbar ist. Die anderen Methoden sind aufwendig, teuer und z. T. mit einer nicht unerheblichen Strahlenbelastung verbunden. Die Treffsicherheit

Tabelle 2. Klinische Symptome

Müdigkeit	39%
Hypertonus	37%
Psychische Störungen	37%
Urolithiasis	32%
Muskel und Skelett	29%
Kardiovaskulär	24%

aller Verfahren liegt mit ca. 80 % positiver Ergebnisse deutlich unter der Auffinderate von Adenomen oder hyperplastischen Drüsen durch erfahrene Chirurgen – diese erreichen immerhin eine Trefferquote von 95 %. Anders ist die Situation, wenn bei einer Voroperation kein Adenom gefunden wurde, trotz Adenomentfernung ein HPT weiterbesteht oder eine ektope Drüse vermutet wird. Dann kann durch den Einsatz aller Methoden der notwendige Sekundäreingriff sinnvoll geplant werden.

Die Operation des HPT ist heute weitgehend standardisiert. Aus zunehmender Kenntnis der Pathomorphologie und Erfahrung mit atypisch gelegenen Drüsen ist ein richtungsweisendes Operationsverfahren erarbeitet worden, wodurch Reoperationen wegen übersehener Adenome oder hyperplastischer Drüsen selten geworden sind.

Beim sHPT ist nicht die überproduzierende NSD der auslösende Faktor der Erkrankung, sondern die Funktionseinschränkung der Nieren, die nicht nur Ausscheidungsorgane sind, sondern auch als Stoffwechsel- und endokrine Organe anzusehen sind. Gestört ist primär der Regelkreis zwischen Vitamin D, den NSD und der Kalziumresorption, wobei es zu einer Entkoppelung der NSD-Funktion im Sinne einer Hormonüberproduktion und in späteren Stadien zu einer Hyperplasie der Drüsen kommt. Weiterhin wird dann dieser Regelkreis noch durch die Phosphatretention gestört. Diese Störungen der Kalzium-Phosphat-Vitamin-D-Homöostase beginnen bei Abfall der Kreatininclearance auf Werte unter 60 ml/h und verstärken sich mit weiterer Einschränkung der Nierenfunktion.

Die Kenntnisse über diese Pathomechanismen haben die therapeutischen Möglichkeiten, den sHPT medikamentös zu beeinflussen, ganz erheblich erweitert, durch Zufuhr von Vitamin D und Kalzium und die Blockierung der Phosphatresorption [5]. Wesentlich ist jedoch, daß therapeutisch vor Beginn der Dialyse eingegriffen wird. Trotz optimaler Therapie, besonders aber bei nicht ausreichender Therapie und auch bei langjähriger Dialyse, läßt sich die Progredienz des sHPT nicht immer aufhalten und je länger die NSD-Überfunktion besteht, desto gravierender sind die Auswirkungen auf den Patienten.

Die Diagnosestellung unterscheidet sich insofern vom pHPT, als die Kalziumwerte unter Dialysebedingungen schwankend und somit nicht immer aussagekräftig sind. Konstant erhöhte Werte sind jedoch ein Hinweis auf eine schwerwiegende Störung. Es sollte nur das intakte PTH gemessen werden, da inaktive PTH-Fragmente bei niereninsuffizienten Patienten kumulieren können. Niedrig erhöhte PTH-Werte können durch eine Aluminiumintoxikation bedingt sein, so daß man aus den Laborwerten nur bedingt Rückschlüsse auf den Schweregrad des sHPT ziehen kann. Richtungsweisend sind Röntgenbildverlaufskontrollen des Skelettsystems und die Bekkenkammbiopsie. Inwieweit die Veränderungen am Skelettsystem aber mit Verkalkungen der Arterien oder der Herzklappen einhergehen, ist bisher nicht hinreichend bekannt.

Die operative Therapie des sHPT ist im Vergleich zum pHPT unproblematisch, da bis auf wenige Ausnahmen, bei denen zusätzlich ein Adenom gefunden wird, eine Hyperplasie aller 4 Drüsen vorliegt und diese bis auf ein Restgewebe entfernt werden müssen. Damit erübrigt sich eine Lokalisationsdiagnostik. Ob das Restgewebe an seiner natürlichen Stelle verbleibt, ob es reimplantiert wird, ist z. Z. ein Diskussionspunkt, wobei jedoch die Reimplantation eines Gewebeanteils das sicherere Verfahren zu sein scheint, auch unter dem Aspekt, daß Reoperationen weniger häufig und dann einfacher durchzuführen sind [7, 8].

Schlußfolgerungen

Durch ein generelles Kalziumscreening und die Entwicklung einer Nachweismethode für intaktes PTH kann die Diagnose eines pHPT häufiger und in früheren Stadien der Erkrankung sicher gestellt werden, auch bei klinisch asymptomatischen Patienten. Aus einer großen Vergleichsstudie ist bekannt, daß die postoperative Lebenserwartung abhängig ist vom Schweregrad der Hyperkalzämie und der Dauer der Erkrankung und vergleichbar mit der der gesunden Normalbevölkerung wird, wenn in früheren Stadien operiert wird [2]. Daraus folgt, daß eine abwartende Haltung bei symptomatischen Patienten mit milder Hyperkalzämie nicht gerechtfertigt ist. Das operative Vorgehen ist als Folge der häufiger durchgeführten Operationen und damit besserer Kenntnisse der Pathomorphologie soweit standardisiert, daß Reoperationen wegen eines persistierenden HPT selten geworden sind. Der gezielte Einsatz aller bildgebenden Verfahren vor einer evtl. notwendigen Zweitoperation kann durch Lokalisation atypisch gelegener Drüsen das operative Vorgehen richtungsweisend beeinflussen.
Beim sHPT wurden die pathophysiologischen Zusammenhänge weitererarbeitet. Daraus wurde eine konservative medikamentöse Behandlung entwickelt, die gezielt in die Störungen des Kalzium-Phosphat- und Vitamin-D-Stoffwechsels eingreift. Diese Therapie sollte im Stadium der kompensierten Niereninsuffizienz bei Clearancewerten < 60 ml/h beginnen

Die Indikation zur Operation ist gegeben:
- Bei nachgewiesenen vergrößerten NSD, da sich diese Hyperplasie nicht zurückbildet. Hier ist ein Einsatzpunkt für die Sonographie.
- Bei einer Hyperkalzämie, die den Einsatz von Vitamin D verbietet.
- Bei allen klinischen Symptomen, die für einen sHPT sprechen; bei allen röntgenologischen Befunden, die für einen sHPT typisch sind.

Eine Untersuchung der Düsseldorfer Klinik hat gezeigt, daß der Großteil der operierten Patienten innerhalb eines Jahres nach Operation verstorben ist. Ruft man sich die Verkalkungen in den Arterien und den Herzklappen in Erinnerung, so scheint es nicht verwunderlich, daß die meisten Dialysepatienten an kardiovaskulären Erkrankungen sterben. Sowohl durch eine vor der Dialyse einsetzende konservative Therapie, eine frühzeitige NSD-Operation während der Dialyse oder im Idealfall eine Nierentransplantation, können sich viele Symptome und Folgeerscheinungen des HPT zurückbilden.

Zusammenfassend läßt sich sagen, daß die Kenntnis über die unterschiedlichen Erscheinungsbilder des HPT zugenommen hat, die Diagnosestellung verbessert wurde und die operative Therapie für den pHPT eine Heilung und für den sHPT eine Verbesserung des klinischen Krankheitsbildes bringen kann. Gefordert werden muß für den pHPT das routinemäßige Kalziumscreening zur Früherkennung der Erkrankung, für den sHPT die Operation vor Ausbildung schwerwiegender Symptome, nur so kann der Patient vom Fortschritt profitieren.

Literatur

1. Blind E, Schmidt-Gayk H, Armbruster FP, Stadler (1987) Measurement of intact human parathyrin by an extracting two-site immunoradiometric assay. Clin Chem 33: 1376–1381
2. Hedbäck G, Oden A, Tisell L-E (1991) The influence of surgery on the risk of death in patients with primary hyperparathyreoidism. World J Surg 15: 399–347
3. Junginger Th, Walgenbach S, Wahl W (1989) Hyperparathyreoidismus. Dtsch Ärztebl 66: B 415–418
4. Kristofferson A, Dahlgren K, Granstrand B, Järhuld J (1987) Primary HPT in Northern Sweden. SGO 164: 119–123
5. Reichel H, Ritz E (1991) Konservative Therapie des sekundären Hyperparathyreoidismus. In: Rothmund M (Hrsg) Hyperparathyreoidismus. Thieme, Stuttgart New York
6. Raue F, Jacubeit T, Minne H, Herfarth Ch, Ziegler R (1989) Primärer Hyperparathyreoidismus – Änderung eines Krankheitsbildes. Med Klinik 84: 178–182
7. Senati AA, Young AE (1990) Parathyroid autotransplantation. Br J Surg 77: 1171–1174
8. Wagner PK, Eckhardt J, Rothmund M (1991) Subtotale Parathyreoidektomie versus totale Parathyreoidektomie mit Autotransplantation beim sekundären Hyperparathyreoidismus. Chirurg 62: 189–194

Experimentelle Nebennierenrindentransplantation – Ein Modell für den endokrinologischen Organersatz

G. F. W. Scheumann, W. Hiller, S. Schröder, T. H. Schürmeyer, E. Mössinger, O. Teebken und H. Dralle

Der künstliche Hormonersatz nach vollständiger operativer Entfernung oder Funktionsverlust der Nebennieren ist bislang nicht befriedigend gelöst. Weiterhin ist eine lebenslange adrenokortikale Substitutionstherapie erforderlich, die im Gegensatz zur Schilddrüsenhormonsubstitution auch heute noch bei einem Teil der Patienten (30–50 % [3, 6] mit somatischen und psychischen Störungen verbunden ist.
Bei Patienten mit primärer oder sekundärer adrenokortikaler Insuffizienz konnte nachgewiesen werden, daß auch bei mehrfach fraktionierter Substitution und individueller Anpassung der Steroiddosis Addison-Krisen, aber auch inadäquat hohe Steroidspiegel mit z. T. manifesten Cushing-Syndromen auftreten können [1, 3].
Die durch mangelhafte Regulationsmechanismen bedingte fehlende endogene Streßreserve bedeutet für die Patienten bei Infektionen, Unfällen, Operationen, Dehydratationen und ausgeprägten emotionalen Streßzuständen eine erhebliche Gefährdung [2, 7, 8]
Die generelle Indikation zur Nebennierenrindentransplantation ergibt sich daher aus der bislang nur bedingt physiologisch applizierbaren Hormonsubstitution und dem Wunsch nach einem adäquaten, regulationsfähigen Organersatz, der dem Patienten den notwendigen permanenten Hormonspiegel, aber auch die entscheidende physiologische endogene Streßreserve bietet.
Im Rahmen unseres Forschungsprojektes wurde die Nebennierenrinde von syngenetischen Ratten durch Kollagenasedigestion und definierte Zentrifugation von sämtlichen Markzellen getrennt und syngenetischen Zwillingen unter die Nierenkapsel transplantiert. Nach bilateraler Adrenalektomie erfolgten Funktionskontrollen durch Messung des Kortikosteronspiegels sowie von Aldosteron, DHE (Dehydroepiandrosteron) und DHEAS (Dehydroepiandrosteronsulfat) zur Differenzierung der Steroidogenese. Nach 8 Wochen erfolgte die histologische Untersuchung des Transplantates. Um Streßreaktionen und die episodische Steroidsekretion zu analysieren, wurde über einen Jugulariskatheter 10minütlich Blut entnommen und Kortikosteron gemessen. Die 24 h-Steroidproduktion wurde über die Steroidurinausscheidung berechnet.
Eine Transplantatfunktion war sowohl funktionell als auch morphologisch nachweisbar. Mittels erstmals bei der Ratte durchgeführter hochfrequenter episodischer Kortikosteronmessungen (10minütlich) konnte als Grundlage die biologische Halbwertszeit von Kortikosteron in der Ratte mit 35 min

nachgewiesen werden. Darüber hinaus konnte ein episodisches Sekretionsmuster des Kortikosterons nachgewiesen werden (mathematische Analyse durch Desade-, Pulsar- und Cluster-Analysen), das prinzipiell der pulsatilen Sekretion von Kortisol beim Menschen gleicht. Auch beim Versuchstier wird die dominierende Abhängigkeit der Sekretionsspitzen von der metabolischen und sozialen Aktivität deutlich (bei nachtaktiven Tieren liegt das Sekretionsmaximum gegen 21 Uhr), (Abb. 1, Beginn der Messungen 9 Uhr).
Eine meßbare, direkte Beeinflussung der Nebennierenrindensekretion durch nervale Einflüsse konnte im Rahmen der von uns erstmals an der Ratte durchgeführten vaskulären Nebennierentransplantation ausgeschlossen werden [4, 5]. Syngenetische zulluläre Transplantationen zeigten bereits nach 36 Stunden eine ausreichende Funktionsaufnahme und erreichten nach ca. 15 Tagen 90 % der unstimulierten Steroidtagesleistung eines normalen Tieres (s. Abb. 2).
Die Streßreagibilität ist dabei vollkommen erhalten und die Transplantate besitzen auch im ACTH-Stimulationstest ca. 90 % der Gesamtsteroidproduktionsreserve nach 15 Tagen und 100 % nach 30 Tagen.
In ersten Vorversuchen zur allogenen Transplantation von Nebennierenrindengewebe zeigte sich eine deutliche Abhängigkeit des Abstoßungsverhaltens von der RT1-Antigenstruktur bzw. den Non-MHC-Antigenen. Transplantierte Ratten mit einer kompletten Inkompatibilität des RT1-(MHC-)-Komplexes (Lewis Ratte RT1 auf Lewis RT1A) stießen das Transplantat bereits am 5. Tag nach Transplantation ab (Rückgang der täglichen Kortikosteronausscheidung um jeweils 20 %). Im Gegensatz dazu reagierten Ratten mit einer Inkompatibilität im Non-MHC-Bereich (Lewis RT1 auf AS-Ratten) deutlich verzögert mit der Abstoßung (nach 14 Tagen noch normale Kortikosteronausscheidung (Abb. 3).

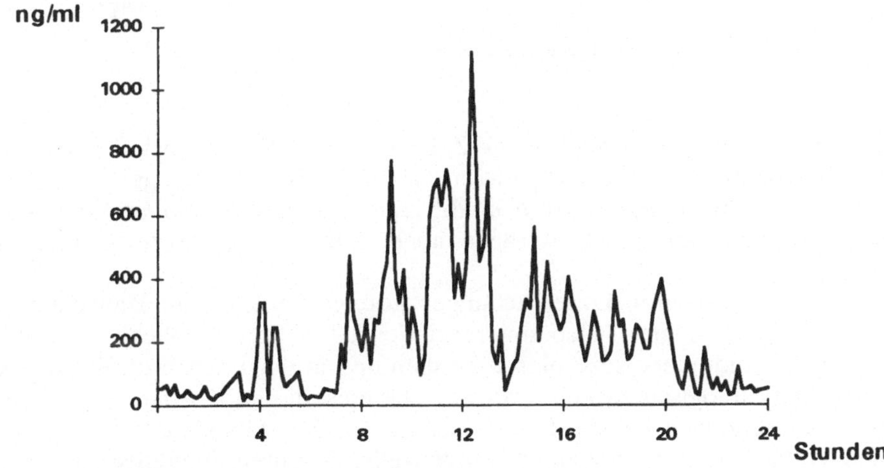

Abb. 1. Episodische Kortikosteronsekretion (24 h, n = 144 Proben)

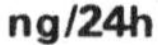

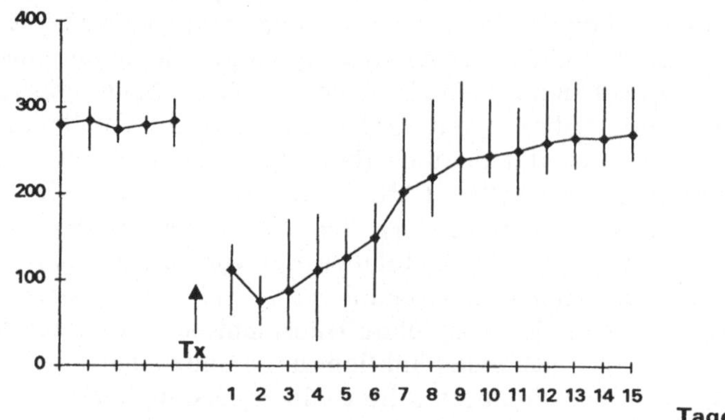

Abb. 2. Kortikosteronsekretion nach syngener zellulärer Transplantation

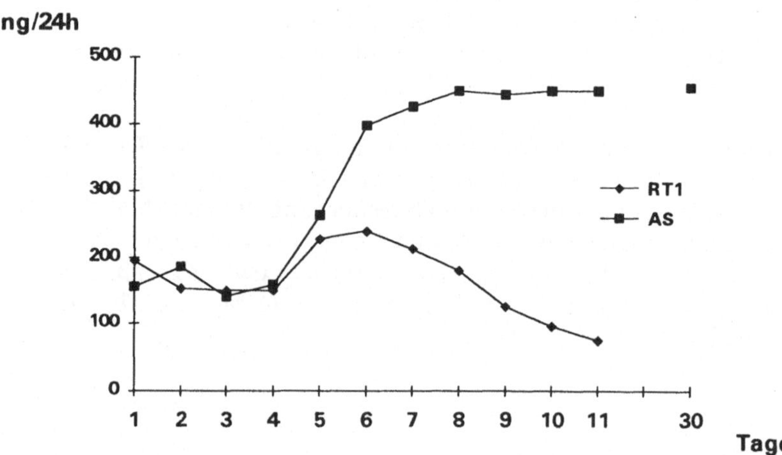

Abb. 3. Allogene Transplantationen, Lewis auf RT1 A und AS

Bei Transplantationen hochreiner Zellsuspensionen (definierte Dichtezentrifugation mit Perkoll zur Eleminierung von Blut- und Bindegewebszellen) setzte die Abstoßungsreaktion unabhängig von der Inkompatibilität erst sehr verzögert ein (nach 14 Tagen noch normale Kortikosteronausscheidung).

Es konnte in unseren Untersuchungen gezeigt werden, daß Transplantate isolierter gereinigter Nebennierenrindenzellen eine nahezu normale Gesamtsteroidmenge sezernieren können und in der Lage sind, Streßreaktionen physiologisch zu beantworten. Die episodische Kortikosteronsekretion ist ebenfalls erhalten. Erste Ansätze zum Verständnis des immunogenen Verhaltens der Nebennierenrindenzellen konnten ebenfalls erarbeitet werden und bilden die Grundlage für weiterführende Untersuchungen.

Literatur

1. Allolio B, Winkelmann W, Fricke U, Heesen D, Kaulen D (1978) Cortisol Plasmakonzentrationen bei Patienten mit primärer Nebennierenrinden-Insuffizienz unter einer Substitutionstherapie mit Cortisonacetat. Verh Dtsch Ges Innere Med 84: 1456–1458
2. Brabant EG (1989) Endokrinologische Notfälle. In: Hesch RD (Hrsg) Endokrinologie. Urban & Schwarzenberg, München, S 1305–1315
3. Kley HK, Krüskemper HL (1978) Cortisol Substitution bei Nebennierenrindeninsuffizienz. Dtsch Med Wochenschr 103: 155–161
4. Ottenweller JE, Meier AH (1982) Adrenal innervation may be an extrapituitary mechanism abel to regulate adrenocortical rhythmicity in rats. Endocrinology 111: 1334–1338
5. Scheumann GFW, Hiller W, Schröder S, Schürmeyer T, Klempnauer J, Dralle H (1989) Adrenal cortex transplantation after bilateral total adrenalectomy in the rat. Henry Ford Hosp Med J 38: 154–156
6. Telenius-Berg M, Ponder M, Berg B, Ponder B, Werner S (1989) Quality of life after bilateral adrenalectomy in multiple endocrine neoplasia type 2. Henry Ford Hosp Med J 37: 160–163
7. Trost BN (1989) Hypokortisolimus – Addison Syndrom. In: Resch RD (Hrsg) Endokrinologie. Urban & Schwarzenberg, München, S 1175–1185
8. Ziegler WH, Labhart A (1986) The adrenal medulla. In: Labhart A (ed) Clinical Endocrinology. Theory and Practice. Springer, Berlin Heidelberg New York, pp 487–512

Teil II.
Ösophagus- und Magenchirurgie

Entwicklungen in der Ösophagus- und Magenchirurgie

H.-J. Meyer

In westlichen Ländern sind die Behandlungsergebnisse maligner Tumoren des oberen Verdauungstraktes im Vergleich zu den japanischen Ergebnissen weiterhin als wenig befriedigend anzusehen, dies auch bei zunehmender Perfektionierung und Systematisierung chirurgischer Therapiekonzepte [2, 3, 11]. Trotzdem lassen sich aber in den letzten Jahren entsprechende Entwicklungen und Tendenzen zu einer Verbesserung der Ergebnisse sowohl in der Chirurgie wie auch im interdisziplinären Behandlungskonzept erkennen. Letzteres gewinnt zunehmend an Bedeutung, da die additiven Verfahren – Chemo- und/oder Strahlentherapie – nicht mehr ausschließlich mit palliativer Intention zum Einsatz kommen müssen. Bei prä- oder perioperativer Polychemo- und/oder Strahlentherapie steht zunehmend das Ziel der onkologischen Chirurgie, nämlich Erreichen einer tumorfreien R-0-Resektion, im Vordergrund [6, 7, 12, 15].
Entwicklungen müssen sich nun an den vorgegebenen Fakten, durch das Tumorstadium bzw. pathologisch anatomische Veränderungen bestimmt, orientieren. Die sog. chirurgischen Standards bzw. erreichten Leistungen können dann an den verschiedenen Parametern wie Resektionsraten, postoperativer Letalität, funktionellen Langzeitergebnissen sowie Überlebensraten gemessen werden.

Fakten in der Behandlung maligner Tumoren des oberen Verdauungstraktes

Die Fakten sind weitgehend durch den Tumor selbst vorgegeben; so zeigen sich auch bezüglich des Tumorstadiums trotz vermehrten Einsatzes bildgebender diagnostischer Verfahren zum präoperativen Staging in den letzten 20 Jahren die wenigsten Entwicklungstendenzen. Ein Frühkarzinom des Magens wird in etwa 10 %–15 % der Fälle diagnostiziert, beim Ösophaguskarzinom in der westlichen Hemisphäre wohl sogar als Rarität zu bezeichnen. Zum Zeitpunkt der Diagnosestellung bzw. Operation liegen in mehr als der Hälfte der Fälle fortgeschrittene Tumorstadien vor. Beim Karzinom des Ösophagus ist ferner auffällig, daß sich der Tumorsitz weiter nach oralwärts entwickelt, zudem oftmals syn- oder metachrone Tumoren vor allem im Kopf-Hals-Bereich auftreten. Außerdem, wie auch im eigenen Krankengut, nimmt das Adenokarzinom des Ösophagus an Häufigkeit zu. Beim

Magenkarzinom ist ebenfalls eine Änderung der Tumorlokalisation auffällig; es wird dabei eine relative Zunahme von Tumoren im ösophagogastralen Übergang mit einem Anstieg von 10% bis zu 40% beobachtet. Ebenso zeichnet sich eine Veränderung der histomorphologischen Verteilungsmuster mit Zunahme des diffusen Karzinomtyps nach Laurén ab.
Diese Faktoren müssen dann auch zwangsläufig in einer Veränderung der Operationstaktik, in aller Regel im Sinne einer erweiterten chirurgischen Primärtherapie, Ausdruck finden [2–4, 7].

Leistungen in der Behandlung von Tumoren des oberen Verdauungstraktes

Auch wenn sich die Beurteilung der erreichten Ergebnisse hier nur auf retrospektive und unizentrische Daten bezieht, so kann generell festgehalten werden, daß die operative Sicherheit trotz Ausdehnung der chirurgischen Maßnahmen weiterhin zugenommen hat [1, 4, 7, 10, 13]. Diese Tendenzen werden sowohl für das Magen- wie auch Ösophaguskarzinom in verschiedenen Behandlungsintervallen in der eigenen Klinik besonders deutlich: Es ist eine Steigerung der Resektionsraten, auch der tumorfreien Resektionen, bei gleichzeitiger deutlicher Senkung der postoperativen Letalität zu erkennen (Abb. 1). Die funktionellen Langzeitergebnisse, d.h.

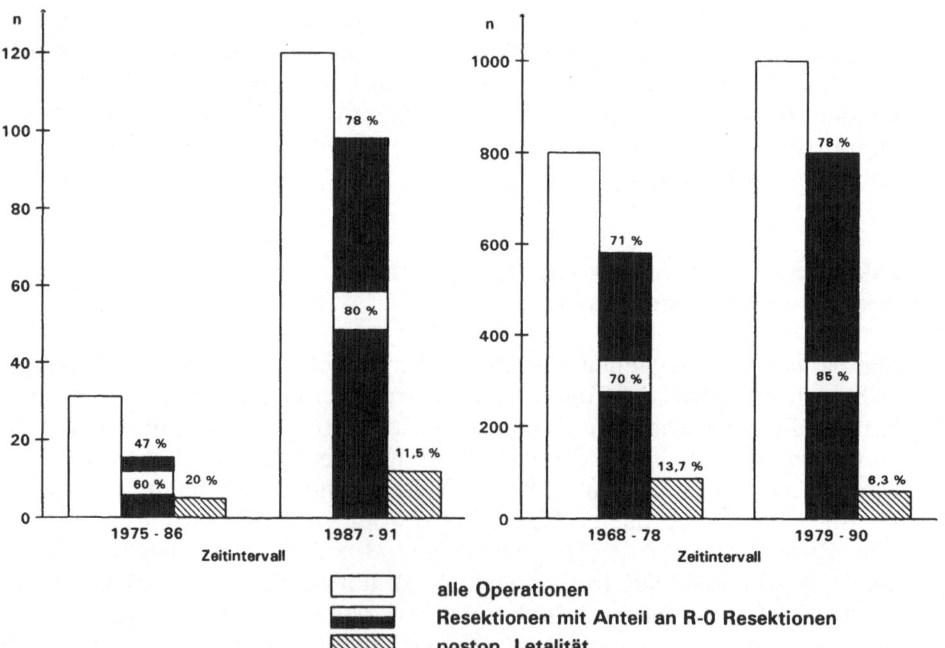

Abb 1. Ösophagus- und Magenkarzinom: Resektionsraten, R-0-Resektionen und postoperative Letalität in verschiedenen Zeitintervallen

hier die Lebensqualität des einzelnen Patienten, konnten durch entsprechend geeignete und bewährte Rekonstruktionsverfahren verbessert werden. Ebenso ist für bestimmte Tumorstadien das Langzeitüberleben insgesamt gesteigert worden.
Eine Analyse des eigenen Krankengutes macht dieses beim Magenkarzinom besonders deutlich. Ein entscheidender Faktor zur Verbesserung der erreichten tumorfreien R-0-Resektionen ist sicherlich auch in der Häufigkeit der durchgeführten Gastrektomien zu sehen. Obwohl von den onkologischen Anforderungen her der Anteil der Gastrektomien, die als mögliche Übertherapie im Vergleich zur subtotalen distalen Resektion einzustufen sind, klar definiert werden kann (etwa 5%–20%), stellt die Gastrektomie sicherlich zudem einen mittel- oder unmittelbaren Weg zur Durchführung einer ausgedehnten, systematischen Lymphadenektomie dar (Tabelle 1). Die systematische Lymphadenektomie ist bei exakter pathohistologischer Aufarbeitung ebenfalls überprüfbar und numerisch objektivierbar (mindestens 30–40 resezierte Lymphknoten am Präparat) geworden [3, 5, 8, 14]. Bei Verfolgen dieses Therapiekonzeptes konnte in den letzten Jahren der Anteil an tumorfreien Resektionen auf 85%, auch in fortgeschrittenen Stadien, gesteigert werden. Gleichzeitig kam es zu einer deutlichen Senkung der postoperativen Letalität, sicherlich mitbedingt durch eine relevante Reduktion der früher oftmals letal verlaufenden Insuffizienz der Ösophagojejunostomie. Diese Komplikation trat in den letzten Jahren in etwa 3% auf, verlief 2mal letal, resultierend in einer Gesamtsterblichkeit von 3,8%.
Unter den Rekonstruktionsverfahren kam am häufigsten die orthograde Jejunuminterposition zur Anwendung; dabei konnten die funktionell besten Ergebnisse bezüglich Zunahme des postoperativen Gewichtsverlaufes, Leistungsfähigkeit etc. im Vergleich zur Rekonstruktion mit ausgeschalteter Duodenalpassage erzielt werden [8, 9].

Tabelle 1. Magenkarzinom und Resektionsverfahren und postoperative Letalität in verschiedenen Zeitintervallen (1968–1990)

Zeitintervall	Resektionsrate/ Gesamt-operationen [n]	Resektionsrate/ (R-0-Resektionen) [%]	Resektions-verfahren [n/%]	Postoperative Letalität [%]
1968–1978	568 / 795	71,4 (R-0: 70,2)	SDR: 230 (40,5) PR: 79 (13,9) TG: 259 (45,6)	13,7
1979–1990	792 / 1015	78,0 (R-0: 85,1)	SDR: 113 (14,3) PR: 42 (5,3) TG: 637 (80,4)	6,3
1968–1990	1360 / 1810	75,1 (R-0: 78,9)	SDR: 343 (25,2) PR: 121 (8,9) TG: 896 (65,9)	9,4

Die retrospektive Analyse der Überlebensraten zeigt, wie auch von anderen Tumorentitäten bekannt, die besten Langzeitergebnisse bei Vorliegen eines Frühkarzinoms. Bei einer Fünfjahresüberlebensrate von mehr als 80% kann sicherlich von Heilung gesprochen werden. Aber ebenso zeichnet sich in fortgeschrittenen Tumorstadien auch unter Berücksichtigung von Fällen mit möglichem Up- oder Down-staging bei nicht exakter pathohistologischer Aufarbeitung, eine Verbesserung der Überlebensraten ab, vor allem dann, wenn das angestrebte Ziel einer kurativen R-0-Resektion erreicht werden kann. In den letzten Jahren konnte die Fünfjahresüberlebensrate von 32% auf 49% gesteigert werden (Tabelle 2). Der immer wieder in der Diskussion stehende prognostische Einfluß einer systematischen Lymphadenektomie macht sich wohl besonders in den Stadien II/III A bemerkbar: nach Durchführung einer exakten, systematischen Lymphadenektomie konnte in diesen Stadien die Überlebensrate am auffälligsten gesteigert werden, im Stadium III B war ein solcher Effekt nicht zu erzielen.
Im Vergleich zu den Daten und Entwicklungen in der Behandlung des Magenkarzinoms seien solche beim Ösophaguskarzinom nur auf die letzten 5 Jahre beschränkt. Es wird dabei deutlich, daß bei intensiver, chirurgischer Beschäftigung mit einem Organtumor ebenfalls generelle Verbesserungen erreicht werden können [1, 4, 10, 13]. Auch in einem unselektionierten Patientengut war eine Resektionsrate von knapp 78% zu erzielen. Bei Durchführung der transthorakalen subtotalen En-bloc-Ösophagektomie war in 80% der Fälle eine R-0-Resektion möglich (Tabelle 3). Bevorzugtes Rekonstruktionsorgan war der Magen, der als Schlauchbildung in der Technik von Akijama stets ausreichende Länge zur Überbrückung des Defektes im oberen Verdauungstrakt garantierte. Auch bei Ausweitung der Radikalität mit der sog. Zweifelderlymphadenektomie und bei erheblicher Komorbidität betrug in diesem Krankengut die postoperative Klinikletalität 10%. Nach 95 subtotalen Ösophagektomien verstarben postoperativ 11 Patienten, vor allem an pulmonalen Komplikationen oder kardiopulmonaler Insuffizienz. In dieser Serie traten 3 proximale Nahtinsuffizienzen auf, jedoch

Tabelle 2. Magenkarzinom: Überlebensrate nach 1360 Resektionen und Gastrektomien abhängig von der R-Klassifikation und den Tumorstadien (Kaplan-Meier-Methode; einschließlich postoperativer Letalität)

	Gesamt	Überlebensraten	
	[n]	5 Jahre [% +/– SE]	Median [Monate]
Resektionen und Gastrektomien	1360	32,7 +/– 1,4	22,1
R-0-Resektionen	1073	39,6 +/– 1,5	29,1
1968–1978	399	32,7 +/– 2,2	25,0
1979–1990	674	49,2 +/– 2,4	48,6
Magenfrühkarzinom	185	81,7 +/– 3,3	–

Tabelle 3. Ösophaguskarzinom: Resektions- und Rekonstruktionsverfahren bei 122 Operationen (Resektionsrate 95/122 = 77,8%; 1987–1991)

Plattenepithelkarzinom	n = 67	(70,5%)
Adenokarzinom	n = 28	(29,5%
transthorakale En-bloc-Ösophagektomie	n = 94	(98,9%)
transthorakale Standardösophagektomie	n = 1	(1,1%)
Rekonstruktion durch		
– Magen	n = 92	(96,8%)
– Koloninterponat	n = 3	(3,2%)

Tabelle 4. Ösophaguskarzinom: Durchschnittliche Überlebensrate nach 122 Operationen und in Abhängigkeit von der R-Klassifikation und den Tumorstadien (Kaplan-Meier-Methode; einschließlich postoperativer Letalität)

	Gesamt [n]	Durchschnittliche Überlebensraten [Monate]
Alle Operationen	122	12,3
R-0-Resektion	75	21,0
Stadium I	6	–
II A	26	16,0
II B	21	14,2
III	31	10,4
IV	11	8,0

jeweils ohne letalen Ausgang. Die erreichten Überlebensraten bei chirurgischer Therapie des Ösophaguskarzinoms zeigen wie beim Magenkarzinom eine deutliche Abhängigkeit von dem Tumorstadium und der Qualität der Resektion (Tabelle 4). Obgleich die Ergebnisse denen anderer Mitteilungen gleichen, muß allerdings ein medianes Überleben von < 2 Jahren nach tumorfreier Resektion förmlich zur Überprüfung bereits anfänglich erwähnter, multimodaler Therapieansätze führen.

Multimodale Therapieergebnisse bei malignen Tumoren des oberen Gastrointestinaltraktes

Die Realisierung eines solchen Therapiekonzeptes ist nur in enger, fächerübergreifender Kommunikation und Kooperation zwischen den verschiedenen Disziplinen möglich; dies vor allem dann, wenn z. B. neue, effektive Polychemotherapiekonzepte zur Verfügung stehen [6, 7, 12, 13, 15]. Dabei wurden die Möglichkeiten einer prä-/perioperativen Chemotherapie sowohl beim Magen- wie Ösophaguskarzinom in Phase II-Studien überprüft.

Beim Magenkarzinom wurden 36 Patienten in fortgeschrittenen Tumorstadien III B und IV nach erfolgter explorativer Laparatomie und Feststellung lokaler Irresektabilität einer Polychemotherapie mit dem EAP-Schema zugeführt. Ziel war es, nach klinischer Remissionsinduktion eine Second-look-Operation mit dem Ziel einer Resektion anzuschließen. Bei 24 Patienten (70 %) konnte eine objektive Remission erzielt werden, 8mal als klinisch komplette Remission. 20 dieser 24 Patienten wurden einer erneuten Operation zugeführt, dabei konnte 6mal auch pathohistologisch eine komplette Remission am Resektat bestätigt werden. Eine kurative Resektion war 10mal möglich, 3mal eine R-1-Resektion mit Tumorinfiltration an der proximalen Resektionsebene. Lediglich in 1 Fall bestand erneut lokale Irresektabilität. Bei einer medianen Beobachtungsdauer von nunmehr 3½ Jahren beträgt die durchschnittliche Überlebensrate 16,5 Monate, bei kurativer Chemotherapie und/oder Chirurgie 24 Monate, mit einem Plateau bei 35 % nach dem 3. postoperativen Jahr. Allerdings sind auch nach dieser Therapiemodalität in etwa 2/3 der Fälle Rezidive aufgetreten, vor allem lokoregionär, so daß diese Befunde zur Überprüfung weiterer additiver lokaler Maßnahmen, wie z. B. den Einsatz der intraoperativen Strahlentherapie, intraperitonealen Chemotherapie o. ä., Anlaß geben werden.
In einer Phase-II-Studie wurde auch beim fortgeschrittenen Ösophaguskarzinom, also nicht bei potentiell resezierbaren Tumoren, eine Polychemotherapieregime mit dem FLEP-Regime eingesetzt. Es konnte eine Remissionsrate von 41,7 % erreicht werden, aber auch nach nur mäßiger Remission fiel in aller Regel eine deutliche Verbesserung der Passagestörung im oberen Verdauungstrakt auf. 26 Patienten wurden einer vorgeschalteten Chemotherapie zugeführt, 13 dieser Patienten wurden erneut operiert und in 10 Fällen war eine kurative En-bloc-Ösophagektomie möglich, 2mal eine R-1- und einmal eine R-2-Resektion. Ein Patient verstarb nach vorgeschalteter Chemotherapie im Multiorganversagen an den Folgen einer nekrotisierenden Pankreatitis. Insgesamt ist allerdings festzuhalten, daß Patienten, wie sich im weiteren Verlauf bei Durchführung dieses Therapiekonzeptes zeigte, nach vorgeschalteter Chemotherapie postoperativ eine deutliche erhöhte Morbidität aufweisen, vor allem mit Auftreten pulmonaler Komplikationen. Bei der kombinierten Chemotherapie und Chirurgie betrug die Letalität insgesamt 13 %, und es bedarf zukünftig sicherlich weiterer exakter Definition und Beschreibung von Ausschlußkriterien sog. Risikopatienten. Die durchschnittliche Überlebenszeit aller behandelten Patienten lag bei 10 Monaten, konnte nach Chemotherapie plus Resektion auf 15 Monate gesteigert werden. Obwohl diese Ergebnisse insgesamt wenig befriedigend erscheinen können, müssen sie im Vergleich zu den Überlebensraten von Patienten ohne Möglichkeiten der Resektion mit 4 Monaten bzw. nach palliativen Resektionen mit 7 Monaten eingestuft werden.

Schlußfolgerungen

Resümiert man den Entwicklungsstand in der Chirurgie maligner Tumoren des oberen Gastrointestinaltraktes, wie er sich auch speziell in der eigenen Klinik darstellt, so bleibt vor allem festzuhalten, daß in den letzten Jahren eine größtmögliche Sicherheit des chirurgischen Eingriffes erreicht werden konnte. Die chirurgischen Standards können dabei als etabliert und bewährt bezeichnet werden, wobei die bisher erreichten Leistungen einen Trend zur stetigen Verbesserung, besonders auch in verschiedenen, individuellen Tumorstadien, aufweisen. Um das Erreichte zu validisieren bzw. Erreichbares mit weiterer Steigerung der Ergebnisse anzustreben, ist auch zukünftig therapeutischer Aktivismus – realistisch vom theoretischen Ansatz her und realisierbar im klinischen Alltag – gefordert. Dies ist auch eine Aufforderung zur engen interdisziplinären Kooperation, denn nur dann ist die Durchführung von klinischen Studien bei möglichst angeglichenem chirurgischem und multimodalem, therapeutischem Vorgehen möglich, jeweils unterstützt und begleitet von relevanter Grundlagenforschung.

Literatur

1. Altorki, NK, Skinner, DB (1990) En bloc esophagectomy: the first 100 patients. Hepatogastroenterology 37: 360
2. Boddie AW, McBride Ch, Balch ChM (1989) Gastric Cancer. Am J Surg 157: 595
3. Craven JL, Cushieri A: Treatment of gastric cancer. Clin Oncol 3: 309
4. Hennessy TPJ (1988) Choice of treatment in carcinoma of the oesophagus. Br J Surg 75: 193
5. Jähne J, Meyer H-J, Maschek H, Geerlings H, Bruns E, Pichlmayr R (1992) Lymphadenektomie in Gastric Carcinoma. Arch Surg 127: 290
6. Meyer H-J, Jähne J, Pichlmayr R, Wilke H, Schmoll HJ, Poliwoda H (1989) Interdisziplinäre Therapiekonzepte bei gastroduodenalen Tumoren: Magen. Gastroenterol Verh 24: 60
7. Meyer H-J, Jähne J, Wilke H, Pichlmayr R (1990) Operative Behandlung des Magenkarzinoms. Langenbecks Arch Chir Suppl II: 117
8. Meyer H-J, Jähne J, Wilke H, Pichlmayr R (1991) Surgical treatment of gastric cancer. Semin Surg Oncol 7: 356
9. Miholic J, Meyer H-J, Kotzerky J et al. (1988) Emptying of the gastric substitute after total gastrectomy. Ann Surg 210: 165
10. Orringer MB (1987) Transthoracic versus transhiatal esophagectomy: What difference does in make? Ann Thorac Surg 44: 116
11. Pichlmayr R, Büttner D, Meyer H-J (1977) Das Magenkarzinom. Dtsch Ärztebl 42: 2505
12. Schlag P (1991) Results of surgery in multimodality therapy of esophageal cancer Onkologie 14: 13
13. Siewert JR (1989) Esophageal cancer from the german point of view. Jpn J Surg 19: 11
14. Siewert JR (1991) Lymphadenektomie beim Magenkarzinom. Chirurg 12: 881
15. Wilke H, Preusser P, Fink U et al. (1989) Preoperative chemotherapy in locally advanced and unresectable gastric cancer: A phase-I-study with etoposide, doxorubicin, and cisplatin. J Clin Oncol 7: 1318

Wandel der Ulkuschirurgie zur Notfallchirurgie

K. Reichel und A. Kuthe

Seit der ersten Ulkusoperation, einer Antrum-Pylorus-Resektion, durch Rydygier 1881, sind über 100 Jahre vergangen. In dieser Zeit wurden die Operationsverfahren standardisiert und verfeinert und dadurch den pathogenetischen Mechanismen der Ulkusentstehung Rechnung getragen (Tabelle 1). Damit standen ausgefeilte Operationsverfahren mit geringer Letalität und Morbidität bei guter Wirksamkeit zur Verfügung, und so wurde in den 60er und 70er Jahren die operative Therapie auch und gerade beim unkomplizierten, chronischen und rezidivierenden Ulkus häufig angewandt, zumal es in vielen Fällen kein ausreichendes konservatives therapeutisches Verfahren gab, das alternativ zur Verfügung stand [3, 9].
Dies sollte sich Ende der 70er Jahre grundlegend ändern, und die weitere Entwicklung in der Ulkuschirurgie soll beispielhaft an den Daten der über 1000 operierten Ulkuspatienten der Chirurgischen Klinik des Krankenhauses Siloah Hannover aus den Jahren 1976–1991 dargestellt werden.
Im Jahre 1977 wurde mit Cimetidin der erste Histamin-H_2-Rezeptorenantagonist offiziell in die Ulkustherapie eingeführt, und in der Folge kam es zu einem deutlichen Rückgang der Operationszahlen [5] (Abb. 1). Nachdem zunächst der Eindruck entstand, daß sich die Operationszahlen Mitte der 80er Jahre auf niedrigerem Niveau stabilisieren würden, zeigt der weitere Verlauf bis heute doch einen anhaltenden Rückgang auf nunmehr 30 Eingriffe pro Jahr, also auf 1/3 des Ausgangswertes.

Tabelle 1. Geschichte der Ulkuschirurgie [1]

1881	Rydygier	Antrum-Pylorus-Resektion
1885	Wölfer	Gastroenterostomie
1887	Heinecke-Miculicz	Pyloroplastik
1902	Finney	Pyloroplastik
1911	Exner	Vagotomie
1915	v. Haberer	B-I-Resektion
1920	Finsterer	B-II-Resektion
1920	Latarjet	Vagotomie und Drainageoperation
1943	Dragstedt	Trunkuläre Vagotomie
1954	Weinberg	Trunkuläre Vagotomie und Pyloroplastik
1964	Holle	Proximale selektive Vagotomie und Pyloroplastik

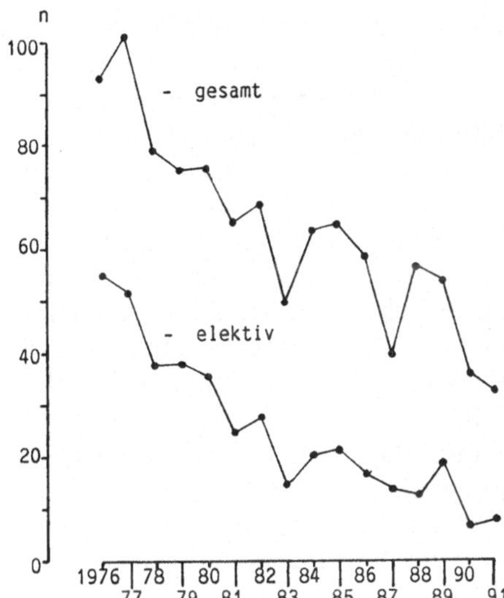

Abb. 1. Entwicklung der jährlichen Operationszahlen in der Ulkuschirurgie; parallele Abnahme der Gesamtzahlen und der Elektiveingriffe (KH Siloah Hannover)

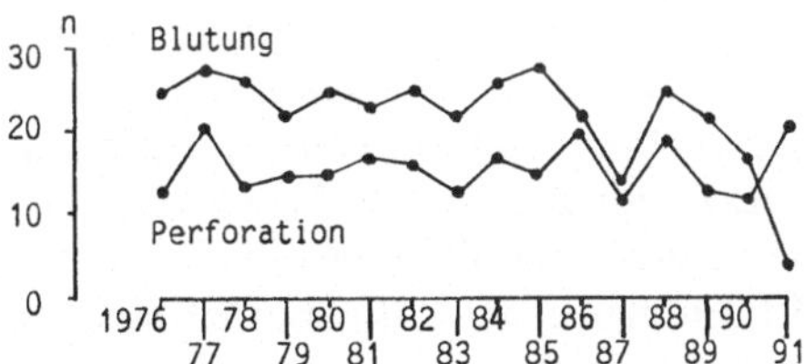

Abb. 2. Entwicklung der jährlichen Operationszahlen bei Ulkusblutung und -perforation; zunächst parallel, in den letzten Jahren deutlicher Rückgang der Operationen bei Blutungen (KH Siloah Hannover)

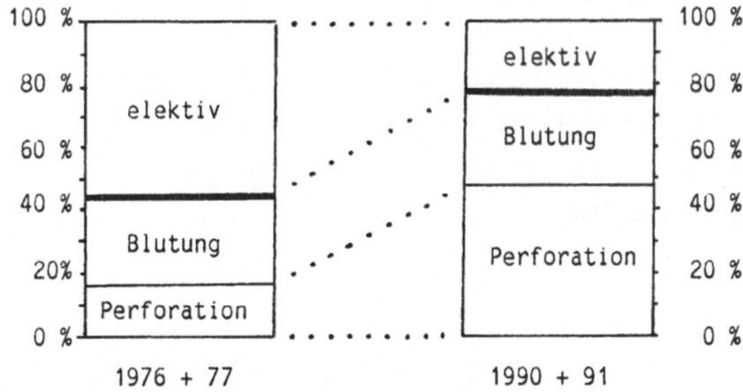

Abb. 3. Wandel der Indikationen bei Ulkusoperationen; prozentuale Zusammensetzung (KH Siloah Hannover)

Parallel zu dieser Abnahme beobachteten wir einen Rückgang der Elektiveingriffe (Abb. 1), d.h. Eingriffe bei rezidivierendem, therapieresistentem oder penetrierendem Ulkus und bei Magenausgangsstenose. Im Gegensatz dazu ist die Operationsfrequenz bei den schweren akuten Ulkuskomplikationen Blutung und Perforation annähernd konstant geblieben (Abb. 2). Die modernen Ulkustherapeutika können also ein Ulkus heilen, nicht aber das Auftreten von Blutung und Perforation verhindern.

Hieraus ergibt sich, daß (Abb. 3) die Elektiveingriffe, die anfänglich über 50 % der Ulkusoperationen ausmachten, nunmehr nur noch gut 20 % einnehmen. Hingegen gab es einen Anstieg des Anteils der Eingriffe bei Ulkusblutung und -perforation auf knapp 80 %. Die Ulkuschirurgie hat sich also zu einer Notfallchirurgie entwickelt.

Aber auch die Zusammensetzung der Elektiveingriffe hat sich stark verändert (Tabelle 2). Die Abnahme von 107 auf 15 Eingriffe im Zweijahreszeitraum ist fast ausschließlich bedingt durch den Rückgang der Eingriffe bei chronischem und rezidivierendem Ulkus. Hierdurch rücken die Operationen bei Magenausgangsstenose und Penetration mehr und mehr in den Vordergrund. Also auch hier zeigt sich eine Entwicklung hin zum komplizierten Ulkus.

Unter diesen Umständen wird es immer schwieriger, ja fast unmöglich, junge Chirurgen während ihrer Facharztausbildung in ausreichendem Maße in der Ulkuschirurgie zu trainieren. Dieses gilt im besonderen Maße für das diffizile Verfahren der proximal-selektiven Vagotomie. Auch scheint die Anwendung der minimal invasiven Chirurgie bei der Vagotomie in Anbetracht der geringen Fallzahlen noch nicht sinnvoll, zumal bei den heute noch zur Operation kommenden chronisch-rezidivierten Ulzera mit immer vorhandenen narbigen Veränderungen eine Vagotomie ohne Pyloroplastik uns nicht ausreichend erscheint.

Betrachtet man die Entwicklung der Eingriffe bei Ulkusblutung und -perforation genauer (Abb. 2), so zeigt sich, daß sie vor allem in den letzten Jahren unterschiedlich verlief. So sind im Vergleich der Jahre 1976/77 und 1990/91 Eingriffe bei Ulkusperforationen gleich häufig geblieben, während Eingriffe bei Blutung deutlich seltener wurden (Abb. 4), so daß eine Perforation nun in fast 50 % unserer Ulkusoperationen die Indikation für den Eingriff darstellt (Abb. 3), während Eingriffe bei Ulkusblutung unverändert nur 30 % einnehmen.

Die Ursache hierfür ist weniger das seltenere Auftreten von Ulkusblutungen, sondern ist eher in der Verbesserung der endoskopischen Verfahren zur Blutstillung zu suchen, so daß Operationen bei der Ulkusblutung immer seltener erforderlich werden.

Tabelle 2. Veränderung der Elektiveingriffe in der Ulkuschirurgie (KH Siloah Hannover)

	1976 / 1977			1990 / 1991	
	n	%		n	%
Chronisches und rezidivierendes Ulkus	90	84		6	40
Magenausgangsstenose	14	13		6	40
Penetration	3	3		3	20
Gesamt	107	100	Gesamt	15	100

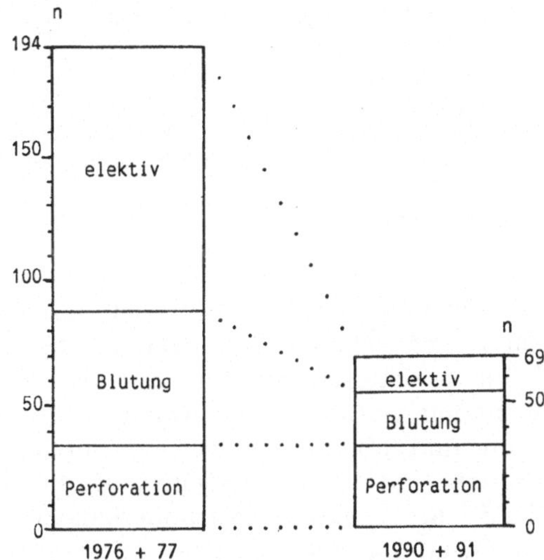

Abb. 4. Wandel der Indikationen für Ulkusoperationen in absoluten Zahlen (KH Siloah Hannover)

Erfreulich ist, daß die Abnahme der Operationsfrequenz bei Ulkusblutungen von einem Rückgang der Operationsletalität von anfänglich 28 % auf 9,5 % in den letzten 2 Jahren begleitet war, und dies, obwohl fast nur noch schwere Fälle zur Operation gelangen. Bedingt ist dies zum einen durch verbesserte begleitende intensivmedizinische Maßnahmen, zum anderen durch Einführen eines Therapieschemas bei Ulkusblutung (Tabelle 3). Da nahezu alle Blutungen bei Klinikaufnahme zunächst stehen, sind Risikogruppen zu definieren, die zu einer Rezidivblutung neigen und durch eine solche besonders gefährdet sind [8] (Tabelle 4). So läßt sich durch besonderes Monitoring und gezielte frühelektive Eingriffe bei stehender Blutung das Risiko für den Patienten erheblich vermindern. Hierfür ist eine enge Zusammenarbeit mit einer guten Endoskopieabteilung Voraussetzung, da häufige endoskopische Kontrollen mit ggf. mehrfachen Unterspritzungen des Ulkus mit adrenalinhaltigen Lösungen oder Fibrinkleber erforderlich sind sowie eine genaue Inspektion des Ulkus im Hinblick auf Gefäßstümpfe, die ein hohes Rezidivblutungsrisiko bedingen.

Tabelle 3. Therapieschema für das Vorgehen bei Ulkusblutung (KH Siloah Hannover)

Blutungsstadium nach Forrest [2]	Vorgehen
1a	Sofortige Operation, ggf. endoskopische Blutstillung
1b	Endoskopische Blutstillung, ggf. frühelektive Operation
2a	Frühelektive Operation
2b	Endoskopische Kontrollen
2c	Endoskopische Kontrollen
3	Konservativ

Tabelle 4. Risikogruppen für Rezidivblutungen nach sistierter Ulkusblutung

Patienten > 65 Jahre	
Starke initiale Blutung	
Ulkuslokalisation	a) Kleinkurvaturseitig oberhalb Angulus
	b) Prä-/intra-/postpylorisch Hinterwand
Gefäßstump im Ulcusgrund	

Die Operationstechnik sollte sich unseres Erachtens bei der Ulkusblutung neben der sicheren Beherrschung der Komplikationen an der Lage des Ulkus orientieren [4]: d.h., es sollten auch bei blutendem Ulcus duodeni Vagotomieverfahren angewandt werden, unterstützt durch Ulkusumstechung und -übernähung und ggf. durch extraluminäre Gefäßligatur [6]. Bei Blutung eines Ulcus ventriculi sollte eine B-I-Resektion angestrebt werden.
Die Perforation eines gastroduodenalen Ulkus tritt wie gezeigt unverändert häufig auf und stellt weiterhin eine zwingende Operationsindikation dar. Da sich die Letalität parallel verhält zur Dauer zwischen Perforation und Operation, stellen weiterhin alte Patienten und solche mit schweren Begleiterkrankungen ein großes Problem dar. Bei diesen ist die Symptomatik häufig verschleiert, so daß zum Operationszeitpunkt bereits eine bakterielle Peritonitis vorliegt.
Auch bei der Ulkusperforation konnten wir eine deutliche Letalitätssenkung erreichen von anfänglich 23 auf 12% in den letzten 2 Jahren. Auch hier ist die verbesserte intensivmedizinische Betreuung als Ursache zu nennen, daneben aber auch ein Rückgang der veralteten Perforationen.
Als Operationstechnik ist unseres Erachtens die einfache Übernähung der Perforation oder Ulkusexzision und -übernähung sowie eine Lavage ausreichend. Da bekanntermaßen weniger als 1/3 der so therapierten Patienten später einer weiteren Operation zugeführt werden muß [7], sind Resektionen oder Vagotomieverfahren bei der Perforation unseres Erachtens nicht angezeigt.
Die einfache Übernähung und Lavage läßt sich auch mit der minimal-invasiven Operationstechnik in geeigneten Fällen ausführen.
So haben wir im letzten Jahr 2 Patienten laparoskopisch übernäht:
Patient 1 kam im Leberversagen bei Leberzirrhose ad exitum, die Sektion zeigte suffiziente Verhältnisse an der Übernähung;
Patient 2 hatte einen komplikationsfreien Verlauf und wurde am 5. postoperativen Tag entlassen.
Geeignet für die laparoskopische Technik sind z. Z. Patienten mit frischer Perforation bei kleinem Durchmesser bis ca. 3 mm. Nach diesen Kriterien wären im Jahre 1991 von 21 Patienten mit Ulkusperforation 10 für die minimal-invasive Technik geeignet gewesen.

Literatur

1. Bünte H (1982) Pathophysiologie und Therapie des Geschwürleidens seit Billroth. In: Bünte H, Langhaus P (Hrsg) 100 Jahre Ulkuschirurgie. Urban & Schwarzenberg, München Wien Baltimore, S 3–5
2. Forrest JAH, Finlayson NDC, Shearmen DJC (1974) Endoscopy in gastrointestinal bleeding. Lancet II: 394–397
3. Holle F, Bauer H (1974) SPV and pyloroplasty in ulcer disease. In: Holle F, Andersson S (Hrsg) Vagotomie. Springer, Berlin Heidelberg New York, S 198–205
4. Kuthe A, Reichel K (1988) Aktueller Stand der chirurgischen Behandlung der Ulcusblutung. Acta Chir Austr 20: 231
5. Kuthe A (1989) Aktueller Stand der Ulcus-Chirurgie des Magens. In: Auf dem Weg zum Krankenhaus 2000. 15. Deutscher Krankenhaustag und Interhospital 89. Kohlhammer, Köln, S 595–605
6. Reichel K, Pichlmayr R, Gisbertz A (1975) Die Rolle der Vagotomie beim blutenden Ulcus duodeni. In: Navratil J, Helmer F (Hrsg) Kongreßbericht der Österreichischen Gesellschaft für Chirurgie. 16. Tagung 1975. S 64–67
7. Schumpelick U, Massarwa U, Schreiber HW (1982) Prognostische Kriterien der Ulcusübernähung. Langenbecks Arch Chir 357: 93–103
8. Siewert JR, Bunn R, Hölscher HJ, Dittler HJ (1989) Obere gastrointestinale Ulcusblutung – Letalitätssenkung durch frühelektive chirurgische Therapie von Risikopatienten. Dtsch Med Wochenschr 114: 447–452
9. Zenker R, Reichel K, Rueff F (1968) Indikation zur klassischen Resektion und Vagotomie beim peptischen Ulcus. Langenbecks Arch Chir 320: 223–224

Entwicklungen in der Ösophagus- und Magenchirurgie: Refluxerkrankungen

L. Lehr

Primärer Reflux

Die *Pathogenese* besteht in einer Inkompetenz des unteren Ösophagussphinkters (UÖS). Verstärkend wirkt dabei eine axiale Hiatushernie, die andererseits alleine, aber bei vielen Patienten symptomlos vorliegt und so keinen Krankheitswert besitzt.

Von *Refluxkrankheit* wird gesprochen, wenn klinische Beschwerden und/oder morphologische Schädigungen (Refluxösophagitis, peptische Stenose) auftreten.

Die *Diagnostik* sollte morphologische und funktionelle Kriterien erfassen, wozu heute die Endoskopie, die 24-h-pH-Metrie und die Manometrie gehören. Die *Endoskopie* dient der makroskopischen Feststellung inklusive Klassifizierung der Refluxösophagitis (Stadium 0–IV), nicht zuletzt aber auch dem Ausschluß eines Malignoms (Adenokarzinom im Endobrachyösophagus!). Sie ist immer noch die richtungweisende Untersuchungsmethode.

Die ambulant durchgeführte *24-h-pH-Metrie* erlaubt mit den heute verfügbaren tragbaren Datenspeichern hoher Kapazität eine Analyse der Refluxepisoden nach Häufigkeit und Zeitdauer in der häuslichen Umgebung des Patienten unter verschiedenen Bedingungen (nüchtern-postprandialnachts). Insbesondere die Refluxphasen postprandial und während der Nacht (Schlaf) sind von Interesse. Die entscheidende pathogenetische Bedeutung bei der Entstehung der Refluxösophagitis kommt dem nächtlichen gastroösophagealen Reflux zu. Postprandialer Reflux tagsüber ist dagegen physiologisch. Patienten mit Refluxbeschwerden ohne bestehende Ösophagitis zeigen i. allg. einen verstärkten postprandialen, aber keinen nächtlichen Reflux. In etwa 10 % der Patienten mit Refluxbeschwerden läßt sich allerdings pH-metrisch kein eindeutig pathologischer Reflux nachweisen. Ist trotzdem aber eine Ex-juvantibus-Therapie mit Omeprazol erfolgreich, kommen methodische Meßprobleme in Frage. In den seltenen Fällen, wo Omeprazol erfolglos ist, wäre ein biliärer Reflux zu diskutieren.

Die Bedeutung der *Manometrie* des UÖS als Hilfsmittel zur Stellung der Operationsindikation ist noch umstritten. Wichtig ist dagegen die Feststellung einer normalen Speiseröhrenperistaltik, denn ist diese gestört, so ist eine Fundoplikatio kontraindiziert. Technisch realisiert ist heute bereits die *kombinierte ambulante 24-h-pH-Metrie und -Manometrie,* wovon man sich eine bessere Differenzierungsmöglichkeit zwischen primären und sekundären (reflux-/ösophagitisbedingten) Motilitätsstörungen und der Clearancefunktion des tubulären Ösophagus verspricht. Ein weiterer Ansatz besteht darin, ein 3dimensionales Druckprofil des UÖS zu erheben, womit eine Untergruppe von Patienten ohne Ösophagitis identifizierbar sein soll, bei denen die konservative Behandlung versagt und nur die Antirefluxoperation Beschwerdefreiheit bringt.

Solange diese Befunde aber nicht eine breitere Bestätigung erfahren, gilt für die *Therapie* von Beschwerden ohne Ösophagitis, daß diese *konservativ-medikamentös* beginnt. Ist ein Therapieversuch mit Antazida (und Cisaprid) erfolglos, wird auf H_2-Rezeptorenblocker bzw. ggf. danach auf Omeprazol übergegangen. Dabei sollte die Einnahme gezielt vor den zu erwartenden Beschwerden erfolgen, d.h. abends bei nächtlicher Symptomatik, morgens wenn die Refluxbeschwerden tagsüber dominieren und nicht im Sinne einer rein schematischen Dauertherapie.

Auch bei der Refluxkrankheit mit unkomplizierter Ösophagitis (Stadien I–III der Klassifikation nach Savary und Miller modifizierte noch Siewert) ist zunächst eine mindestens 6monatige konservative Therapiephase indiziert. Das Pharmakon der Wahl ist heute das Omeprazol. Zur lokalen Erfolgsbeurteilung der Ausheilung der Ösophagitis ist eine endoskopische Kontrolle erstmals 4–8 Wochen nach Therapiebeginn nötig.

Den Entschluß zur Operation bestimmt heute viel seltener ein Versagen dieser Therapie als die fehlende Compliance des Patienten zu – oder auch die erheblichen Kosten – einer lebenslangen Tabletteneinnahme.

Von den 3 verschiedenen *operativen Prinzipien* (anatomische Rekonstruktion des gastroösophagealen Übergangs – Säurereduktion – Konstruktion eines Ventilmechanismus) hat sich allgemein das letztere durchgesetzt. Die dazu entwickelten *Operationsverfahren* sind die Fundoplikation nach Nissen, die Operation nach Belsey, die Fundoplastik nach Hill sowie die Implantation einer Antirefluxprothese nach Angelchick. Die physiologische Basis für die Verwendung der Funduswand des Magens zur Manschettenbildung beruht darauf, daß diese auf nervale und humorale Reize ähnlich wie die terminale Ösophaguswand reagiert. Entsprechend basiert der Erfolg dieser Verfahren auf der Existenz der Fundusmanschette, ein Wiedererstarken der UÖS-Funktion tritt dagegen nicht ein.

Die Fundoplikation nach Nissen modifiziert nach Rossetti beseitigt den pathologischen Reflux mit hoher Verläßlichkeit, liefert bei kritischer Indikationsstellung befriedigende Ergebnisse (anhaltende klinische Beschwerdefreiheit und Abheilung der Ösophagitis über 5–10 Jahre in 75–85 %) und ist bei guter Technik sowohl hinsichtlich der Mortalität von 0,5–1 % als auch der Komplikationsrate (Wundinfektion, Pneumonie, Milzverletzung von 5–10 % und Morbidität (Refluxrezidiv, Gas-bloat, Dysphagie, Magenulkus, Dumping) von 10–15 % ein akzeptables Verfahren. Sie findet deshalb in den letzten Jahren auch im angloamerikanischen Raum Verbreitung und verdrängt zunehmend die dort vor allem von Thoraxchirurgen lange bevorzugte Operation nach Belsey.

An technischen Details sind zu beachten: Die Manschette darf nur locker um den Ösophagus gelegt werden, der vordere Vagusstamm soll innerhalb, der hintere außerhalb von ihr zu liegen kommen, die Manschettenbildung soll möglichst kranial, jedenfalls aber oberhalb der Rr. hepatici zu liegen kommen und diese unversehrt bleiben. Wir legen in der Regel 4–5 Einzelnähte aus nicht-resorbierbarem Nahtmaterial, ohne die Ösophaguswand zu fassen (Läsionsgefahr!), fixieren aber deren querverlaufende Unterrandfalte mit 2 Einzelknopfnähten auf der Magenvorderwand, um eine Auskrempelung der Manschette durch Zug des Ösophagus zu vermeiden. Besonders groß ist die Gefahr dieses sog. „Teleskopphänomens" nach gleichzeitiger proximal-gastrischer Vagotomie. Für eine erfolgreiche Refluxverhütung ist es bedeutungslos, ob die Fundusmanschette oder Teile von ihr im Sinne einer Hernie epiphrenisch liegen. Bezüglich der Inkarzerationsgefahr mit Stauungsgastritis in der Manschette oder der Entwicklung von Druckulzera durch die Zwerchfellschenkel („Riding-ulcer") ist dieser Befund jedoch wie eine paraösophageale Hiatushernie zu bewerten und sollte deshalb durch Hiatuseinengung bei der Erstoperation vermieden werden. Bei Patienten mit gestörter Ösophagusperistaltik wie etwa bei Sklerodermie kann die Modifikation der Fundoplikation nach Rossetti zu Schluckstörungen führen. Günstiger ist hier eine nichtzirkuläre Fundoplikation („Original-Nissen") in Kombination mit einer Vagotomie.

Eigene Erfahrungen beweisen, daß eine typische Fundoplikation auch relativ leicht und technisch tadellos *laparoskopisch* angelegt werden kann. Eine minimal invasive und damit auch für den Patienten besonders attraktive operative Alternative zur medikamentösen Langzeittherapie erscheint damit in Bälde verfügbar.

Die Angelchick-Prothese ist ein mit Silikon gefüllter hufeisenförmiger Schlauch, der sich nach nur sparsam notwendiger Präparation technisch einfach um den terminalen Ösophagus legen läßt. Zumindest bei Patienten mit leichter Refluxkrankheit werden damit ähnlich gute Resultate wie mit der Fundoplikation erreicht. Gravierende Nachteile ergeben sich vor allem aus der Tatsache, daß es sich um einen Fremdkörper handelt. So sind die typischen Komplikationen die Dislokation mit Kinking und Passagebehinderung bis zur Perforation in den Gastrointestinaltrakt. Nach einem Boom in den 80er Jahren mit geschätzt rund 25 000 Implantationen stehen die Experten dieser Methode aber wegen ihrer doch gravierenden Morbidität zunehmend kritisch gegenüber.

Da das Prinzip aber offenbar wirksam ist, wurde von uns tierexperimentell die Ummantelung des terminalen Ösophagus mit einer Manschette aus Vicrylnetz (Vicryl-„Schal") untersucht. Die antirefluxive Wirkung geht jedoch noch mit der Resorption des Fremdkörpers bzw. der von ihm induzierten Narbe verloren. Besonders attraktiv macht diesen Ansatz jedoch wieder, daß ein z.B. mit Metallfäden oder inerten Kunststoffasern durchwirktes und deshalb nur partiell resorbierbares Netz sich besonders einfach *laparoskopisch* um den terminalen Ösophagus plazieren ließe.

Endobrachyösophagus

Hier handelt es sich in aller Regel um eine erworbene Veränderung, wobei ein chronischer gastroösophagealer Reflux das Plattenepithel zerstört hat und dieses durch mehr säureresistentes, aus submukösen Speiseröhren- oder Kardiadrüsen proliferiertes Zylinderepithel ersetzt wird. Die muskulären Wandanteile zeigen morphologisch und funktionell die Charakteristika des Ösophagus. Voraussetzung für die Diagnose ist, daß die distale Speiseröhre proximal des UÖS (Lokalisationsdiagnose mittels Manometrie) zirkulär über wenigstens 3 cm mit Zylinderepithel ausgekleidet ist. Von einem sog. Barrett-Syndrom sollte nur gesprochen werden, wenn die distale Speiseröhre mit echter säuresezernierender Magenschleimhaut ausgekleidet ist.

Die Prävalenz beträgt in endoskopischen Untersuchungsserien 1–4 %. Die Sensitivität der endoskopischen Erkennung des Endobrachyösophagus kann durch Anfärbung mit Lugol-Lösung oder Toluidinblau gesteigert werden. Eine Schleimhautbiopsie ist zur Sicherung der Diagnose obligatorisch.

Da der Endobrachyösophagus einen narbigen Ausheilungszustand von Refluxläsionen darstellt, sollte er eine getrennte Bewertung unabhängig von der Klassifikation der Refluxösophagitis erfahren; es ergeben sich auch therapeutisch andere Konsequenzen als bei einer Refluxösophagitis im Stadium IV (komplizierte Refluxösophagitis).

Der Endobrachyösophagus selbst ist symptomlos. Begleitende Symptome sind entweder auf einen gastroösophagealen Reflux oder seine Komplikationen wie Ulzera, peptische Stenose oder Karzinomentwicklung zurückzuführen. Die Behandlung ist deshalb die der Refluxkrankheit und damit in der Regel ein medikamentöser Therapiebeginn mit Omeprazol, gefolgt von einer Fundoplikation, z. B. bei Non-Compliance zur Tabletteneinnahme. Wenn auch bisher nicht durch eine prospektive Studie verifiziert, darf doch der Zusammenhang zwischen Endobrachyösophagus und Adenokarzinom der Speiseröhre als gesichert gelten. Stellt deshalb der symtomlose Endobrachyösophagus allein ebenfalls eine Indikation zur Therapie dar? Eine Rückbildung tritt offenbar weder unter medikamentöser Behandlung noch nach antirefluxiver Chirurgie ein. Wie sich das Entartungsrisiko mit und ohne Therapie verhält, ist ungeklärt. Unsere Empfehlung lautet z. Z., daß asymptomatische Patienten ebenso wie solche nach erfolgreicher Antirefluxoperation in einjährigen Abständen endoskopisch kontrolliert werden sollten. Finden sich schwere Dysplasien, müssen nach 4 Wochen erneut Biopsien durchgeführt werden. Bestätigen sich die schweren Dysplasien, so ist nach Rücksprache mit dem Pathologen eine Ösophagusresektion zu erwägen. Als ideales Verfahren dafür, ebenso wie für das manifeste Adenokarzinom im Endobrachyösophagus, betrachten wir die transmediastinale Dissektion, bevorzugt in der an der eigenen Klinik weiterentwickelten Form, wobei der transhiatalen Präparation des Chirurgen vom Bauch ein 2. Operateur synchron vom Hals her mit einem Spezialinstrument endoskopisch entgegenarbeitet (sog. *Endodissektion)*.

Sekundärer Reflux

Er ist definiert als Reflux, der im Gefolge einer organischen Erkrankung von Kardia oder Speiseröhre mit Zerstörung des UÖS (z. B. Sklerodermie, Eingriffe wie Myotomie) oder bei massiver und lang anhaltender gastraler Stase wegen einer Magenausgangstenose entsteht.
Im Gegensatz zur primären Refluxkrankheit ist hier eine radiologische Darstellung der Kontrastmittelpassage (Nachweis oder Ausschluß einer Magenausgangsstenose) diagnostisch entscheidend. Bei Verdacht auf gestörte ösophageale Motilität (Sklerodermie) ist eine Radiokinematographie sinnvoll. Weist die Konstellation einer schweren Refluxösophagitis bei aber manometrisch nur leichter Sphinkterstörung auf eine Magenentleerungsstörung hin, hilft ein szintigraphischer Magenentleerungstest zur Objektivierung.
Die Behandlung besteht in der operativen Beseitigung der Passagebehinderung, in der Regel durch B-II-Magenresektion mit Roux-Y-Gastrojejunostomie.

Reflux nach Magenresektion oder totaler Gastrektomie

Als ursächliche Noxe gelten heute die lipophilen Gallensäuren, so daß man nicht mehr von einer alkalisch, sondern biliär bedingten Refluxkrankheit sprechen sollte. Zur Diagnostik verwenden wir eine am Körper tragbare Vakuumpumpe, die ambulant als 24-h-Refluxaspiration das Sammeln von Refluatproben ermöglicht, die dann per HPLC auf Gallensäuren und Lysolezithin analysiert werden. Szintigraphische Refluxstudien haben häufig das Problem einer unzureichenden topographisch-anatomischen Zuordnungsfähigkeit.
Die typische Umwandlung nach vorausgegangener Magenresektion besteht in der Erhaltung oder Konstruktion eines B-II-Situs mit End-zu-Seit-Einpflanzung der zuführenden Schlinge nach Roux-Y in die abführende, mindestens 40 cm aboral von der Gastrojejunostomie.
Analog ist die beste vorbeugende Maßnahme im Rahmen der totalen Gastrektomie die Ausschaltung des Ersatzmagens ebenfalls nach Roux-Y. Ansonsten besteht ein protektiver Effekt darin, die Resektionslinie am Ösophagus möglichst distal zu wählen und so den UÖS zu erhalten; natürlich dürfen dabei keine Kompromisse in der Radikalität gemacht werden.
Colestyramin zur Behandlung einer manifesten biliären Refluxkrankheit ist meist ineffektiv. Ein interessantes pharmakologisches Konzept ist die Erhöhung des Anteils an hydrophilen Gallensäuren im Gallerefluat durch Verabreichung von Ursodesoxicholsäure, doch steht sein klinischer Effektivitätsbeweis noch aus.
Ein operationstechnisch-anatomisch induzierter Reflux macht meist rasch nach der Operation starke Beschwerden. Besteht ein Intervall von Monaten oder Jahren, so ist dies sehr verdächtig auf die langsame Entwicklung einer zunehmenden Passagestörung des Dünndarms im Oberbauch, deren Ursache am häufigsten das Karzinomrezidiv ist.

Reflux nach Ösophagusresektion

Dieser ist, wie bekannt, von erheblichem Krankheitswert bei intrathorakal gelegener Ösophagogastrostomie, weshalb wir grundsätzlich bei allen Mageninterpositionen die Anastomosierung am Hals vornehmen. Für die zervikale Anastomose spricht dazu das wesentlich niedrigere Komplikations- und damit Letalitätsrisiko bei einer allfälligen Anastomoseninsuffizienz, weshalb wir auch und gerade bei der Koloninterposition nicht davon abweichen.

Literatur

1. Aelvoet C, Christiaens MR, Csendes A et al. (1989) Eingriffe bei Refluxkrankheit. In: Siewert JR (Hrsg) Breitner Chirurgische Operationslehre, 2. Aufl, Bd IV: Chirurgie des Abdomens 2. Urban & Schwarzenberg, München, S 77–105
2. Feussner H, Weiser HF, Liebermann-Meffert D, Siewert JR (1988) Intestino-ösophagealer Reflux nach Gastrektomie. Chirurg 59: 665–669
3. Hölscher AH (1988) Präkanzerosen des gastroösophagealen Überganges. In: Langhans P, Schreiber HW, Häring R, Reding R, Siewert JR, Bünte H (Hrsg) Aktuelle Therapie des Kardiakarzinoms. Springer, Berlin Heidelberg New York Tokyo, S 34–42
4. Hölscher AH, Bollschweiler E, Bumm R (im Druck) pH-Metrie von Ösophagus und Magen. In: Classen M, Siewert JR, Blum AL (Hrsg) Aktuelle gastroenterologische Diagnostik, 2. Aufl. Springer, Berlin Heidelberg New York Tokyo
5. Siewert JR, Isolauri J, Feussner H (1989) Reoperation following failed fundoplication. World J Surg 13: 791–797
6. Stein HJ, Demeester TR, Naspetti R, Jamieson J, Perry RE (1991) Three-dimensional imaging of the lower esophageal sphincter in gastroesophageal reflux disease. Ann Surg 214: 374–384

Bedeutung gastrointestinaler Antigene und Onkogene für die Zelldifferenzierung und Tumorgenese des Magenkarzinoms*

J. Jähne

Neben der fortgesetzten Diskussion über das Ausmaß der chirurgischen Therapie beim Magenkarzinom sind in den letzten Jahren zunehmend tumorbiologische Fragestellungen in den Blickpunkt des Interesses gerückt. Wesentlichen Anteil an dieser Entwicklung hatten die Einführung monoklonaler Antikörper, die die Untersuchung von tumorassoziierten Antigenen ermöglichten, sowie die Entdeckung der Onkogene und die verbesserten molekularbiologischen Untersuchungsmethoden. Ziel unserer experimentellen Untersuchungen war es deshalb, die zellulären und genetischen Veränderungen beim Magenkarzinom hinsichtlich der Expression verschiedener Tumormarker, des DNA-Gehaltes sowie des Onkogens Her2/neu zu analysieren.

Bei 18 Magenkarzinomen untersuchten wir mit Hilfe der Immunfluoreszenztechnik die Expression der Zytokeratine, die als epitheliale Marker des Zytoskelettes zur Gruppe der Intermediärfilamente gehören. Unabhängig vom histologischen Typ der Karzinome zeigten alle untersuchten Tumoren die regelmäßige Expression der Keratine 8, 18 und 19, während das Keratin 7 nur bei 3 Karzinomen nachweisbar war; somit scheint dieses Keratin nur in Ausnahmefällen beim Magenkarzinom aufzutreten. Die von uns untersuchten Keratine erlaubten jedoch keine weitergehende Differenzierung der verschiedenen nach Laurén klassifizierten Tumoren. Aus diesem Grund führten wir nachfolgend weitere immunhistochemische Studien bei 48 Karzinomen durch, um die Expression der Tumormarker CEA, Ca 19–9, α_1-Antitrypsin (AAT), α_1-Antichymotrypsin (ACHT) und von BW494, einem spezifischen Marker für duktale Pankreaskarzinome, zu untersuchen. Unter den epithelialen Markern war das CEA bei 81,3 % der Tumoren immunhistochemisch positiv, während Ca 19–9 und BW494 in 56,3 % bzw. 47,9 % der Fälle eine positive Immunreaktion zeigten. Unter den mesenchymalen Markern, die auf Grund ihrer Eigenschaften als Proteaseninhibitoren möglicherweise einen protektiven Effekt gegenüber dem invasiven Wachstum von Malignomen haben, waren AAT und ACHT in 60,4 % und 81,3 % der Tumoren nachweisbar. Im Hinblick auf den histologischen Typ zeigten diffuse Karzinome eine statistisch nicht signifikant vermehrte Expression von CEA, Ca 19–9 und BW494, während AAT und ACHT vorwiegend bei intestinalen Tumoren nachweisbar waren. Die untersuchten

*Unterstützt durch die Deutsche Forschungsgemeinschaft (Ja 509/2–1).

Lymphknotenmetastasen zeigten in aller Regel ein ähnliches färberisches Verhalten wie der Primärtumor, so daß Magenkarzinome ihre biologischen Eigenschaften hinsichtlich der Markersynthese während der lymphogenen Metastasierung offensichtlich nicht ändern. Trotz des hohen immunhistochemischen Nachweises besonders für das CEA waren nur bei 10 bzw. 18 Patienten pathologische Serumwerte für CEA und Ca 19–9 vorhanden. Die deutlichen Unterschiede zwischen der Produktion des Markers auf der einen und den niedrigen Serumspiegeln auf der anderen Seite sind wahrscheinlich in einer durch die Basalmembran der Tumorzellen sowie die peritoneale Barriere eingeschränkten Sezernierung begründet.

Die hier untersuchten Tumormarker verdeutlichen das hohe Maß der Zelldifferenzierung beim Magenkarzinom, ohne daß allerdings wesentliche Unterschiede zwischen den verschiedenen histologischen Typen bestehen. Kein Marker ist als „ideal" anzusehen, so daß die klinische Bedeutung der präoperativen Tumormarkeruntersuchung und besonders die routinemäßige Markerbestimmung im Rahmen der Nachsorge in Frage gestellt werden müssen, zumal sich aus erhöhten Serumwerten bei Vorliegen eines Rezidives nur selten Indikationen zu einer chirurgischen Intervention ergeben.

Den Änderungen des zellulären Phänotyps liegen nun aller Voraussicht nach genetische Defekte zugrunde. Aus flowzytometrischen Untersuchungen ist bekannt, daß ca. 50 %–75 % aller Magenkarzinome einen aneuploiden Chromosomensatz aufweisen. In einer eigenen computerunterstützten Bildanalyse zur Bestimmung des DNA-Gehaltes bzw. der Proliferationsrate fanden wir bei 37 untersuchten Magenkarzinomen in 51,4 % der Tumoren ein aneuploides DNA-Muster (Abb. 1), wobei Karzinome des gastroösophagealen Übergangs statistisch signifikant häufiger aneuploid waren als die Tumoren anderer Magenabschnitte ($p < 0{,}05$). Der Nachweis von Aneuploidie korrelierte jedoch nicht mit dem histologischen Typ und dem Tumorstadium. Die Proliferationsrate der aneuploiden Tumoren war deutlich höher als die der diploiden Karzinome (Tabelle 1).

Tabelle 1. Vergleich von G0/G1-Phase und Proliferationsindex (S/G2-Phase) diploider und aneuploider Tumoren (Mittelwerte)

Zellphasen	Ploidiestatus – Proliferationsindex %		
	Diploide Tumoren	Aneuploide Tumoren	
		Diploide Population	Aneuploide Population
G0/G1	83,6	84,6	69,3
S/G2	16,4	15,4	30,7
S	8,7	10,8	17,5
G2	7,8	4,4[a]	13,2[b]

[a] p = nicht signifikant.
[b] $p < 0{,}05$.

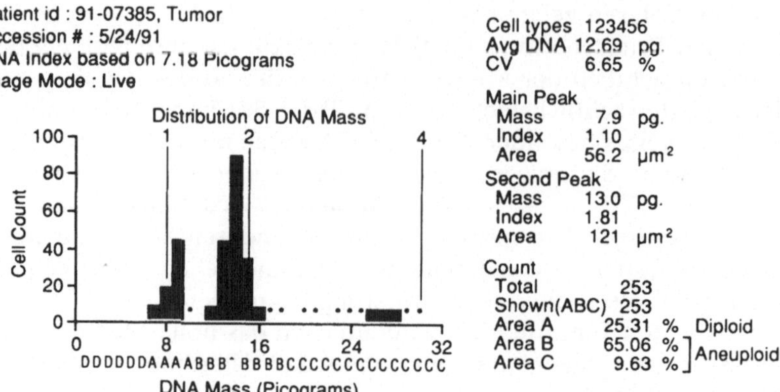

Abb. 1. DNA-Analyse eines aneuploiden Magenkarzinoms mit einer diploiden (Area A) und einer wesentlich größeren aneuploiden Zellpopulation (Area B/C)

Da Flowzytometrie und Bildanalyse einerseits nur relativ unspezifische Informationen über Veränderungen der Gensubstanz geben, andererseits aber die hohe Rate aneuploider Magenkarzinome am ehesten auf das Vorliegen konkreter genetischer Defekte zurückzuführen ist, untersuchten wir im weiteren durch Southern-Blotting die Bedeutung des Her2/neu-Onkogens. Dieses Onkogen ist auf dem langen Arm des Chromosoms 17 lokalisiert; es besitzt ein hohes Potential zur malignen Transformation der benigen Fibroblastenzellkultur NIH/3T3 und ähnelt in seiner Genstruktur dem Epidermal-growth-factor-Rezeptor, so daß das Her2/neu-Gen möglicherweise ebenfalls an Wachstumsvorgängen beteiligt ist. Beim Mammakarzinom hat das Her2/neu-Gen eine beträchtliche klinische Relevanz, da bei Vorliegen einer Genamplifikation eine signifikant schlechtere Prognose besteht. Wir konnten bei 20 % der von uns untersuchten Magenkarzinome (n = 58) eine 16- bis 32fache Genamplifikation finden. Das Ausmaß der Amplifikation korrelierte mit dem immunhistochemischen Nachweis des Her2/neu-Genproduktes p185 an der Basalmembran (Abb. 2). Die Veränderungen des Gens bzw. seines Genproduktes waren unabhängig vom Tumorstadium statistisch signifikant häufiger bei Karzinomen vom intestinalen Typ nachweisbar ($p < 0,05$), so daß das Her2/neu-Gen möglicherweise eine wesentliche Rolle in der Pathogenese dieses Tumortyps spielt. Patienten mit einem Tumorstadium III/IV und R-O-Resektion hatten bei positivem Nachweis des Genproduktes eine statistisch signifikant schlechtere Überlebenszeit (Abb. 3; $p < 0,05$).

Wie die Untersuchungen und Ergebnisse zeigen, unterliegen Magenkarzinome als Ausdruck einer Zelldifferenzierung zahlreichen zellulären Veränderungen. Pathogenetisch jedoch spielen spezifische Gendefekte, wie z. B. Genamplifikationen, aber auch Deletionen und Punktmutationen eine entscheidende Rolle, wobei diese evtl. charakteristisch für intestinale und diffuse Karzinome sind. Da die Karzinomentstehung jedoch erst durch die Kombination mehrerer genetischer Läsionen als sog. „multistep carcinoge-

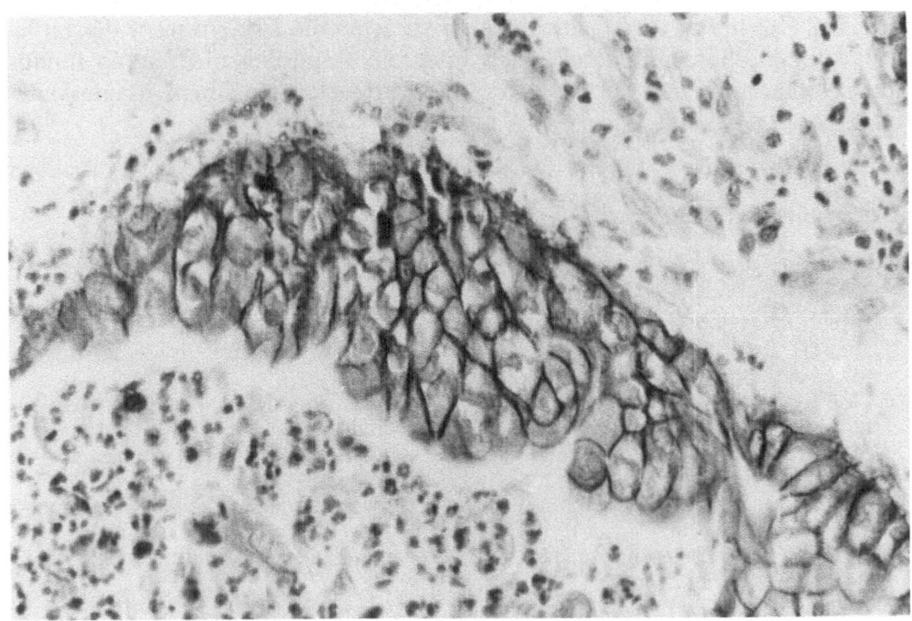

Abb. 2. Immunhistochemischer Nachweis für das Her2/neu-Genprodukt p185 an den Basalmembranen (Vergrößerung: ×400)

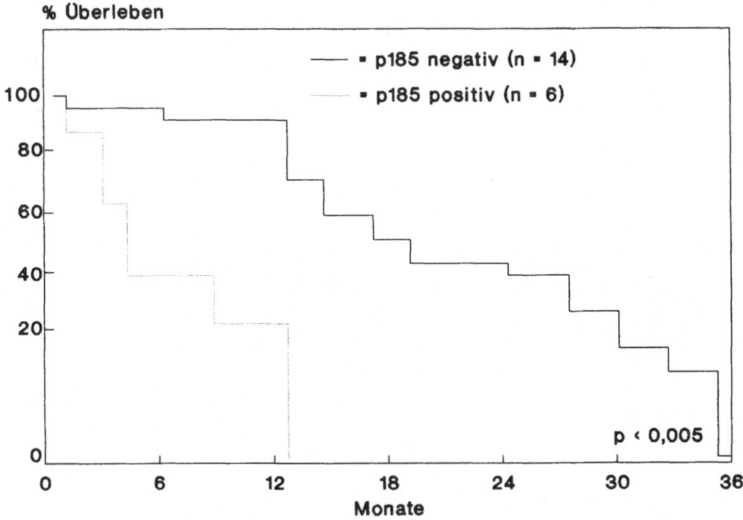

Abb. 3. Überlebenszeiten fortgeschrittener Magenkarzinome nach R-O-Resektion in Abhängigkeit von der immunhistochemischen Reaktion für p185

nesis" charakterisiert ist, sind weitere Untersuchungen zur pathogenetischen Bedeutung der Tumorsuppressorgene, insbesondere des p53-Gens, geplant. Zukünftig wird sich zeigen müssen, ob die Erkenntnisse der molekularbiologischen Untersuchungen über die Grundlagenforschung hinaus auch von therapeutischer Relevanz bei Patienten mit einem Magenkarzinom sind.

Weiterführende Literatur

1. Bargmann CI (1988) The neu/c-erbB-2 oncogene. In: Reddy EP, Skalka AM, Currau T (eds) The Oncogene Handbook. Elsevier Science Publishers, Amsterdam, pp 107 ff.
2. Bishop JM (1987) The molecular genetics of cancer. Science 235: 305
3. Hall TL, Fu YS (1985) Biology of disease – Application of quantitative microscopy in tumor pathology. Lab Invest 53: 5
4. Moll R, Franke WW, Schiller DL et al. (1982) The catalog of human cytokeratins: Patterns of expression in normal epithelia, tumors, and cultured cells. Cell 31: 11
5. Osborn M, Weber K (1983) Tumor diagnosis by intermediate filament typing: A novel tool for surgical pathology. Lab Invest 48: 372
6. Slamon DJ, Press MF, Godolphin W et al. (1989) Studies of the Her-2/neu oncogene in human breast cancer. Cancer Cells 7: 371
7. Volm M (1989) Prognostic implications of DNA aneuploidy and proliferative activity in solid human tumors. Tumor Diagn Ther 10: 229
8. Weinberg RA (1990) The genetic bases of cancer. Arch Surg 125: 257

Teil III. Transplantationschirurgie

Entwicklungen in der Transplantationschirurgie

B. Ringe

Die Organtransplantation nimmt heute einen festen Platz im therapeutischen Spektrum zahlreicher Erkrankungen ein, die in das Endstadium des kompletten und irreversiblen Funktionsverlustes eingetreten sind. Die kurze Geschichte besonders der vergangenen 3 Jahrzehnte, die diese Entwicklung möglich gemacht hat, umfaßt die systematische Erforschung der experimentellen Grundlagen und parallel dazu den Erwerb und Austausch umfangreicher klinischer Erfahrungen [1, 2]. Während die Übertragung von Niere, Herz oder Leber in vielen Kliniken zur alltäglichen Routine geworden ist, befinden sich beispielsweise die Pankreas- oder Herz-Lungen-Transplantation noch in einer Phase der klinischen Erprobung. Der sukzessive Aufbau vieler Transplantationszentren spiegelt sich wider in der Entwicklung der Transplantationschirurgie an der Medizinischen Hochschule Hannover seit 1968 (Abb. 1).
Grundlegende Voraussetzung für den gegenwärtigen Stand der Transplantationsmedizin ist der Aufbau einer funktionierenden und effizienten interdisziplinären wissenschaftlichen und klinischen Zusammenarbeit in verschiedenen Ebenen und Teilgebieten. Hierbei sind es insbesondere die Schwerpunkte Organspende, Patientenselektion, Operationstechnik, Immunsuppression und Ergebnisse, in denen einerseits sehr wesentliche Fortschritte bereits erzielt werden konnten, die andererseits aber auch ganz besonders im gemeinsamen gegenwärtigen und zukünftigen Interesse liegen [3]. Am Beispiel der Nieren- und Lebertransplantation, die eine wichtige Rolle in der Entwicklung der Klinik für Abdominal- und Transplantationschirurgie gespielt hat, sollen diese einzelnen Bereiche im folgenden daher näher charakterisiert werden. Ausgenommen ist der Absatz über Immunsuppression, der dem Kapitel Transplantationsimmunologie vorbehalten bleibt.

Organspende

Ohne Organspende wäre Transplantation nicht denkbar und nicht durchführbar. Die Chance einer oftmals lebensrettenden Organübertragung hängt davon ab, daß für die betreffenden Patienten zur rechten Zeit geeignete Spenderorgane – meistens nach an Unfällen oder Hirnblutungen Verstorbener – zur Verfügung gestellt werden. Dem ständig steigenden Bedarf an Transplantationen steht nach wie vor die unzureichende Zahl verfügbarer

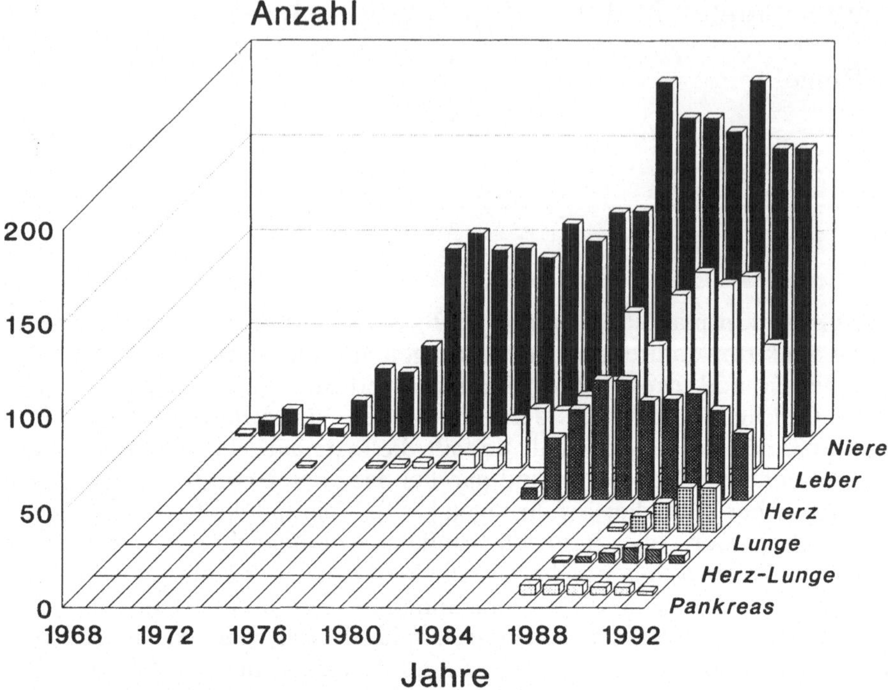

Abb. 1. Entwicklung der Organtransplantation in Hannover (1968–1992)

Organe gegenüber: Diese Barriere kann nur durch gemeinsame Anstrengungen überwunden werden. Sowohl die Erarbeitung sicherer Kriterien zur Feststellung des Hirntodes als auch Aufklärung und Entwicklung des medizinischen und allgemeinen Bewußtseins haben dazu beigetragen, daß Fragen der Organspende in der Öffentlichkeit zunehmend Beachtung finden und – wenn auch bisweilen immer noch kontrovers – diskutiert werden.

Sehr wichtige medizinische Beiträge waren die Evaluation von Eignungskriterien, die Standardisierung von Entnahmetechniken und die Organkonservierung. Da die Ischämietoleranz der einzelnen Organe beträchtliche Unterschiede aufweist, sind die entsprechenden anamnestischen, klinischen und biochemischen Angaben zur Beurteilung, ob ein Spenderorgan zur Transplantation geeignet ist, für Niere, Leber und andere Organe verschieden. Systematische experimentelle Ansätze – z. B. Methoden zur Bestimmung des Sauerstoffpartialdrucks oder ATP-Gehalts im Gewebe, und Funktionsuntersuchungen anhand von Metaboliten wie Monoethylglycinxylidid (MEGX) oder Ketonkörpern (KBR) – haben zusammen mit zunehmenden klinischen Erfahrungen dazu beigetragen, die Grenzen der Eignungskriterien der verschiedenen Organe nicht nur sicherer zu machen, sondern auch zu erweitern, und damit die Ressourcen potentiell zu vergrößern [4]. Parallel hierzu war zweifellos die Standardisierung der Operationstechniken zur

simultanen Entnahme mehrerer Organe vom gleichen Spender ein wichtiger Schritt vorwärts, der es zunehmend ermöglicht, Organentnahmeoperationen von Transplantationszentren unabhängig zu machen [5]. Nach wie vor von sehr großer Bedeutung und sicherlich noch nicht befriedigend gelöst sind die Probleme der bislang unvermeidbaren Schädigung der Organe durch die warme bzw. kalte Ischämie. Die zielgerichtete Erarbeitung der pathophysiologischen Grundlagen mit nachfolgender Entwicklung neuer Konservierungskonzepte – wie Belzer- oder Bretschneider-Lösung – hat es zumindest ermöglicht, die Organprotektion zu verbessern und die Konservierungszeiten zu verlängern [6]. Hiermit waren einschneidende praktische Konsequenzen verbunden, z. B. bei der Lebertransplantation, die damit nicht mehr nur als Notfall durchführbar, sondern semielektiv planbar geworden ist, was einem deutlichen Gewinn an Sicherheit für den einzelnen Patienten entspricht.
In aktueller Diskussion sind besonders auch medizinische und soziale Fragen der Allokationsgerechtigkeit. Die einzelnen Kriterien zur Vermittlung werden je nach Organ unterschiedlich bewertet. Grundlage sind gegenwärtig Übereinstimmung von Blutgruppen (ABO) und Gewebetyp (HL-A), Wartezeit, sowie klinische Dringlichkeit; zukünftig wird vielleicht auch die Prognose des einzelnen Patienten bzw. der zur Transplantation führenden Erkrankung miteinfließen [7]. Es wird ganz besonders eine Aufgabe der mit Organtransplantation befaßten nationalen und internationalen Organisationen und nicht zuletzt unserer Gesellschaft sein, alle Voraussetzungen zur Organtransplantation entsprechend den Ansprüchen der einzelnen Patientengruppen zu regeln. Gerade der Bereich Organspende ist schon jetzt ein sichtbares Zeichen einer funktionierenden überregionalen Zusammenarbeit, die noch weiter gesteigert werden kann und muß. Ob hierzu die Einführung einer gesetzgeberischen Lösung notwendig oder hilfreich ist, bleibt abzuwarten.

Patientenauswahl

Grundsätzlich können alle Erkrankungen eines Organsystems, die zum völligen und irreversiblen Funktionsausfall führen, als Indikationen zur Transplantation in Betracht kommen [8]. Im Gegensatz zur ständig länger werdenden Liste spezieller Krankheiten, die durch Transplantation behandelbar sind, werden Kontraindikationen fast nur noch auf schwerwiegende systemische Begleit- oder Nebenerkrankungen beschränkt. So konnten in den letzten Jahren auch die Altersgrenzen nach unten und insbesondere nach oben ausgedehnt werden, ohne daß dieses nachteilig für die Ergebnisse nach Nieren- oder Lebertransplantation war [9]. Hierbei spielt jedoch die klinische Erfahrung in einem Transplantationszentrum eine große Rolle, um die individuelle Risikokonstellation abschätzen und die Transplantation mit all ihren eventuellen Komplikationen erfolgreich durchführen zu können.

Während im Falle der terminalen Niereninsuffizienz die Dialysebehandlung zur Überbrückung der notwendigen Wartezeit auf ein passendes Organ zur Verfügung steht, sind Patienten mit Lebererkrankungen im Endstadium oftmals davon bedroht, innerhalb von wenigen Wochen oder Monaten, an evtl. rasch eintretenden Komplikationen zu versterben. Neben der Indikationsstellung kommt es hier also ganz besonders auf die Wahl des richtigen Zeitpunktes an, zumal bekanntermaßen auch die Prognose nach Transplantation maßgeblich vom klinischen Zustand bei der Transplantation abhängt [10]. Der Unterschied in der Überlebenschance zwischen elektiver und später notfallmäßiger Lebertransplantation kann immerhin bis zu 40% betragen. Hiermit wird deutlich, daß es das gemeinsame internistisch-chirurgische Ziel sein muß, die Entscheidung zum Organersatz so früh wie möglich zu finden.

Operationstechnik

Einer der wichtigsten Fortschritte in der Entwicklung der chirurgischen Technik im Bereich der Transplantation ist die standardisierte Durchführung der Nieren- und auch der Lebertransplantation. Diese bildet nicht nur die Grundlage für die erzielten Ergebnisse, sondern auch die Basis für weitere technische Modifikationen, ohne die bestimmte Situationen nicht beherrschbar wären. Für die Nierentransplantation trifft dieses zu etwa bei fortgeschrittener Arteriosklerose oder bestimmten urologischen Störungen, die spezielle und aufwendige rekonstruktive Maßnahmen erfordern können.
Naturgemäß nehmen bei der Lebertransplantation technische Variationen einen größeren Rahmen ein. Dies kann erforderlich sein bei bestimmten anatomischen Voraussetzungen, wie z.B. Pfortaderthrombose oder atypischer Gefäßversorgung oder auch bei speziellen Notfällen, die besondere Maßnahmen erfordern. So konnte bei schwerer Leberruptur mit drohender Verblutung erstmals eine 2zeitige Hepatektomie mit vorübergehender Anlage eines portokavalen Shunts und späterer Transplantation erfolgreich durchgeführt werden [11]. Außerdem ist hier die Entwicklung der partiellen Lebertransplantation zu nennen. Durch Größenreduktion relativ zu großer oder erwachsener Spenderlebern ist es möglich, Teile bzw. Segmente in einen viel kleineren Empfänger oder ein Kind zu transplantieren. Dieses inzwischen weit verbreitete Verfahren erlaubt eine so hohe Flexibilität in der Zuordnung zwischen Spender und Empfänger, daß gerade auch für sehr kleine Kinder oftmals hierdurch erst die Chance einer Transplantation realisierbar wird [12]. Weiterentwicklungen dieser speziellen Technik sind die Teilung einer Spenderleber und Transplantation auf 2 Empfänger („splittransplantation“) oder auch Übertragung eines Leberlappens von einem lebenden Spender [13].
Ein weiteres Beispiel ist die simultane oder sequentielle Transplantation mehrerer Organe zur Behandlung verschiedener Erkrankungen oder Komplikationen derselben Krankheit [14]. Besonders häufig sind die Kombina-

tionen Niere und Pankreas oder Niere und Leber. Im Falle bestimmter Stoffwechselerkrankungen können aber auch die Übertragung von Leber und Herz oder Lunge sinnvoll sein. Auch die jüngsten Erfahrungen zeigen, daß Kombinationen mit Dünndarm- oder Multiviszeraltransplantation angezeigt und erfolgreich sein können. Diese Entwicklungen im Bereich der Operationstechniken spiegeln insbesondere auch die ständige Ausweitung der Indikationen zur Organtransplantation wider.

Ergebnisse

Die wohl bedeutsamste Entwicklung in der Transplantationschirurgie ist die in den vergangenen Jahren beobachtete ständige Verbesserung der Ergebnisse: Mit deutlicher Senkung des perioperativen und frühen Risikos sind heute die Chancen eines auch langfristigen Überlebens in sehr vielen Fällen gegeben. Fünf- bzw. Zehnjahresüberlebensraten nach Nieren- oder Lebertransplantation im Bereich zwischen 60 und 80 % sind durchaus keine Ausnahme mehr (Abb. 2 und 3). Gerade im späteren Verlauf auftretende Verluste sind häufig nicht Folge der Transplantation selbst, sondern z. B. durch kardiovaskuläre Komplikationen bedingt [15].

Damit geraten zunehmend andere Probleme in das Gesichtsfeld des gegenwärtigen Interesses, nämlich besonders die Frage des Wiederauftretens der Grundkrankheit im Transplantat, Nebenwirkungen der immunsuppressiven Therapie oder Malignomrisiko [16]. Rezidive sind möglich und beobachtet worden bei verschiedenen autoimmunen Erkrankungen, bestimmten Formen von Glomerulonephritis oder primär biliärer Zirrhose, häufiger und klinisch bedeutsamer sind jedoch Virus- oder Tumorerkrankungen. So ist beispielsweise das Risiko eines Rezidivs nach Lebertransplantation wegen einer Leberzirrhose auf dem Boden einer replikativen Hepatitis-B-Infektion extrem hoch [17]. Ähnliches gilt für fortgeschrittene hepatozelluläre

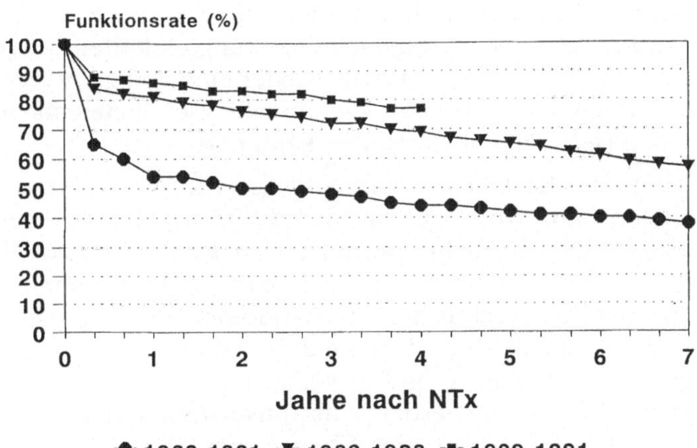

Abb. 2. Ergebnisse der Nierentransplantation in Hannover

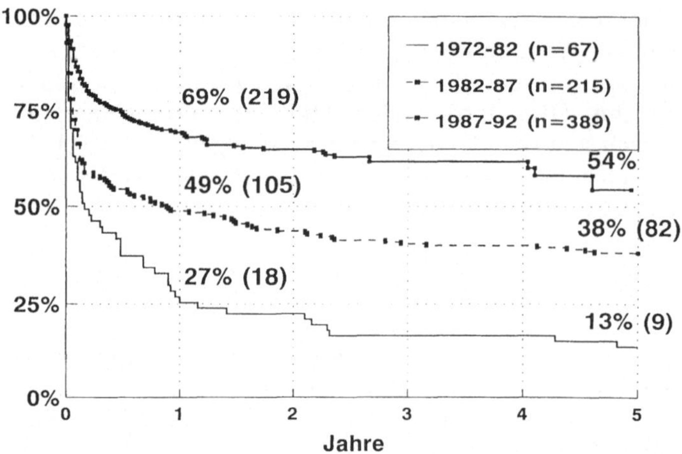

Abb. 3. Ergebnisse der Lebertransplantation in Hannover

Karzinome oder andere maligne Tumoren der Leber und Gallenwege [18]. Gerade bei Erkrankungen aus diesen beiden Gruppen muß daher eine sorgfältige Patientenselektion bezogen auf das jeweilige Aktivitäts- oder Tumorstadium, verbunden mit einer effektiven Prophylaxe bzw. multimodalen Behandlungsstrategie durchgeführt werden, um den Transplantationserfolg zu gewährleisten. Demgegenüber steht eine Reihe von Stoffwechselerkrankungen, bei denen die Transplantation nicht nur Austausch des nicht mehr funktionierenden Organs bedeutet, sondern auch dauerhafte Heilung des zugrundeliegenden genetisch determinierten Defektes [19]. Gerade in diesem Indikationsbereich ist sicherlich noch eine Reihe sehr wichtiger Zukunftsperspektiven verborgen.
Neben der Überlebensrate spielt für den einzelnen Patienten natürlich besonders die durch erfolgreiche Transplantation zurückgewonnene Lebensqualität eine große Rolle. Auf dem Boden einer kompletten medizinisch-biologischen Rehabilitation, die z. B. auch Aufholwachstum bei kleinen Kindern oder erfolgreiche Schwangerschaften bei gebärfähigen Frauen einschließt, wird hier oftmals wieder eine völlige psychosoziale und berufliche Integration erreicht, die für alle Beteiligten in diesem Bereich eine große Befriedigung darstellen kann [20].

Aufgrund der hier nur auszugsweise wiedergegebenen Entwicklungen der letzten Jahre wird deutlich, daß die Transplantation heute eine Bedeutung erreicht hat, die nicht nur im Bereich der Medizin zu sehen ist. Vielmehr ist es eine Aufgabe unserer Gesellschaft, in die weiteren Betrachtungen auch die ethischen, rechtlichen und ökonomischen Fragen miteinzubeziehen, und hier zu gemeinsamen Lösungen zu kommen. Nur hierdurch wird es gelingen, auch zukünftig und in verstärktem Maße unserer gemeinsamen Aufgabe gerecht zu werden, uns anvertrauten Patienten mit erfolgreicher Organtransplantation eine Chance zum Weiterleben zu ermöglichen.

Literatur

1. Terasaki P (Hrsg) (1991) History of transplantation: Thirty-five recollections. The Regents of the University of California 1991
2. Starzl TE (Hrsg) (1992) The puzzle people. University of Pittsburgh Press, Pittsburgh
3. Pichlmayr R (1987) Stand der Organtransplantation bei Niere, Leber und Dünndarm: Aspekte des biologischen und künstlichen Organersatzes. Langenbecks Arch Chir 372: 321–326
4. Oellerich M, Burdelski M, Ringe B et al. (1989) Lignocaine metabolite formation as a measure of pretransplant liver function Lancet I: 640–642
5. Bunzendahl H, Ringe B, Meyer HJ, Gubernatis G, Pichlmayr R (1988) Combination harvesting procedure for liver and whole pancreas. Transpl Int. 1: 99–102
6. Gubernatis G, Pichlmayr R, Lamesch P et al. (1990) HTK-solution (Bretschneider) for human liver transplantation. Langenbecks Arch Chir 375: 66–70
7. Jost U, Ringe B, de Boer J et al. (1993) Preliminary experience with a new liver allocation system within Eurotransplant. Transpl Proc (in press)
8. Pichlmayr R (1988) Derzeitige Indikationen zur Nieren-, Pankreas- und Lebertransplantation. Chirurg 59: 454–458
9. Offner G, Rodeck B, Ringe B (1992) Organtransplantation im Kindesalter. Zentralbl Chir 117: 653–657
10. Pichlmayr R, Ringe B, Lauchart W, Wonigeit K (1987) Liver transplantation. Transpl Proc 19: 103–112
11. Ringe B, Pichlmayr R, Ziegler H et al. (1991) Management of severe hepatic trauma by two-stage total hepatectomy and subsequent liver transplantation. Surgery 109, 6: 792–795
12. Ringe B, Pichlmayr R, Burdelski M (1988) A new technique of hepatic vein reconstruction in partial liver transplantation. Transpl Int 1: 30–35
13. Pichlmayr R, Ringe B, Gubernatis G, Hauss J, Bunzendahl H (1988) Transplantation einer Spenderleber auf zwei Empfänger (Splitting-Transplantation) – Eine neue Methode in der Weiterentwicklung der Lebersegmenttransplantation. Langenbecks Arch Chir 373: 127–130
14. Jurmann MJ, Herrmann G, Frimpong-Boateng K et al. (1988) Kombinierte Transplantation von Herz und Niere bei terminaler myokardialer und renaler Insuffizienz. Dtsch med Wochenschr 113: 1757–1760
15. Hoyer PF, Offnar G, Oemar BS, Brodehl J, Ringe B, Pichlmayr R (1990) Four years experience with cyclosporin A in pediatric kidney transplantation. Acta Paediatr Scand 79: 622–629
16. Vogt P, Frei U, Repp H, Bunzendahl H, Oldhafer K, Pichlmayr R (1990) Malignant tumours in renal transplant recipients receiving cyclosporin: Survey of 598 first-kidney transplantations. Nephrol Dial Transplant 5: 282–288
17. Lautz HU, Müller R, Wittekind C et al. (1989) Unusually rapid development of a HBsAg-positive liver cirrhosis after liver transplantation. Klin Wochenschr 67: 1061–1065
18. Ringe B, Wittekind C, Bechstein WO, Bunzendahl H, Pichlmayr R (1989) The role of liver transplantation in hepatobiliary malignancy. Ann Surg 209 1: 88–98
19. Burdelski M, Rodeck B, Latta A, Latta K, Brodehl J, Ringe B, Pichlmayr R (1991) Treatment of inherited metabolic disorders by liver transplantation J Inherited Metab Dis 14: 604–618
20. Günter HH, Mauz S, Ringe B, Niesert S (1990) Schwangerschaft nach Lebertransplantation und unter Immunsuppresion mit Ciclosporin Dtsch Med Wochenschr 115: 740–742

Entwicklungen in der Transplantationsimmunologie

K. Wonigeit

Die Kontrolle der immunologischen Abstoßung von Organtransplantaten ist neben der Organgewinnung und der Transplantationsoperation die 3. entscheidende Komponente für den klinischen Behandlungserfolg. Die faszinierende Entwicklung der klinischen Organtransplantation in den letzten 2 Jahrzehnten wurde durch Fortschritte bei der Organisation der Organspende, durch Weiterentwicklungen der chirurgischen Technik und nicht zuletzt wesentliche Fortschritte der Transplantationsimmunologie ermöglicht. Für die Entwicklung in Hannover war besonders kennzeichnend, daß hier seit Beginn der Transplantationstätigkeit innerhalb der Chirurgie der Bearbeitung immunologischer Probleme besondere Bedeutung beigemessen wurde und transplantationsimmunologische Fragestellungen ein wichtiger Schwerpunkt sowohl der klinischen als auch der wissenschaftlichen Arbeit geworden sind. Dies war eine wichtige Basis für die in den letzten Jahren zunehmend fächerübergreifende Bearbeitung von Transplantationsproblemen auch in zahlreichen anderen Bereichen der Medizinischen Hochschule. Aus transplantationsimmunologischer Sicht waren besonders bemerkenswerte Entwicklungsschritte der Bezug eines neuen transplantationsimmunologischen Laborbereiches im Herbst 1991 und die Gründung des Sonderforschungsbereiches „Immunreaktionen und Pathomechanismen nach Organtransplantationen", der seit Anfang 1992 durch die Deutsche Forschungsgemeinschaft gefördert wird.
In diesem Beitrag kann nur ein sehr geraffter Überblick über einige Richtungen der transplantationsimmunologischen Arbeit unserer Klinik in Krankenversorgung und Forschung gegeben werden. Als Beispiele für wichtige Problembereiche und Entwicklungsfelder werden die Analyse von Abstoßungsreaktionen auf molekularer Ebene, immunologische Verfahren der Abstoßungsdiagnostik und aktuelle Entwicklungen in der Immunsuppression diskutiert.

Analyse von Abstoßungsreaktionen auf molekularer Ebene

Die Erkennung von Transplantationsantigenen durch T-Zellen ist seit langem als Grundmechanismus der akuten Transplantatabstoßung erkannt. Dennoch ist die Kenntnis der komplexen pathophysiologischen Ereignisse von der Erkennung des Antigens bis zur Transplantatzerstörung noch

unvollständig. Die Lücken können nur geschlossen werden durch die Analyse der Abstoßungsprozesse auf molekularer Ebene. Untersuchungen im Tierexperiment und an klinischem Material zu dieser Fragestellung sind ein Schwerpunkt im Forschungsprogramm unserer Klinik. Als tierexperimentelles System hat herbei vor allem das Rattenmodell zentrale Bedeutung, da in dieser Spezies sowohl eine ausreichende Zahl immungenetisch detailliert charakterisierter Inzuchtstämme zur Verfügung stehen als auch ein ausgefeiltes Repertoire mikrochirurgischer Methoden, die die Transplantation nahezu jeden Organs bei der Ratte ermöglichen.
Zentrale Fragestellungen sind der Einfluß verschiedener Histokompatibilitätsbarrieren auf das Transplantatüberleben und Expressionsänderungen von Transplantationsantigenen im Verlauf nach der Transplantation. Im Mittelpunkt standen dabei die Transplantationsantigene des Haupthistokompatibilitätskomplexes (major histocompatibility complex, MHC). Die Analyse des Ratten-MHC – ein eigenes langfristiges Forschungsthema – hat zur Entwicklung einer Reihe neuer mutanter und rekombinanter Inzuchtstämme geführt, die insbesondere zu einem besseren Verständnis der Organisation der Klasse-I-Genregionen des Ratten-MHC geführt haben [1–5]. In umfangreichen mikrochirurgischen Experimenten hat die Arbeitsgruppe um J. Klempnauer die Relevanz der verschiedenen MHC-Regionen für das Transplantatüberleben und die Interaktion verschiedener Histokompatibilitätsbarrieren analysiert [6]. Es konnte gezeigt werden, daß MHC-Disparität nicht notwendigerweise zur Transplantatabstoßung führt, sondern bei einzelnen Organen und eingeschränkter Inkompatibilität auch die Möglichkeit der Entwicklung einer spontanen Toleranz besteht [7–9]. In Spender-Empfänger-Kombinationen mit akuter Abstoßung wurden in Kooperation mit Steiniger et al. ausführliche Verlaufsanalysen der Expression der MHC-Antigene im Transplantat durchgeführt [10]. Sie führten zu dem Ergebnis, daß die MHC-Expression nicht statisch ist, sondern dynamisch geregelt wird. Im Zuge der Abstoßung kommt es durch Zytokine zu einer vermehrten Induktion von MHC-Expression und damit zu einer erheblichen Steigerung der Suszeptibilität des Transplantats. Die Analyse der MHC-Expression im Rattenmodell bildete die Basis für entsprechende Untersuchungen in humanen Leber- und Herztransplantaten durch G. Steinhoff et al. [11–13]. Er konnte ebenfalls eine Hochregulation von MHC-Molekülen und darüber hinaus auch von verschiedenen Adhäsionsmolekülen nachweisen [11–13]. Die lokale Produktion der Zytokine TNF-α und Interleukin-1β während Abstoßungsprozessen in Lebertransplantaten wurde durch Hoffmann et al. gezeigt [14].
Der Nachweis dynamischer Expressionsänderungen von MHC-Antigenen und Adhäsionsmolekülen kann früher nicht voll verstandene Aspekte der Abstoßungsreaktionen erklären. Dies betrifft vor allen Dingen die Dynamik der Entwicklung und nach der Rückbildung von akuten Abstoßungsreaktionen im Experiment und am Patienten. Die sehr rasche Induzierbarkeit von MHC-Antigenen leitet bei der Entwicklung symptomatischer Abstoßungskrisen wahrscheinlich einen Circulus vitiosus ein, bei dem es durch Hoch-

regulation der MHC-Antigene und Adhäsionsmoleküle zu einer stark vermehrten Lymphozyteneinwanderung in das Transplantat mit vermehrter Zytokinfreisetzung kommen kann. Da dies wiederum zur Zunahme der MHC-Expression führt, kann es zu einer dramatischen Amplifikation des Abstoßungsprozesses in kurzer Zeit kommen. Da auch Virusinfektionen und Immunprozesse gegen infizierte Zellen eine solche Hochregulation von Transplantationsantigenen und Adhäsionsmolekülen bewirken können, ist die dynamische Expressionsänderung möglicherweise auch ein wichtiger Mechanismus für die Wechselwirkung zwischen Infektionen und Abstoßungsreaktionen in Transplantaten [11–14]. Die Hochregulation der MHC-Expression durch Zytokinfreisetzung bei infektbedingten Entzündungsprozessen könnte dazu führen, daß im Blut zirkulierende alloreaktive Zellen vermehrt in das Transplantat einwandern und damit eine klinisch symptomatische Abstoßung auslösen.

Diagnostik von Abstoßungsreaktionen durch T-Zellenanalysen im Blut und Feinnadelbiopsien

Die Entwicklung akuter Abstoßungsreaktion hat die Einwanderung sensibilisierter T-Lymphozyten in das Transplantat zur Voraussetzung, die aus den lymphatischen Organen über den Blutweg dorthin gelangen. Ziel von Untersuchungen zur frühzeitigen Abstoßungsdiagnose ist deshalb seit langem der Nachweis sensibilisierter Effektorzellen im Blut. Die wichtigste Methode hierfür ist die T-Zellenanalytik mit monoklonalen Antikörpern gegen Aktivierungsdeterminanten und Durchflußzytometrie. Wie Winkler et al. zeigen konnten, ist nach Lebertransplantation das Auftreten von akuten Abstoßungen mit einer Vermehrung von T-Zellen im Blut verbunden, die MHC-Klasse-II-Antigene und den Aktivierungsmarker-CD45R0 exprimieren [15, 16]. Da die Veränderungen im Blut jedoch häufig der Entwicklung von Funktionsstörungen nur kurze Zeit vorausgehen und darüber hinaus auch bei Infektionen auftreten können, hat sich dieses Verfahren in der Klinik nicht durchgesetzt.
Eine weitere Möglichkeit der immunologischen Abstoßungsdiagnostik ist die zytologische Analyse von Feinnadelbiopsien aus Leber- und Nierentransplantaten. Dieses Verfahren wurde von Schlitt et al. und Nashan et al. aufgebaut und hat sich zu einem Eckstein der Abstoßungsdiagnostik entwikkelt [17, 18]. Wegen des geringen Durchmessers der Punktionsnadel (Spinalpunktionsnadel) ist die Biopsie ungefährlich, selbst bei Patienten mit schlechter Gerinnung. Aufgrund des zytologischen Bildes im Transplantat (Nachweis von aktivierten Lymphozyten) lassen sich infektiöse, toxische und abstoßungsbedingte Veränderungen mit hoher Sicherheit differenzieren. Weiterhin sind die zytologischen Veränderungen im Transplantat häufig sogar ein sensitiverer Parameter als die Leberfunktion. Das Verfahren hat in den letzten Jahren die Indikation zur histologischen Biopsieuntersuchung erheblich reduziert. Über die Bedeutung für die Abstoßungsdiagnostik hin-

aus ist diese Methode ein wichtiges Forschungsinstrument. Es erlaubt die Gewinnung von Infiltratzellen für die Lymphozytenkultur und für In-vitro-Untersuchungen. Weiterhin ermöglicht es die Differenzierung von Lymphozyten aus dem Transplantat nach Spender- und Empfängertyp (s. Beitrag von H. J. Schlitt, S. 97 ff.).

Ciclosporin, FK 506 und Blutspiegelüberwachung

Die erhebliche Verbesserung desTransplantatüberlebens und der Rehabilitation nach allen Formen der Organtransplantation in den letzten 10–12 Jahren sind in erster Linie auf wesentliche Verbesserungen der immunsuppressiven Therapie zurückzuführen. Die wichtigste Entwicklung war hier zweifelsohne die Einführung von Ciclosporin und die Erarbeitung der blutspiegelgeführten Therapie. Schon früh nach Verfügbarwerden des ersten Radioimmunoassays, der sowohl Muttersubstanz als auch einen wesentlichen Teil der Ciclosporinmetabolite erfaßte, konnte gezeigt werden, daß bei Nierentransplantationen sowohl Abstoßungen als auch toxische Nebenwirkungen mit dem gemessenen Blutspiegel von Ciclosporin korrelieren [19]. Mit diesen Daten konnte ein therapeutisches Fenster für den Ciclosporinspiegel im Vollblut erarbeitet werden, das die Risiken der Therapie wesentlich reduzierte. Aufgrund dieser Untersuchungen und ähnlicher Ergebnisse anderer Gruppen müssen Blutspiegelmessungen, – allerdings mit einem spezifischen Test nur für die Muttersubstanz – und die blutspiegeladaptierte Dosisanpassung heute als unabdingbarer Bestandteil jeder Therapie mit Ciclosporin angesehen werden [20].

Auf besondere Schwierigkeiten stößt die Behandlung mit dieser Substanz bei Patienten mit Leberfunktionsstörungen, z. B. im frühen Verlauf nach Lebertransplantationen. Bei diesen Patienten treten sehr hohe Metabolitspiegel auf und darüber hinaus ein anderes Spektrum der Metabolie als bei normaler Leberfunktion [21]. Durch die parallele Analyse sowohl von spezifischen Blutspiegeln (nur Muttersubstanz) als auch unspezifischen Blutspiegeln (Muttersubstanz und Metabolite) konnten wir bei Patienten im frühen Verlauf nach Lebertransplantation 2 unterschiedliche Muster der Nephrotoxizität herausarbeiten [22]. Diese Muster korrelieren entweder mit hohen Muttersubstanzspiegeln oder hohen Metabolitspiegeln. Hieraus ergibt sich für diese Patienten die Notwendigkeit zur Messung beider Parameter und zur Vermeidung von zu hohen Blutkonzentrationen sowohl der Muttersubstanz als auch der Metabolite. Diese Behandlungsstrategie hat zu einer wesentlichen Reduktion nephrotoxischer Komplikationen bei dieser Patientengruppe geführt. Neben der Dosisfindung zeigt die Blutspiegelkonstellation auch Situationen auf, in denen es von Vorteil ist, vorübergehend auf die Behandlung mit Ciclosporin zu verzichten und auf andere immunsuppressive Modalitäten wie die Therapie mit monoklonalen Antikörpern auszuweichen [20, 22].

FK 506 ist eine neue, erst in den letzten Jahren entwickelte immunsuppressive Substanz, die derzeit in klinischer Erprobung ist. Trotz anderer biochemischer Struktur besitzt FK 506 eine ähnliche Wirkung auf das T-Zellensystem wie Ciclosporin und hemmt selektiv die Transkription des Interleukin-2-Gens. Die Nebenwirkungen sind ebenfalls ähnlich, jedoch ist noch nicht klar, ob die therapeutische Breite größer ist als bei Ciclosporin. Es ist bereits abzusehen, daß bei der Klärung dieser Frage ebenfalls Blutspiegelmessungen eine wesentliche Rolle spielen werden. Um den Einsatz dieser neuen Substanz in unserem Lebertransplantationsprogramm zu optimieren, arbeiten Winkler et al. derzeit intensiv an der Ausarbeitung eines therapeutischen Fensters für Blutspiegel, die mit einem immunologischen Verfahren gemessen werden [23].

Immunsuppressive Therapie mit monoklonalen Antikörpern

Monoklonale Antikörper ermöglichen prinzipiell wesentlich selektivere Eingriffe in das Immunsystem als die meisten medikamentösen Immunsuppressiva, da sie jeweils nur mit einer einzigen definierten Zielstruktur reagieren. Als potentiell aussichtsreiche Zielstrukturen für die Immunsuppression kommt eine Reihe unterschiedlicher Moleküle auf T-Lymphozyten in Betracht wie der CD 3-T-Zellenrezeptorkomplex, CD 4, CD 8, der Rezeptor für IL-2 und weitere Funktionsmoleküle der T-Zellenmembran. Die Entwicklung der Antikörpertherapie ist deshalb ein sehr weites Arbeitsgebiet, dessen systematische Bearbeitung erst begonnen hat. Tierexperimentelle Untersuchungen wurden hierzu von Fangmann et al. in einem Rattenmodell durchgeführt [24]. In klinischen Studien, die schwerpunktmäßig von B. Nashan betreut werden, wurden in unserem Transplantationsprogramm bisher 3 verschiedene murine monoklonale Antikörper (mAk) eingesetzt: OKT 3, BMA 031 und BT 563.
Der monoklonale Antikörper OKT 3 ist gegen das CD 3-Molekül gerichtet, das auf allen T-Lymphozyten gemeinsam mit dem T-Zellenrezeptor für Antigen exprimiert wird. Die Behandlung führt zur sehr schnellen Depletion der zirkulierenden T-Zellen und damit zu einer wirkungsvollen unspezifischen Immunsuppression [25, 26]. Eine Behandlung mit 5 mg/Tag über 7–10 Tage hat sich zur Therapie steroidresistenter Abstoßungen bei Nierentransplantationen bewährt. Von den ersten 19 Patienten mit steroidresistenter interstitieller Abstoßung, die jeweils durch Biopsie gesichert war, wurde bei 18 Patienten eine Rückbildung erreicht. Die Therapie mit OKT 3 ist jedoch mit 2 Nebenwirkungskomplexen verbunden: Bei der ersten Behandlung kommt es aufgrund einer sehr ausgeprägten Zytokinfreisetzung aus T-Zellen zu erheblichen Nebenwirkungen, die eine sorgfältige Vorbereitung des Patienten und die Verabreichung des Antikörpers in Intensivbereitschaft erfordern. Bei längerer Behandlung mit OKT 3 tritt diese „first dose reaction" nicht mehr auf, es kommt jedoch zu einer erhöhten Inzidenz von systemischen Infektionen insbesondere mit Zytomegalievirus. Diese beiden Gruppen von Nebenwirkungen erfordern eine sorgfältige Indikationsstellung für dieses hochwirksame Medikament [27].

Der Antikörper BMA 031 (Fa. Behringwerke, Marburg) ist gegen den T-Zellenrezeptor für Antigen gerichtet, und wurde in unserer Klinik im Rahmen der prophylaktischen Immunsuppression nach Lebertransplantation getestet. Im Gegensatz zu OKT 3 wurde BMA 031 von allen Patienten hervorragend und praktisch nebenwirkungsfrei vertragen. Überraschenderweise wies der Antikörper jedoch eine sehr kurze Halbwertszeit und nur ein sehr begrenztes immunsuppressives Potential auf [28]. Neben der Erprobung für die immunsuppressive Therapie wurden von Schlitt et al. und Schwinzer et al. intensive Studien zu den In-vitro-Wirkungen von BMA 031 durchgeführt. In diesen Experimenten konnte gezeigt werden, daß BMA 031 in T-Lymphozyten andere Reaktionen auslöst als OKT 3. Diese Untersuchungen erklären das unterschiedliche Potential beider Antikörper zur Auslösung von Zytokinfreisetzungsreaktionen und assoziierten Nebenwirkungen [29, 30].

Der mAk BT 563 (Fa. Biotest, Dreieich) ist gegen die leichte Kette des Rezeptors für Interleukin-2 gerichtet und wird derzeit ebenfalls in einer Studie zur prophylaktischen Immunsuppression nach Lebertransplantation eingesetzt. Auch dieser Antikörper wird praktisch ohne Nebenwirkungen toleriert. Nach vorläufigen Analysen scheint die immunsuppressive Potenz den herkömmlichen ATG-/ALG Präparaten zu entsprechen oder sogar stärker zu sein. Im Gegensatz zu ATG ist jedoch die Wirkung wesentlich selektiver, so daß es zu keiner Verminderung der Lymphozytenkonzentration im Blut kommt. Aufgrund der geringen Nebenwirkungen und der selektiven Wirkung nur auf aktivierte T-Lymphozyten könnte BT 563 eine interessante Alternative zu ATG darstellen. Insgesamt ist zu erwarten, daß in Zukunft für verschiedene Indikationen eine Reihe unterschiedlicher monoklonaler Antikörper verfügbar werden wird, die wesentlich selektivere Eingriffe in das Immunsystem erlauben als ATG oder OKT 3. Durch die gentechnologische Umwandlung muriner Antikörper in humanisierte monoklonale Antikörper läßt sich mit hoher Wahrscheinlichkeit auch das Problem der Immunisierung von Patienten durch Mausimmunglobulin vermeiden. Hierdurch würde die Möglichkeit einer Langzeittherapie mit diesen Antikörpern eröffnet.

Ausblick

Trotz erheblicher Fortschritte in der Prophylaxe und Therapie der Abstoßungsreaktion in den letzten Jahren sind wichtige immunologische Probleme der klinischen Organtransplantation noch ungelöst geblieben. Vor allem zu nennen sind hier die chronische Abstoßung und die Transplantation vorsensibilisierter Patienten. Die derzeit in Erprobung befindlichen neuen Ansätze der Immunsuppression könnten hier wesentliche Verbesserungen ermöglichen. Auf eine grundsätzlich neue Basis würde die klinische Organtransplantation gestellt, wenn es gelingt, die Immunsuppression durch Methoden einer spezifischen Toleranzinduktion zu ersetzen. Fortschritte in der molekularen Analyse zellulärer Erkennungs- und Aktivierungsprozesse im Tierexperiment lassen es absehbar erscheinen, daß hierzu auch klinisch gangbare Wege eröffnet werden. Dies ist ein zentrales Anliegen des Forschungsprogramms in unserem Sonderforschungsbereich. Eine weitere wichtige Herausforderung ist die Xenotransplantation. Die gentechnologische Modifikation tierischer Gewebe bietet einen grundsätzlich neuen Ansatzpunkt für die Bearbeitung dieses Problems. Es erscheint heute nicht mehr ausgeschlossen, daß bei einem kombinierten Einsatz von gentechnologischer Modifikation von Transplantatgewebe, einer verbesserten Immunsuppression und Verfahren zur Induktion von Toleranz gegen wichtige xenogene Antigendeterminanten die Speziesbarriere für die Organtransplantation überwinden wird. Damit könnte sich auch eine Lösung für das größte gegenwärtige Problem der klinischen Organtransplantation – das Spenderproblem – ergeben.

Literatur

1. Wonigeit K (1979) Definition of lymphocyte antigens in rats: RT-Ly-1, RT-Ly-2, and a new MHC-linked antigen system. Transplant Proc 11: 1334–1336
2. Günther E, Wurst W, Wonigeit K, Epplen JT (1985) Analysis of the rat major histocompatibility system by Southern blot hybridization. J Immunol 134: 1257–1261
3. Wurst W, Wonigeit K, Günther E (1989) A mutant rat major histocompatibility haplo type showing a large deletion of class I sequences. Immunogenetics 30: 237–242
4. Wonigeit K, Hänisch L (1991) Two new class I loci in the rat major histocompatibility complex: RT1.L and RT1.M Transplant Proc 23: 468–470
5. Lambracht D, Hänisch L, Wurst W, Günther E, Wonigeit K (1990) Restriction fragment-length polymorphism analysis of a second laboratory-derived mutant RT1 haplotype Transplant Proc 22: 2512–2513
6. Klempnauer J, Hoins L, Steiniger B, Günther E, Wonigeit K, Pichlmayr R (1984) Evidence for a differential importance of MHC and non-MHC alloantigens in pancreas and heart transplantation in the rat. Transplant Proc 16: 778–780
7. Klempnauer J, Steiniger B, Wonigeit K, Günther E (1985) Genetics of heart allograft rejection in the rat. Transplant Proc 17: 1897–1899
8. Vogt P, Lipecz A, Wonigeit K (1987) Effects of the RT1. C-region in rat kidney transplantation. Transplant Proc 19: 3037–3040
9. Vogt P, Lipecz A, Wonigeit K, Pichlmayr R (1987) Differential modification of donerspecific immune reactivity by longstanding heart and kidney allografts transplanted across defined class I MHC barriers in the rat. Transplant Proc 19: 4203–4206
10. Steiniger B, Klempnauer J, Wonigeit K (1985) Altered distribution of class I and class II MHC antigens during acute pancreas allograft rejection in the rat. Transplantation 40: 234–239
11. Steinhoff G, Wonigeit K, Pichlmayr R (1988) Analysis of sequential changes in MHC expression in human liver grafts after transplantation. Transplantation 45: 394–401
12. Steinhoff G, Wonigeit K, Schäfers HJ, Haverich A (1989) Sequential analysis of monomorphic and polymorphic major histocompatibility complex antigen expression in human heart allograft biopsy specimens. J Heart Transplantat 8: 360–370
13. Steinhoff G, Behrend M, Wonigeit K (1990) Expression of adhesion melecules on lymphocytes/monocytes and hepatocytes in human liver grafts. Human Immunol 28: 123–127
14. Hoffmann MW, Wonigeit K, Steinhoff G, Behrend M, Herzbeck H, Flad H-D, Pichlmayr R (1991) Tumor necrosis factor alpha and interleukin-1 beta in rejecting human liver grafts. Transplant Proc 23: 1421–1423

15. Winkler M, Schwinzer R, Wonigeit K (1989) Patterns of MHC class II antigens expression (HLA-DR, DP, and DQ) on peripheral blood T lymphocytes in patients after liver transplant. Transplant Proc 21: 3627–3628
16. Winkler M, Wonigeit K, Schwinzer R, Volz-Auerbach S, Ringe B, Pichlmayr R (1991) Increased frequency of CR45R0+CD45R- „memory" T-cells in patients with acute rejection after liver transplantation. In: Engemann R, Hamelmann H (eds) Experimental and clinical liver transplantation. Elsevier Science Publishers, Amsterdam New York Oxford, pp 185–189
17. Schlitt HJ, Nashan B, Ringe B, Bunzendahl H, Wittekind C, Wonigeit K, Pichlmayr R (1991) Differentiation of liver graft dysfunction by transplant aspiration cytology. Transplantation 51: 786–792
18. Nashan B, Schlitt HJ, Ringe B, Bunzendahl H, Wonigeit K, Pichlmayr R (1990) Transplantation aspiration cytology in the diagnosis of steroid resistant rejection in liver allograft recipients. Transplant Proc 22: 2297–2298
19. Pichlmayr R, Wonigeit K, Ringe B, Block T, Raab R, Heigel B, Neuhaus P (1984) Rejection and nephrotoxicity. Diagnostic problems with cyclosporine in renal transplantation. Proc EDTA-ERA 21: 947–960
20. Wonigeit K (1988) Gegenwärtiger Stand der Immunsuppression bei der Organtransplantation. Chirurg 59: 447–453
21. Schlitt HJ, Christians U, Bleck J et al. (1991) Contribution oy cyclosporin metabolites in livertransplanted patients with severe graft dysfunction. Transplant Int 4: 38–44
22. Wonigeit K, Kohlhaw K, Winkler M, Schaefer O, Pichlmayr R (1990) Cyclosporine monitoring in liver allograft recipients: Two distinct patterns of blood level derangement associated with nephrotoxicity. Transplant Proc 22: 1305–1311
23. Winkler M, Jost U, Ringe B, Gubernatis G, Wonigeit K, Pichlmayr R (1991) Association of elevated FK 506 plasma levels with nephrotoxicity in liver-grafted patients. Transplant Proc 23: 3153–3155
24. Fangmann J, Schwinzer R, Winkler M, Wonigeit K (1990) Expression of RT 6 alloantigens and the T-cell receptor on intestinal intraepithelial lymphocytes of the rat. Transplant Proc 22: 2543–2544
25. Schlitt HJ, Schwinzer R, Nashan B, Wonigeit K, Pichlmayr R (1989) Immunologische Untersuchungen unter OKT 3-Therapie: Wirkungsmechanismen und klinisches Monitoring. In: Lison AE, Buchholz B (Hrsg) Spezifische Immunsuppression mit OKT 3. Pabst, Lengerich, S 167–175
26. Nashan B, Schwinzer R, Wonigeit K, Pichlmayr R (1989) Analyse der Antikörperbildung gegen Mausimmunglobuline bei Abstoßungstherapie mit OKT 3. In: Lison AE, Buchholz B (Hrsg) Spezifische Immunsuppression mit OKT 3. Pabst, Lengerich, S 177–183
27. Nashan B, Ringe B, Bunzendahl H, Schlitt HJ, Wonigeit K, Pichlmayr R (1991) Clinical experience with OKT 3 in liver transplantation. In: Engemann R, Hamelmann H (eds) Experimental and clinical liver transplantation. Elsevier Science Publishers, Amsterdam New York Oxford, pp 215–217
28. Wonigeit K, Nashan B, Schwinzer R et al. (1989) Use of a monoclonal antibody against the T-cell receptor for prophylactic immunosuppressive treatment after liver transplantation. Transplant Proc 21: 2258–2259
29. Schlitt HJ, Kurrle R, Wonigeit K (1989) T-cell activation by monoclonal antibodies directed to different epitopes on the human T-cell receptor/CD 3 complex: evidence for two different modes of activation. Eur J Immunol 19: 1649–1655
30. Schwinzer R, Schlitt HJ, Wonigeit K (1992) Monoclonal antibodies to common epitopes of the human α/β T-cell receptor preferentially activate CD45RA+T-cells. Cell Immunol 140: 31–41

Lebersegmenttransplantation von lebenden Verwandten und Leichenspendern

C. E. Brölsch, D. M. Lloyd, M. Burdelski und F. Pieper

Die Verwendung von Lebersegmenten als isoliertes Transplantat zum Ersatz der Funktion eines ganzen Organes ist aus der Notwendigkeit heraus entwickelt worden, die Zahl der für pädiatrische Transplantationen zur Verfügung stehenden Organe zu erhöhen. Den klinischen Anwendungen gingen Jahrzehnte der tierexperimentellen Untersuchung voraus. Die Autotransplantation von Leberteilen wurde erstmals 1962 von Sigel et al. beschrieben und bald wandten sich weitere Chirurgen der Untersuchung der technischen Machbarkeit und möglichen Bedeutung der partiellen Lebertransplantation zu [1–3]. Durch die experimentellen Arbeiten konnten technische Probleme gelöst und akzeptable Ergebnisse bei der Verpflanzung von Leberteilen erzielt werden, die Langzeitergebnisse der in heterotope Positionen implantierten Transplantate blieben jedoch enttäuschend [4–6]. Es wurde klar, daß die Position des Transplantates von grundlegender Bedeutung ist und die Langzeitfunktion wesentlich von (bislang schlecht definierten) hepatotrophen Faktoren abhängt, die im Gastrointestinaltrakt sezerniert werden [7]. Der Weg, auf dem diese Faktoren die Leber erreichen, ist ebenfalls von Bedeutung, da Versuche, das Pfortaderblut durch systemisches arterielles oder venöses Blut zu ersetzen, zu einer Atrophie der Leber führten. Ein weiterer Kernpunkt bei der Bestimmung der Lage des Transplantates ist die Gewährleistung eines adäquaten venösen Abflusses aus der Leber, da sich zeigte, daß ein behinderter venöser Abfluß aus den Lebervenen heterotop implantierter Transplantate langfristig zum Versagen dieser Organe führt [8]. Der günstigste venöse Ausfluß ließ sich durch Plazierung der Lebervenen in unmittelbare Nähe des Zwerchfelles erzielen.

Mit Verbesserung der klinischen Ergebnisse der orthotopen Transplantation ganzer Organe und in Kenntnis der tierexperimentellen Untersuchungen führte Starzl 1975 die erste Transplantation des linkslateralen Doppelsegmentes der Leber eines erwachsenen Leichenspenders durch [9]. Die Implantation erfolgte in ein einjähriges Kind mit einem primären Lebertumor, welches die Operation leider nicht langfristig überlebte. Die ersten erfolgreichen partiellen Lebertransplantationen wurden 1983 unabhängig voneinander von Bismuth in Paris und Brölsch in Hannover berichtet. Ersterer benutzte den linken Leberlappen als Transplantat [10], während in Hannover das linkslaterale Doppelsegment verwandt wurde [11]. In der Folge wurde die Transplantation größenreduzierter Organe zu einer wichtigen Komponente des Repertoires chirurgischer Techniken der Leberverpflanzung bei Kindern. Eine erste Serie von Transplantationen größenreduzierter Organe konnte 1988 von Brölsch et al. aus Chicago beschrieben werden [12]. In dieser sowie weiteren Berichten aus anderen Zentren [13–15] hatte die partielle Lebertransplantation auch im Verhältnis zu der konventionellen Transplantation ganzer Organe ausgesprochen günstige Ergebnisse mit ein Einjahresüberlebensraten zwischen 77 % und 81 % im Vergleich zu 83 % für die Übertragung ganzer Organe. Berücksichtigt man zusätzlich die Kinder, die während des Wartens auf ein geeignetes Spenderorgan für eine konventionelle Transplantation versterben, schneidet die partielle Lebertransplantation noch besser ab und gewinnt als chirurgische Option, den Tod auf die Warteliste zu eliminieren [15, 16], zusätzlich an Attraktivität.

Die konventionelle orthotope Lebertransplantation beschränkt die Organübertragung auf Spender, die maximal die doppelte Größe des Empfängers besitzen. Durch die Nutzung größenreduzierter Organe ist es möglich, Organe von Spendern der 8- bis 10fachen Größe des Empfängers zu verwenden. Die Größenreduktion der Leber zur Transplantation orientiert sich an der von Couinaud beschriebenen segmentalen Anatomie [17]. Obwohl diese theoretisch erlaubt, anhand der intrahepatischen Verzweigungen von Pfortader, Leberarterie und Gallengang 8 unabhängige Segmente zu definieren, sind chirurgisch sinnvoll nur 3 Typen von Lebersegmenten zu präparieren, – der rechte Lappen (Segment 5–8), der linke Lappen (Segment 2–4) sowie das linkslaterale Doppelsegment (Segment 2 und 3). Linkslaterale Doppelsegmente werden benutzt, wenn das Größenverhältnis Spender/ Empfänger größer als 8 : 1 ist.

Die Entnahme der Spenderleber erfolgt mit den Standardtechniken zur Multiorganentnahme und Konservierung. Die Präparation der Lebersegmente erfolgt nach Beginn der Empfängerhepatektomie zu einem Zeitpunkt, an dem die erforderliche Größe des Transplantates klinisch abgeschätzt werden kann. Die Verwendung eines rechten oder linken Leberlappens ermöglicht die Nutzung der V. cava analog der orthotopen Transplantation ganzer Organe. Wird das linkslaterale Doppelsegment transplantiert, müssen der rechte Lappen und Segment 4 einschließlich der V. cava und des Lobus caudatus entfernt werden. Nach Darstellung der hilären Strukturen folgt die Dissektion dem Lig. falciforme und dem Strang der obliterierten Nabelvene. Die Rekonstruktion des venösen Abflusses erfolgt entweder über Anastomosierung der linken Lebervene mit der erhaltenen V. cava des Empfängers oder durch Bildung eines Kavainterponates aus Teilen der mittleren Lebervene, deren Lumen üblicherweise dem der Kava des Empfängers entspricht [18]. Neben seiner Eigenschaft als kleinstes mögliches Transplantat hat das linkslaterale Doppelsegment den Vorteil, im Verhältnis zu den anderen Segmenttransplantaten die kleinste Dissektionsfläche zu besitzen, wodurch das Risiko postoperativer Blutungen und Galleleckagen reduziert wird.

Aus der Nutzung größenreduzierter Organe entwickelte sich als logische Konsequenz die Verwendung einer Leber zur Implantation in 2 Empfänger, die „split-liver"-Transplantation. Die Leber wird dabei in den rechten und linken Lappen geteilt und, falls der venöse Abfluß des individuellen Organes oder die Größe eines der Empfänger dies erfordern, das linke paramediane Segment (Segment 4) entfernt. Der rechte Lappen und seine portalen Strukturen werden mitsamt der V. cava wie bei einer konventionellen orthotopen Transplantation verwandt und für den linken Lappen oder das linkslaterale Doppelsegment der venöse Abfluß wie bei der Implantation größenreduzierter Organe beschrieben rekonstruiert.

Die erste erfolgreiche „split-liver" Transplantation wurde 1988 von Pichlmayr et al. in Hannover durchgeführt [19]. Brölsch et al. [16, 20] berichteten im folgenden über 25 „split-liver"-Transplantationen. Die Überlebensrate der Empfänger betrug nach einem Jahr 67%, es überlebten jedoch nur 55% der Transplantate. Hauptprobleme des Verfahrens waren Komplikationen am Gallengang und Thrombosen der arteriellen und Pfortaderanastomose. Trotz der z. Z. im Verhältnis zu den anderen partiellen Transplantationen noch schlechteren Ergebnisse für die „split-liver"-Transplantation ist davon auszugehen, daß diese sich mit zunehmender Erfahrung in der Übertragung von Segmenten verbessern werden. In der Zukunft wird sie, insbesondere wenn für 2 dringliche Empfänger nur ein Organ zur Verfügung steht, eine wichtige technische Option darstellen. Grundsätzlich eröffnet sich durch die „split liver"-Transplantation in dieser Situation auch die Möglichkeit, daß die Hälften einer geteilten Leber an verschiedenen Zentren implantiert werden.

Eine weitere innovative Nutzung von Lebersegmenten ist ihre Transplantation als auxiliares Organ. Patienten mit fulminantem Leberversagen, bei denen Hoffnung auf eine Erholung der Leber besteht, können intermittierend mit einem partiellen auxiliaren Transplantat zur Überbrückung des vollständigen Organausfalles versorgt werden. Sowohl die orthotope als auch die heterotope partielle auxiliare Lebertransplantation sind 1985 von Bismuth und Houssin [21] beschrieben worden und Terpstra et al. [22] konnten durch auxiliare heterotope Lebertransplantation eine vollständige Erholung aus fulminantem Leberversagen erreichen. Aus Hannover wurde kürzlich über eine erfolgreiche auxiliare partielle orthotope Lebertransplantation berichtet [23]. Einer Patientin in fulminantem Leberversagen wurde dort nach Resektion des eigenen linkslateralen Doppelsegmentes ein linker Leberlappen zur Überbrückung des Organausfalles orthotop implantiert. Nach Erholung des eigenen rechten Lappens wurde 6 Monate später die immunsuppressive Therapie abgesetzt, und das nicht mehr benötigte Transplantat fibrosierte.

Neben der Anwendung bei Notfallindikationen stellt die partielle orthotope Lebertransplantation eine potentielle Therapie in der Behandlung von in der Leber lokalisierten Stoffwechseldefekten dar. Durch die Übertragung von Lebersegmenten wird es möglich sein, ausreichend viel Lebergewebe zur Kompensation der jeweiligen Defekte zu transplantieren, ohne daß der Empfänger im Fall eines Transplantatversagens vital gefährdet ist, da er dann auf die bis auf das spezifische Defizit gut funktionierende eigene Leber zurückgreifen kann.

Die inzwischen von vielen Zentren erfolgreich durchgeführte Transplantation von Lebersegmenten von Leichenspendern war ein starker Impetus, eine Technik zur Verwendung von Segmenten von lebenden verwandten Spendern zur Verpflanzung in kindliche Empfänger zu entwickeln. Nach einigen erfolglosen Versuchen einer Lebendverwandtenlebertransplantation (LVLT) in Brasilien und Japan berichteten Strong et al. 1990 über die erste erfolgreiche Übertragung eines linkslateralen Doppelsegmentes von einer Mutter auf ihren an Gallengangatresie leidenden Sohn [24]. Das erste wirklich strukturierte Programm für Lebendverwandtentransplantationen an einem Zentrum mit großer Erfahrung in der Transplantation von Lebersegmenten, welches vor Beginn auch die ethischen Aspekte des Verfahrens ausführlich ausarbeitet, wurde jedoch von Brölsch an der University of Chicago ins Leben gerufen [25]. Die erste Lebendverwandtenlebertransplantation wurde dort im November 1989 durchgeführt [26]. Insgesamt sind in Chicago bislang 38 LVLT durchgeführt worden, 14 davon nach Brölschs Rückkehr nach Deutschland. Brölsch hat nach seinem Wechsel nach Hamburg auch dort mit dem Aufbau eines LVLT Programmes begonnen und bislang 7 dieser Operationen durchgeführt. Bei gemeinsamer Betrachtung der in Chicago und Hamburg transplantierten Patienten ist besonders hervorzuheben, daß 41 Organempfänger jünger als 2 Jahre waren und weniger als 15 kg wogen. Die meisten der Kinder litten an einer Gallengangatresie, aber kryptogenes Leberversagen und familiäre intrahepatische Cholestase (M. Byler) waren weitere häufige Indikationen zur Transplantation.

Die Spenderhepatektomie erfolgt über eine quere Oberbauchlaparotomie mit Erweiterung des Schnittes in der Medianen bis zum Xiphoid. Bei den ersten 3 Spendern wurde der linke Leberlappen entnommen, um dann ex situ das linkslaterale Dpppelsegment zu präparieren. In der Folge zeigte sich jedoch, daß eine Beschränkung auf die Entnahme der Segmente 2 und 3 technisch machbar und für den Spender schonender ist [26]. Alle weiteren Entnahmen wurden daher in dieser Form vorgenommen. Die Präparation beginnt mit der Mobilisation der linkslateralen Segmente und Darstellung des linken Astes der Leberarterie sowie der Pfortader. Äste des linken Pfortaderastes zum Lobus caudatus werden durchtrennt und nach Anschlingen der linken Lebervene der gemeinsame Gallengang für die Segmente 2 und 3 im Verlauf des obliterierten Ductus venosus dargestellt und durchtrennt. Dabei ist man bemüht, transplantatseitig einen möglichst langen Gallengang zu gewinnen. Bei der Hälfte der Spender stößt dies auf Schwierigkeiten, da die Gallengänge vor Übertritt in Segment 4 keinen gemeinsamen Stamm bilden. In diesen Fällen werden die beiden Segmentgallengänge durchtrennt und bei der Implantation gesondert in eine Y-Roux-Schlinge anastomosiert. Dann wird das Parenchym entlang des Lig. falciforme hepatis durchtrennt. Der linke Pfortaderast, die linke Leberarterie und die linke Lebervene werden unter Bewahrung der Gefäße für Segment 4 simultan ausgeklemmt und übernäht. Das Transplantat wird dann ex situ mit kalter, heparinisierter University-Wisconsin-(UW-)Lösung perfundiert und eine Verlängerung von Pfortader und Arterie durch Interposition eines Segmentes der V. saphena magna vom Oberschenkel des Spenders vorgenommen.

Die Hepatektomie des Empfängers erfolgt unter Erhalt der V. cava. Die Mündungen der Lebervenen werden, wenn möglich, dergestalt verschlossen, daß ein dreieckförmiger Defekt verbleibt, welcher zur Anastomose mit der Lebervene des Transplantates genutzt wird. Die Arterie wird, wenn die empfängerseitige A. hepatica zu klein ist, mit der infrarenalen Aorta anastomosiert. Die Drainage des Gallenganges erfolgt in eine retrokolisch hochgezogene Y-Roux-Schlinge.

Der arterielle und portalvenöse Zufluß reagieren ebenso wie der Abfluß in die V. cava äußerst sensibel auf Lageveränderungen des Transplantates. Um dieses in der optimalen Lage zu stabilisieren, wird die Roux-Schlinge zur Auffüllung des ansonsten im rechten Oberbauch verbleibenden leeren Raumes benutzt. In einem Fall war es erforderlich, ein extrem instabiles Transplantat durch Einbringen einer Mammaprothese zu fixieren.

Die Ergebnisse der Lebendverwandtenlebertransplantation sind ermutigend. In der ersten Serie von 20 Patienten, die in Chicago transplantiert wurden, betrugen die Überlebensraten der Patienten 85 % und der Transplantate 75 %. Die schwerwiegendste Komplikation war die arterielle Thrombose des Transplantates, welche bei 5 Empfängern auftrat und 4mal eine Retransplantation erforderlich machte. 4 Patienten hatten eine Thrombose der Pfortader und 5 ein Galleleck; letzteres trat bei 4 der Patienten in Zusammenhang mit einer Thrombose der Leberarterie auf.

Alle Spender überlebten die partielle Hepatektomie und sind z. Z. bei guter Gesundheit. Komplikationen traten nur bei den Spendern des gesamten linken Leberlappens auf. Hier kam es zu einer Milzruptur nach Ausklemmen des Lig. hepatoduodenale und 3 Galleleckagen, die 2mal perkutan drainiert wurden und einmal eine Relaparotomie erforderten.

Nach Abschluß der initialen Serie sind in Chicago und Hamburg weitere 22 Patienten elektiv mit einer Überlebensrate von 100 % für Patienten und Transplantate operiert worden. Die Inzidenz und der Schweregrad von Rejektionen waren bei allen 42 Patienten, soweit dies anhand der bisherigen Zahlen beurteilt werden kann, geringer als bei der Transplantation von Organen nichtverwandter Leichenspender.

Seit Beginn des LVLT Programmes in Chicago haben mehrere andere Zentren mit der Transplantation von Lebersegmenten von lebenden verwandten Spendern begonnen. Die nach Brölsch zweitgrößte Serie führten Tanaka und Ozawa in Kyoto durch. Dort erfolgten 22 LVLT mit einer Überlebensrate von 77 % und ohne Komplikationen bei den Spendern.

In der Hand erfahrener Chirurgen lassen sich mit der LVLT auch im Vergleich zu der konventionellen Transplantation ganzer Organe vorteilhafte Ergebnisse erzielen. Dies gilt um so mehr, als es sich bei den Patienten vorwiegend um Kleinkinder handelt, denen ohne Anwendung der LVLT in Ermangelung eines geeigneten Organes der Tod auf der Warteliste droht. Zudem ist die LVLT die einzige Operation, die als Elektiveingriff eine optimale Vorbereitung des Empfängers ermöglicht.

Die Transplantation von Lebersegmenten von Leichenspendern und lebenden Verwandten ist zu einem wirkungsvollen Mittel der Behandlung von pädiatrischen und erwachsenen Patienten mit Lebererkrankungen im Endstadium geworden. Ihre Anwendung als auxiliare orthotope Transplantation eröffnet die Möglichkeit, Stoffwechseldefekte durch partielle Lebertransplantation zu korrigieren. Durch die Lebendverwandtenlebertransplantation ist es möglich geworden, ohne den Pool der Leichenspenderorgane für die Übertragung ganzer Organe antasten zu müssen, Transplantationen bei Kleinkindern mit sonst nur minimaler Hoffnung auf ein geeignetes Organ als Wahleingriff erfolgreich durchzuführen.

Literatur

1. Sigel B, Acevedo FJ (1962) Methods and results of partial liver autotransplantation. Surg Gynecol Obstet 114: 731–740
2. Absolon K, Hagihara P, Griffin W, Lillehei R (1965) Experimental and clinical heterotopic liver homotransplantation. Rev Int Hepat 15: 1481–1490
3. Aoki H, Wang TC, Matsumura H et al. (1967) Partial liver transplantation with primary revascularisation in dogs Keio J Med 16: 205–221
4. Sigel B, Baldia L, Dunn MR (1967) Studies of liver lobes autotransplanted outside the abdominal cavity. Surg Gynecol Obstet 124: 525–530
5. Price JB, Voorhees AB, Britton RC (1967) Partial hepatic autotransplantation with complete revascularisation in the dog. Arch Surg 95: 59–64
6. Brölsch CE, Lee S, Charters A et al. (1974) Regeneration of liver isografts transplanted in continuity with splanchnic organs. Surg Forum 25: 394–396
7. Sigel B, Baldia LB, Dunn MR, Menduke H (1967) Humoral control of liver regeneration.Surg Gynecol Obstet 124: 1023–1031
8. Jerusalem C, van der Heyde MN, Schmidt WJ, Tjebbes FA (1972) Heterotopic liver transplantation. Unfavourable outflow conditions as a possible cause for late graft failure. Eur Surg Res 4: 186–197
9. Shaw BW, Wood P, Stratta RJ, Pillen TJ, Markin RS, Langnas AN (1990) Liver Transplantation in surgical treatment of digestive disease. Moody, Chicago
10. Bismuth H, Houssin D (1984) Reduced sized orthotopic liver graft in hepatic transplantation in children. Surgery 95: 367–370
11. Brölsch CE, Neuhaus P, Burdelski M et al. (1984) Orthotope Transplantation von Lebersegmenten bei Kleinkindern mit Gallengangsatresien. In: Koslowski L (Hrsg) Chirurgisches Forum f. experim u. klinische Forschung. Springer Berlin Heidelberg New York, S 105–109
12. Brölsch CE, Emond JC, Thistlethwaite JR et al. (1988) Liver transplantation, including the concept of reduced-size liver transplants in children. Ann Surg 208: 410–420
13. Otte JB, de Ville de Goyet J, Sokal E et al. (1990) Size reduction of the donor liver is a safe way to alleviate the shortage of size-matched organs in paediatric transplantation. Ann Surg 211/2: 146–157
14. Emond JC, Whitington PF, Thistlethwaite JR, Alonso EM, Brölsch CE (1989) Reduced-size orthotopic liver transplantation: Use in the management of children with chronic liver disease. Hepatology 10/5: 867–872
15. Ryckman FC, Flake AW, Fisher RA, Tchervenkov JI, Pedersen SH, Balistreri WF (1991) Segmental orthotopic hepatic transplantation as a means to improve patient survival and diminish waiting list mortality. J Ped Surg 26/4: 422–428
16. Brölsch CE, Emond JE, Whitington PF et al. (1990) Application of reduced size liver transplants as split grafts, auxiliary orthotopic grafts and living related segmental transplants. Ann Surg 212/3: 368–377
17. Couinaud C (1957) Le foie. Etudes anatomiques et chirurgicales. Masson, Paris
18. Ringe B, Pichlmayr R, Burdelski M (1988) A new technique of hepatic vein reconstruction in partial liver transplantation. Transplant Int 1: 30–35

19. Pichlmayr R, Ringe B, Gubernatis G et al. (1989) Transplantation einer Spenderleber auf zwei Empfänger: (Split liver transplantation) Eine neue Methode in der Weiterentwicklung der Lebersegment Transplantation. Langenbecks Archiv Chir 373: 127–130
20. Emond JC, Whitington PF, Thistlethwaite JR et al. (1990) Transplantation of two patients with one liver: analysis of a preliminary experience with „split liver" grafting. Ann Surg 212: 14–22
21. Bismuth H, Houssin D (1985) Partial resection of liver grafts for orthotopic or heterotopic liver transplantation. Trans Proc 17: 279
22. Terpstra OT, Schlam SW, Weimar W et al. (1988) Auxiliary partial liver transplantation for end-stage chronic liver disease. N Engl J Med 319: 1507
23. Gubernatis G, Pichlmayr R, Kemnitz J, Gratz K (1991) Auxiliary partial orthotopic liver transplantation (APOLT) for fulminant hepatic failure: First successful report. World J Surg 15: 660–666
24. Strong RW, Lynch SV, Ong TN, Matsunami H, Koido Y, Balderson GA (1990) Successful liver transplantation from a living donor to her son. N Engl J Med 322/21: 1505–1507
25. Singer PA, Siegler M, Whitington PF, Lantos J, Emond JC, Thistlethwaite JR, Brölsch CE (1989) Ethics of liver transplantation using living donors. N Engl J Med 321: 620–622
26. Brölsch CE, Whitington PF, Emond JC et al. (1991) Liver transplantation from living related donors. Ann Surg 214/4: 428–439

Tierexperimentelle Untersuchungen der Makro- und Mikrozirkulation nach orthotoper Lebertransplantation

K. J. Oldhafer

Die Leber wird von 2 verschiedenen Blutgefäßsystemen versorgt, dem arteriellen Hochdruck- und dem portalvenösen Niedrigdrucksystem. Die Sinusoide stellen die gemeinsame Endstrecke beider Systeme dar. Die gleichzeitige Durchblutung der Sinusoide durch ein Hochdruck- und Niedrigdrucksystem bedarf einer hochentwickelten Regulation. Ein ausgedehntes System von Sphinkter- und Drosselmechanismen ist notwendig. Die heutigen Kenntnisse von Regelmechanismen basieren überwiegend auf anatomischen Studien. Folgende „Durchblutungsregler" wurden beschrieben:

Steuerung der venösen Leberdurchblutung

1. Ein- und Ausstromsphinktere an den Übergängen Venulae-afferentes-Sinusoid und Sinusoid-Zentralvene,
2. Vorwölbung von Sternzellen innerhalb der Sinusoide,
3. Konstriktion am Eingang der Zentralvene in die Sublobularvene,
4. Muskelsphinktere am Abgang der Pfortaderäste.

Steuerung der arteriellen Durchblutung

1. Sphinktere im Bereich der Arteriolenabgänge,
2. Präsinusoidale Sphinktere,
3. muskelfreie Drosselmechanismen an den Einmündungen in die Sinusoide,
4. a. v.-Shunts zwischen Aa. interlobulares und Vv. interlobulares.

Es ist vorstellbar, daß das komplexe Regelsystem der Sinusoiddurchblutung durch die Transplantation beeinträchtigt wird. Die vollständige Denervierung, der Ischämieschaden und der sog. Reperfusionsschaden [7, 14] sind als potentielle Schädigungsmechanismen anzusehen.
Ziel dieser Untersuchungen war es, Änderungen der Leberdurchblutung nach der orthotopen Transplantation zu analysieren. Als Versuchsmodell diente das Transplantationsmodell am Schwein [6].

Methodik

Tiere/Anästhesie

Die Versuche wurden an 16 Läuferschweinen der deutschen Landrasse mit einem Gewicht zwischen 20 und 25 kg durchgeführt. 24 h vor der Operation wurde die feste Nahrung abgesetzt. Die Tiere wurden mit i. m.-Gaben von 200 mg Azaperon und 0,5 mg Atropinsulfat prämediziert. Anschließend wurden sie intubiert und mit einem N_2-/O_2-Gemisch von 2 : 1 kontrolliert beatmet. Die Anästhesie wurde durch i. v.-Gaben von Fentanyl und Metomidathydrochlorid aufrechterhalten. Ein zentralvenöser und ein A.-pulmonalis-Katheter wurden über die Jugularvene vorgeschoben; außerdem wurde ein arterieller Katheter zum Druckmonitoring und für Blutentnahmen in die A. carotis eingelegt.

Spender-/Empfängeroperation

Die Spender- und Empfängeroperationen wurden entsprechend der in der Klinik entwickelten Technik durchgeführt [4]. Zur Konservierung wurde die Histidin-Tryptophan-Ketoglutanat-(HTK-)Lösung verwendet [5]. Abweichungen zum klinischen Vorgehen stellen folgende Modifikationen dar. Die arterielle Rekonstruktion beim Empfänger erfolgte mit Hilfe eines thorakalen Aortensegmentes, welches End-zu-Seit auf die infrarenale Aorta genäht wurde. Die Reihenfolge der Anastomosierungen war: suprahepatische IVC, V. portae, infrahepatische IVC und die arterielle Rekonstruktion. Zum Vermeiden von postoperativen Magenentleerungsstörungen wurde beim Empfängertier eine Gastrojejunostomie angelegt [2].

Untersuchungen der Makrozirkulation

Der Blutfluß wurde in der A. hepatica und der V. portae gemessen. Hierzu wurde ein elektromagnetisches Blutflußmeßgerät (Cliniflow-II-Modell 701D, Carolina Medical Electronics) mit Meßköpfen von 12–35 mm Innenumfang verwendet. Gleichzeitig wurden die intravasalen Drucke in der Aorta, Pfortader und Lebervene gemessen und zur Kalkulation der Widerstandsgrößen herangezogen. Die Messungen wurden beim Spender und 1 h nach Reperfusion beim Empfänger durchgeführt. Das Herzminutenvolumen wurde nach dem Thermodilutionsverfahren (Cardiac-output-Computer, Edwards Laboratories) bestimmt.

Untersuchungen der Mikrozirkulation

Die polarographische Messung des Sauerstoffpartialdruckes auf der Leberoberfläche erfolgte mit einer Mehrdrahtoberfächenelektrode nach Kessler und Lübbers [9, 11, 13]. Durch manuelles Umsetzen der Elektrode wurden über 100 verschiedene Einzelwerte gemessen, aus denen pO_2-Histogramme erstellt wurden.[1]

---

[1] Die Messung des Sauerstoffpartialdruckes auf der Leberoberfläche wurde von Herrn Dr. med. Dipl.-Ing. H. U. Spiegel von der Universität Münster, Chirurgische Forschung, durchgeführt.

Ergebnisse

Makrozirkulation: Bei insgesamt 8 Tieren wurden die kompletten Messungen zur Hämodynamik durchgeführt. Die Ergebnisse der Messungen sind in der Tabelle 1 zusammengefaßt.

Mikrozirkulation: Der durchschnittliche Gewebe-pO_2-Wert nach Laparotomie bei unbehandelten Schweinelebern lag bei 60 mmHg. Auffällig waren große Schwankungen eines jeden Meßkanals. So konnten auf einer Stelle

Tabelle 1. Hämodynamische Messungen der Leber während der Spenderoperation und 1 h nach Revaskularisierung ($\bar{x}$ ±SD; n = 8)

		Spender	Empfänger
Systemisch	Frequenz	88 ±13	82 ±15
	HZV (l/min)	2,56 ±0,42	3,06 ±0,39
A. hepatica	Flow (ml/min)	153 ±56	347 ±214[a]
	Druck (mmHg)	54 ±11	63 ±8,5
	Widerstand (Pa·s/ml)	3203 ±1707	1734 ±1139[a]
V. portae	Flow (ml/min)	378 ±122	596 ±158[a]
	Druck (mm Hg)	6,1 ±1,5	11,8 ±3,3[a]
	Widerstand (Pa·s/ml)	93 ±63	88 ±47
V. hepatica	Flow (ml/min)	532 ±149	955 ±151[a]
	Druck (mm Hg)	2,2 ±1,2	5,3 ±1,7[a]

[a] $p < 0{,}05$.

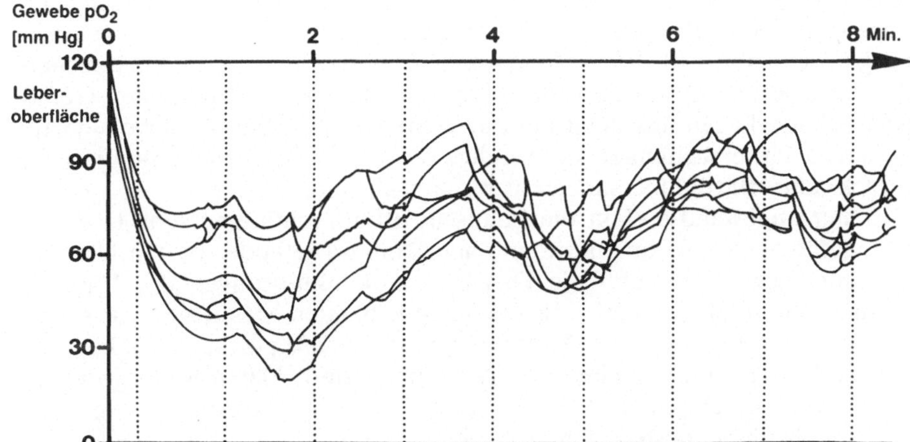

Abb. 1. Kontinuierliche Messung des Gewebe-pO_2 auf der Leberoberfläche direkt nach Laparotomie

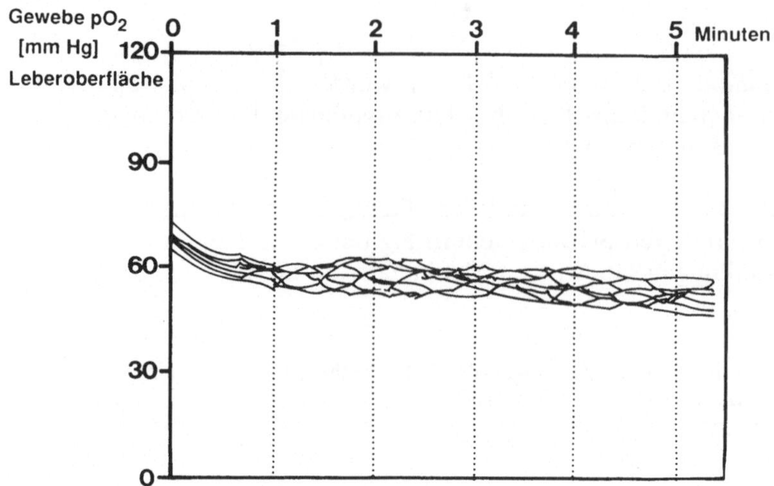

Abb. 2. Kontinuierliche Messung des Gewebe-pO_2 auf der Leberoberfläche 1h nach Revaskularisierung

innerhalb von 8 min Unterschiede bis zu 30 mmHg registriert werden (Abb. 1). Dieses Verhalten änderte sich nach der Reperfusion. Hier wurden nahezu gleiche Durchschnittswerte gemessen. Die hohen Schwankungen waren jedoch nicht mehr nachweisbar. Die Werte lagen innerhalb einer schmalen Bandbreite (Abb. 2).

Diskussion

In der Literatur sind Messungen des Blutflusses in der V. portae und A. hepatica nach Lebertransplantation beschrieben; die Messungen wurden zur intraoperativen Überprüfung der Anastomosen nach der Revaskularisierung durchgeführt [8, 10]. Systematische Untersuchungen mit entsprechenden intravasalen Druckmessungen zum Errechnen der hepatischen Gefäßwiderstände liegen aus der Literatur nicht vor. Großtierversuche sind für derartige Untersuchungen notwendig, da bei Kleintieren kontinuierliche Druck- und Blutflußmessungen nicht möglich sind.

Die hier angewandte elektromagnetische Blutdurchflußmessung in größeren Gefäßen ist eine etablierte und anerkannte Methode. In den Untersuchungen zeigte sich, daß die Druck- und Flußmessungen der V. portae methodisch anfälliger waren als die entsprechenden Messungen zur Leberarterie. Da nur geringe Druckdifferenzen zwischen V. portae und V. hepatica für die Widerstandsberechnung entscheidend sind, haben Meßungenauigkeiten im Bereich von 1–2 mmHg bereits beträchtliche Auswirkungen auf die Gefäßwiderstandsberechnungen der V. portae.

Die Analyse der Durchblutung im Bereich der terminalen Strombahn ist methodisch anspruchsvoll. Es kommen verschiedene Meßmethoden zur

Anwendung, mit denen Veränderungen der Mikrozirkulation direkt oder indirekt beschrieben werden können. In dieser Arbeit wurde die Methode der Gewebe-pO_2-Messung auf der Leber angewendet. Der lokale Gewebe-pO_2 wird im wesentlichen von 3 Faktoren bestimmt:

1. von der Sauerstoffkapazität und -sättigung im arteriellen Blut,
2. von der konvektiven Komponente der Mikrozirkulation in den einzelnen Kapillaren,
3. vom zellulären Sauerstoffverbrauch.

Mit dieser Methode wird nicht der absolute Flow im Bereich der terminalen Strombahn gemessen. Durch Vergleich mit der jeweiligen Messung auf der Spenderleber sind jedoch Aussagen über Änderungen in der Kapillardurchblutung möglich. Aus Untersuchungen an transplantierten Rattenlebern ist bekannt, daß es während der Reperfusion zu Störungen der Mikrozirkulation kommt [12]. Die Anzahl der perfundierten Sinusoide, durch intravitalmikroskopische Techniken kontrolliert, nimmt während der Reperfusionsphase ab und wird von der Länge der Ischämiezeit bestimmt. Ödematöse und abgeschilferte Endothelzellen der Sinusoide sowie aktivierte Kupffer-Sternzellen wurden u.a. für die gestörte Mikrozirkulation verantwortlich gemacht. Leukozyten, für die intravitalmikroskopisch eine erhöhte Adhärenz zu Sinusoidalwandzellen nachgewiesen werden konnte, können zu einer reduzierten Mikrozirkulation beitragen.
Die gestörte Durchblutung im Bereich der Sinusoide läßt einen erhöhten Widerstand in den zuführenden Gefäßen erwarten. Diese Vermutung steht im Einklang mit den Ergebnissen aus den histologischen Untersuchungen, die parallel zu dieser Studie durchgeführt wurden[2]. Es wurden Ödeme der Hepatozyten und der Sinusendothelzellen beschrieben. Auch die Periportalfelder waren ödematös erweitert. Als Hinweis für eine gestörte Mikrozirkulation fanden sich erweiterte, teilweise prall mit Erythrozyten angefüllte Sinusoide.
Die hier durchgeführten hämodynamischen Untersuchungen zeigten jedoch einen signifikant *($p < 0{,}05$)* niedrigeren Gefäßwiderstand der Leberarterie 1 h nach der Revaskularisierung zu einem Zeitpunkt, an dem die Zellschäden schon histologisch nachweisbar waren. Der Gefäßwiderstand der Pfortader blieb nahezu gleich. Nur ein Teil der gesteigerten Gesamtdurchblutung der Leber, sie stieg von durchschnittlich 532 ml/min auf 955 ml/min, kann durch das erhöhte Herzminutenvolumen bedingt sein; das durchschnittliche Herzminutenvolumen stieg von 2,56 l/min auf 3,06 l/min.
Die Abnahme des arteriellen Gefäßwiderstandes könnte durch ein vermehrtes Öffnen intrahepatischer Shunts zwischen der A. hepatica und der V. hepatica erklärt werden. Inwieweit die Steuerungsmechanismen, die in der Einleitung erwähnt wurden, an der Abnahme des arteriellen Gefäßwiderstandes beteiligt sind, bleibt ungeklärt. Das Ergebnis der hier durchgeführ-

[2] Die histologischen Untersuchungen wurden von Herrn Doz. Dr. med. D. Kranz von dem Institut für Pathologie der Humboldt-Universität zu Berlin durchgeführt.

ten Sauerstoffoberflächenmessungen, daß nach Wiederanschluß der Leber die Vasomotion erheblich zurückgeht, gibt Hinweise dafür, daß die Steuerungsmechanismen zumindest beeinträchtigt sind.
Ein wichtiger Aspekt in diesem Zusammenhang ist die Denervierung. Ein Einfluß der Leberinnervation auf die Leberdurchblutung ist seit langer Zeit bekannt. Bereits 1910 konnte Burton-Opitz zeigen, daß die elektrische Stimulation der Nervenbündel neben der A. hepatica zu einem reduzierten arteriellen Blutfluß führt [1]. Die Frage, welchen Einfluß die Denervierung bei der Transplantation auf die Leberdurchblutung hat, ist z. Z. noch unbeantwortet. Ein Einfluß der fehlenden Innervation ist denkbar. Da auch metabolische Funktionen der Leber von der nervalen Innervation des Organs beeinflußt werden [3], wird die experimentelle Aufarbeitung dieses Gebietes interessante neue Aspekte liefern.

Literatur

1. Burton-Opitz R (1910) The vascularity of the liver: I. The flow of blood in the hepatic artery. Q J Exp Physiol 3: 297–313
2. Calne RY, White HJO, Yoffa DE et al. (1967) Prolonged survival of liver transplants in the pig. Br Med J 4: 645–648
3. Friedman MI (1988) Hepatic nerve function. In: Arias M, Jakoby WB, Popper H, Schachter D, Shafritz DA (eds) The liver: Biology and pathobiology. Raven, New York, pp 949–959
4. Gubernatis G, Abendroth D, Haverich A, Bunzendahl H, Illner WD, Land W, Pichlmayr R (1988) Technik der Mehrorganentnahme. Chirurg 59: 461–468
5. Gubernatis G, Pichlmayr R, Lamesch P et al. (1990) HTK-solution (Bretschneider) for human liver transplantation. Langenbecks Arch Chir 375: 66–70
6. Hauss J, Spiegel HU, Oldhafer K, Pichlmayr R (1992) Entwicklungen der experimentellen Leberchirurgie und Lebertransplantation. In: Kronberger L (Hrsg) Experimentelle Chirurgie. Enke, Stuttgart, S 146–156
7. Holloway CMB, Harvey PRC, Strasberg SM (1990) Viability of sinusoidal lining cells in cold preserved rat liver allografts. Transplantation 49: 225–229
8. Houssin D, Fratacci M, Dupuy P, Vigouroux C, Gratecel C, Paye D, Chapuis Y (1989) One week of monitoring of portal and hepatic arterial blood flow after liver transplantation using implantable pulsed doppler microprobes. Transplant Proc 21: 2277–2278
9. Kessler M, Harrison DK, Höper J (1986) Tissue oxygen measurement techniques. In: Baker CE, Nastuk WL (eds) Microcirculatory technology. Academic Press, Orlando, pp 391–425
10. Klintmalm GBG, Olson LM, Paulsen AW, Whitten CW, Husberg BS (1988) Hepatic arterial thrombosis after liver transplantation intraoperative electromagnetic blood flow evaluation. Transplant Proc 20: 616–618
11. Lübbers DW (1977) Die Bedeutung des lokalen Gewebesauerstoffdruckes und des pO_2 Histogrammes für die Beurteilung der Sauerstoffversorgung eines Organes. Prakt Anästh 12: 184–193
12. Marzi I, Walcher F, Menger M, Bühren V, Harbauer G, Trentz O (1991) Microcirculatory disturbances and leucocyte adherence in transplanted livers after cold storage in Euro Collins, UW and HTK solutions. Transplant Int 4: 45–50
13. Spiegel HU, Hauss J, Schönleben K, Bünte H (1987) Theory and methods of local tissue pO_2 monitoring in experimental angiology. Angiology 38: 1–12
14. Thurman RG, Marzi I, Seitz G, Thies J, Lemasters JJ, Zimmerman F (1988) Hepatic reperfusion injury following orthotopic liver transplantation in the rat. Transplantation 46: 502–506

Bedeutung von Spenderlymphozyten bei Lebertransplantation

H. J. Schlitt

Ein allogenes Transplantat ist nicht nur passive Zielstruktur für die Immunreaktion des Transplantatempfängers, sondern es ist durchaus in der Lage, die ablaufende Immunreaktion zu beeinflussen. So finden sich z. B. im Gewebe einer Transplantatleber dynamische Veränderungen in der Expression von Zelloberflächenantigenen wie HLA-Antigenen und Adhäsionsmolekülen. Da diese Antigene für die Erkennung und Infiltration des Transplantats durch Lymphozyten des Empfängers eine entscheidende Rolle spielen, wirken sich Änderungen der Antigenexpression direkt auf die Stärke und die Angriffspunkte der Immunantwort aus. Neben den gewebeständigen Zellen, die die Hauptmasse des Lebergewebes ausmachen und die Zielstrukturen der Abstoßungsreaktion darstellen, finden sich in der Leber jedoch zusätzlich auch noch knochenmarkabhängige Zellen wie die Kupffer-Sternzellen und Lymphozyten. Diese Zellen sind immunologisch von besonderer Relevanz, da sie nach einer Lebertransplantation aktiv in den Immunprozeß eingreifen können. Auf Grund der großen Zahl möglicher Interaktionen zwischen dem Transplantat und dem Empfängerorganismus stellen die Immunabläufe nach einer Lebertransplantation also ein komplexes Geschehen dar (Abb. 1). Von Kupffer-Sternzellen ist bereits bekannt, daß die von Organspender stammenden Zellen im Laufe der Zeit aus der Leber verschwinden und durch entsprechende Zellen des Empfängers ersetzt werden; die Geschwindigkeit des Austausches hängt dabei von immunologischen Vorgängen ab [1]. Über die Zahl der Lymphozyten, die sich im Parenchym der Leber befinden und die damit im Rahmen einer Transplantation auf den Empfänger übertragen werden, lagen bisher jedoch keine genauen Erkenntnisse vor. Vereinzelte Berichte über Graft-versus-host-Erkrankungen nach klinischer Lebertransplantation [2, 3] wiesen jedoch darauf hin, daß möglicherweise größere Mengen immunkompetenter Zellen („Passenger-Lymphozyten") mit einer Spenderleber übertragen werden können.

Im Rahmen dieser Studie wurde deshalb zunächst untersucht, wieviele Leukozyten sich in einer Spenderleber befinden, welche bei der Entnahme mit Konservierungslösung perfundiert worden ist. Von Spenderlebern wurden dann zum einen Lymphknoten präpariert, die im Bereich des Leberhilus am Organ verblieben waren und üblicherweise mitimplantiert werden. Mittels Zerzupfen und Ausspülen konnten aus diesen Lymphknoten dann Lymphozyten separiert und untersucht werden. Dabei fanden sich ausschließlich

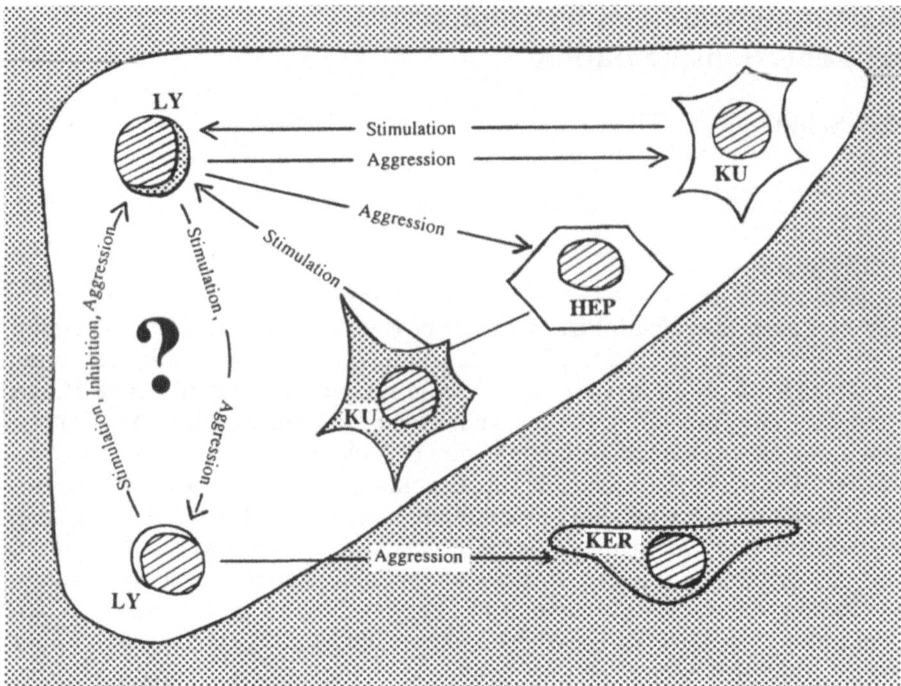

Abb. 1. Potentielle immunologische Interaktionen zwischen den Zellen einer Transplantatleber und dem Immunsystem des Empfängers nach allogener Lebertransplantation

Lymphozyten, wobei deren Gesamtzahl auf Grund der Variabilität der Zahl vorhandener Lymphknoten sehr schwankte (Tabelle 1). Zum anderen wurden aus dem Parenchym der Lebern mittels Feinnadelaspirationsbiopsie [4, 5] bzw. durch Kollagenasebehandlung von Stanzbiopsien Leukozyten isoliert. Eine quantitative Aufarbeitung der Zellen zeigte, daß mit einer Spenderleber einer große Anzahl mononukleärer Zellen und insbesondere Lymphozyten übertragen werden, wobei sich der größte Teil der Lymphozyten im Parenchym der Lebern findet (Tabelle 1) [6].

Tabelle 1. Anzahl und Differenzierung mononukleärer Zellen aus Lymphknoten im Hilusbereich und aus dem Parenchym perfundierter Spenderlebern

	Lymphknoten	Parenchym
Anzahl	$0{,}1–0{,}5 \times 10^9$	$2–20 \times 10^9$
(pro Transplantat)		
Lymphozyten	99 %	35–70 %
Monozyten	<1 %	20–30 %
Granulozyten	<1 %	10–40 %

Tabelle 2. Subpopulationen und Expression von Aktivierungsmarkern und Adhäsionsmolekülen bei „Passenger-Lymphozyten" aus perfundierten Spenderlebern

Oberflächenmarker	Mononukleäre Zellen im Lymphknoten [%]	Mononukleäre Zellen im Parenchym [%]
CD3$^+$	70–80	35–70
CD20$^+$	20–30	5
CD56$^+$	5	30–50
HLA-DR$^+$/CD2$^+$	5	25–40
CD4$^+$	60–70	5–10
CD8$^+$	10–20	30–40
CD45RA$^+$/CD3$^+$	60	10–30
CD45RA$^+$/CD3^3	40	70–90
ICAM-1$^+$	5–10	30–40
LFA-1^{+++}	0	90

Mit Hilfe monoklonaler Antikörper gegen verschiedene Zelloberflächenmoleküle wurden die Subpopulationen, Aktivierungsmarker sowie Adhäsionsmolekülexpression der Lymphozyten aus den Spenderlebern mit Hilfe der Zweifarbenfluoreszenz durchflußzytometrisch analysiert (Tabelle 2). Dabei fanden sich in den Lymphknoten vorwiegend ruhende T- und B-Lymphozyten, die lediglich eine Basisexpression von Adhäsionsmolekülen aufwiesen; diese Befunde sind in Einklang mit Untersuchungen an Lymphknotenzellen aus anderen Körperregionen. Die Lymphozyten im Leberparenchym hingegen waren fast ausschließlich T- und NK-Zellen; B-Zellen waren nur ganz vereinzelt vorhanden. Im Gegensatz zu den Lymphknotenzellen zeigten die Lymphozyten im Parenchym zum Teil eine deutliche Expression von HLA-Klasse-II-Molekülen und wiesen eine ausgeprägte Expression der Adhäsionsmoleküle LFA-1 und partiell ICAM-1 auf. Im Vergleich zu den Lymphknotenzellen zeigten sich vor allem innerhalb der T-Lymphozyten im Lebergewebe deutliche Unterschiede in den Subpopulationen mit einem starken Überwiegen von CD8$^+$-Zellen (sog. zytotoxischen bzw. Suppressorzellen) sowie von CD45R0$^+$-Zellen (sog. „memory"-Zellen). Diese Befunde weisen darauf hin, daß es sich in der Leber um eine Population voraktivierter Lymphozyten handelt, und erklären auch, warum diese Zellen im Rahmen der Perfusion nicht aus dem Organ entfernt werden: Durch die Expression des zu LFA-1 komplementären Adhäsionsmoleküls ICAM-1 auf den Sinusendothelzellen sind die Lymphozyten im Lebergewebe stark adhärent. Da diese Ergebnisse bei allen bisher untersuchten Lebern reproduziert werden konnten, ist anzunehmen, daß es sich bei diesen Lymphozyten um Zellen handelt, die sich normalerweise im Lebergewebe und hier sowohl in den Portalfeldern und in den Sinusoiden befinden und die somit regelhaft mit einem Lebertransplantat auf den Empfänger übertragen werden.

Um das Schicksal dieser Zellen im Anschluß an die Transplantation im Empfängerorganismus zu klären, wurden bei Patienten Leberbiopsien und peripheres Blut auf das Vorhandensein dieser Spenderlymphozyten untersucht. Dies erfolgte mit Hilfe monoklonaler Antikörper, die gegen polymorphe Determinanten von HLA-Klasse-I-Molekülen gerichtet sind, so daß bei entsprechenden HLA-Unterschieden zwischen Spender und Empfänger die Lymphozytenpopulationen differenziert werden konnten. Dabei wurde die Analyse der mononukleären Zellen im Blut mittels Durchflußzytometrie, die Analyse der Zellen in der Leber aus routinemäßigen Aspirationsbiopsien (TAC) vorwiegend mittels Immunzytologie durchgeführt; in beiden Methoden wurde dazu eine Doppelfärbungstechnik zur gleichzeitigen Differenzierung unterschiedlicher Lymphozytensubpopulationen angewandt.
In der Leberbiopsie konnten mit diesen Untersuchungen bei 12 von 23 Patienten innerhalb der ersten 2 Wochen nach Transplantation Spenderlymphozyten gefunden werden. Die Spender-T-Zellen machten dabei zwischen 2 und 20 % der vorhandenen T-Lymphozyten aus, NK-Zellen waren in ähnlicher Anzahl nachweisbar. Bei 5 Patienten fand sich im Zusammenhang mit der Anwesenheit von Spenderlymphozyten in der Leber eine deutliche Immunaktivierung wie sie auch bei Abstoßung beobachtet werden kann. Interessanterweise lag jedoch bei keinem dieser Patienten zu diesem Zeitpunkt klinisch ein Hinweis auf eine Abstoßung vor. Im Gegensatz dazu zeigten 2 der Patienten ohne nachweisbare Spenderlymphozyten in der Leber eine deutliche Immunaktivierung im Transplantat, die in diesen Fällen mit einer klinischen Abstoßung einherging.
Im Blut konnten bei allen 11 untersuchten Patienten in der ersten Woche nach Lebertransplantation Spenderlymphozyten nachgewiesen werden; ihr Anteil betrug zwischen 0,5 und 23 % aller vorhandenen Lymphozyten. Die Differenzierung der Zellen zeigte, daß es sich dabei vorwiegend um T-Zellen, z. T. aber auch um B- und NK-Zellen handelte. Auch nach der 2. postoperativen Woche waren noch bei 8 von 13 Patienten Spenderlymphozyten vorhanden, wobei die Zellzahlen dann jedoch zumeist nur noch gering über der Nachweisgrenze von etwa 0,2–0,5 % lagen. Lediglich bei einem Patienten, der 3 Wochen vor der Lebertransplantation ein HLA-identisches Knochenmarktransplantat erhalten hatte, waren bis 5 Wochen nach der Lebertransplantation noch Lymphozyten des Leberspenders in der Zirkulation nachweisbar (Abb. 2). Dies war auch der einzige Patient, bei dem eine Graft-versus-host-Reaktion beobachtet werden konnte. 6 Wochen nach Lebertransplantation entwickelte sich ein deutliches Hautexanthem, histologisch zeigte sich hierbei ein leichtes bis mäßiges lymphozytäres Infiltrat. Immunhistologisch bestand dieses Infiltrat zum größten Teil aus Lymphozyten des Leberspenders, so daß diese Zellen für die Graft-versus-host-Reaktion verantwortlich gemacht werden müssen.
Zusammenfassend zeigen diese Daten, daß z. T. durch Lymphknoten, insbesondere aber durch das Gewebe der Transplantatlebern größere Mengen von Spenderlymphozyten auf den Empfänger übertragen werden. Diese allogenen Lymphozyten sind in vielen Fällen noch bis zu 2 Wochen nach der

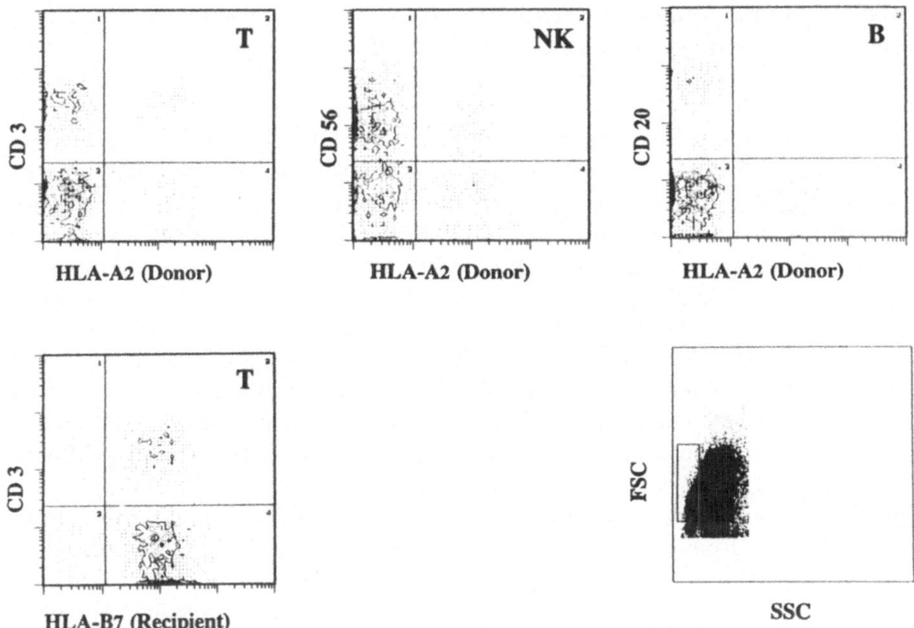

Abb. 2. Nachweis von T-(CD3⁺), NK-(CD56⁺) und B-(CD20⁺)Lymphozyten des Leberspenders (HLA-A2-positiv) 1 Woche nach Lebertransplantation im peripheren Blut des Empfängers (HLA-A2-negativ) mittels Durchflußzytometrie (FACS). *Horizontale Achse:* HLA-A2-Fluoreszenzintensität, indirekte Färbung mit FITC-markiertem Ziege-anti-Maus-Sekundärantikörper. *Vertikale Achsen:* Fluoreszenzintensität bei Färbung mit PE-markierten Antikörpern gegen CD3, CD56 bzw. CD20

Transplantation in der Leber nachweisbar und zirkulieren auch im Blut [7]. Somit können diese Lymphozyten potentiell auch in andere Organe des Empfängers gelangen und so an mehreren Stellen mit dem Empfängerorganismus in Wechselwirkung treten. Trotz der Persistenz dieser Zellen, die nach ersten funktionellen In-vitro-Untersuchungen alloreaktive Potenz besitzen, sind klinische Graft-versus-host-Reaktionen aber nur sehr selten und vermutlich nur bei vorbestehendem schwerem Immundefekt – wie bei dem kurz zuvor knochenmarktransplantierten Patienten – zu beobachten. Eine Sensibilisierung des Empfängers gegen die Alloantigene des Spenders durch diese Zellen scheint auf Grund der beobachteten niedrigen Rate akuter Abstoßungen bei den Patienten ebenfalls sehr unwahrscheinlich.

Trotz der seltenen Beobachtung von Komplikationen, die der Übertragung allogener Lymphozyten zuzuschreiben sind, macht die prinzipielle funktionelle Aktivität der Spenderlymphozyten jedoch sehr wahrscheinlich, daß es nach Transplantation zu einer Interaktion zwischen den Spenderlymphozyten und den Lymphozyten des Empfängers kommt. In tierexperimentellen Modellen konnte gezeigt werden, daß eine Übertragung allogener immunkompetenter Zellen in zeitlichem Zusammenhang mit einer Organtransplantation eine immunmodulatorische Funktion haben kann [8–11]. Unter bestimmten Bedingungen kommt es durch die Übertragung allogener Lymphozyten beim Empfänger zu einer Hyporeaktivität des Immunsystems selektiv gegenüber den Alloantigenen des Spenders, wobei die Reaktivität gegenüber anderen Antigenen unverändert erhalten bleibt [8]. Experimentell konnte über einen derartigen Versuchsansatz sogar ein unbegrenztes Überleben von Organtransplantaten ohne Gabe unspezifischer Immunsuppressiva beobachtet werden. Der Mechanismus, durch den es dabei zu einer spezifischen Hyporeaktivität kommt, ist noch nicht geklärt, einige Hinweise sprechen aber für einen sog. „Vetozell-Effekt", den die übertragenen Spenderlymphozyten bzw. eine Subpopulation dieser Zellen ausüben könnten [8, 12, 13] und der einen toleranzähnlichen Zustand bewirkt. Möglicherweise ist auch der beobachtete immunprotektive Effekt eines Lebertransplantates bei gleichzeitiger Transplantation eines anderen Organs des gleichen Spenders [14] durch die immunmodulatorische Wirkung mitübertragener Spenderlymphozyten in der Leber zu erklären.

Falls sich der Befund einer immunmodulatorischen Wirkung auf die Alloreaktivität des Organempfängers bestätigt, könnte dies für die Zukunft wichtige therapeutische Konsequenzen haben. Durch eine Übertragung größerer Mengen dieser Zellen könnte möglicherweise eine ausgeprägte spenderspezifische Hyporeaktivität des Empfängerimmunsystems bewirkt werden, so daß die Notwendigkeit für die Verabreichung unspezifischer Immunsuppressiva stark reduziert werden könnte. Dies wäre insbesondere wichtig zur Vermeidung der Nebenwirkungen einer lebenslangen immunsuppressiven Therapie wie Nephrotoxizität, Infektanfälligkeit, Hypertonie, Stoffwechselstörungen etc. Ein entsprechender Ansatz wurde bereits in einer ersten klinischen Studie bei Nierentransplantation realisiert, wobei bei nierentransplantierten Patienten eine Infusion von Spenderknochenmarkzellen erfolgte [15]; das Einjahrestransplantatüberleben war in der Studiengruppe etwas besser als bei den Kontrollen, die Abstoßungshäufigkeit geringer. Dieser Ansatz ist im Prinzip vielversprechend, jedoch stellen Knochenmarkzellen eine sehr heterogene Zellpopulation mit vielfältigen Funktionen dar. Für einen gezielten klinischen Einsatz müssen deshalb zunächst relevante Zellpopulationen sowie die zugrunde liegenden Mechanismen analysiert werden, um die Voraussetzungen zu schaffen, eine signifikante funktionelle Beeinflussung der Alloreaktivität des Empfängers zu erreichen.

Literatur

1. Steinhoff G, Wonigeit K, Happrecht J, Johnson JP, Pichlmayr R (1987) Expression of donor and recipient class I and class II major histocompatibility complex antigens in human liver grafts. Transplant Proc 19: 3561–3564
2. Burdick JF, Vogelsang GB, Smith WJ et al. (1988) Severe graft-versus-host disease in a liver-transplant recipient. N Engl J Med 318: 689–691
3. Jamieson NV, Joysey V, Friend PJ et al. (1991) Graft-versus-host disease in solid organ transplantation. Transplant Int 4: 67–71

4. Schlitt HJ, Nashan B, Ringe B, Bunzendahl H, Wittekind C, Wonigeit K, Pichlmayr R (1991) Differentiation of liver graft dysfunction by transplant aspiration cytology. Transplantation 51: 786–792
5. Schlitt HJ, Nashan B, Krick P, Ringe B, Wittekind C, Wonigeit K, Pichlmayr R (1992) Intragraft immune events after human liver transplantation: correlation with clinical signs of acute rejection and influence of immunosuppression. Transplantation 54: 273–280
6. Schlitt HJ, Raddatz G, Steinhoff G, Wonigeit K, Pichlmayr R (1993) Passenger lymphocytes in human liver allografts and their potential role after transplantation. Transplantation 56 (in press)
7. Schlitt HJ, Kanehiro H, Raddatz G, Steinhoff G, Richter N, Nashan B, Ringe B, Wonigeit K, Pichlmayr R (1993) Persistence of donor lymphocytes in liver allograft recipients. Transplantation 56 (in press)
8. Thomas JM, Carver FM, Cunningham PRG, Olson LC, Thomas FT (1991) Kidney allograft tolerance in primates without chronic immunosuppression – the role of veto cells. Transplantation 51: 198–207
9. Hamashima T, Yoshimura N, Matsui S, Lee CJ, Ohsaka Y, Oka T (1990) The effects of perioperative portal venous inoculation with donor lymphocytes on renal allograft survival in the rat. II. Phenotypic and functional analysis of graft-infiltrating cells. Transplantation 49: 171–175
10. Grailer AP, Sollinger HW, Kawamura T, Burlingham WJ (1991) Donor-specific cytotoxic T lymphocyte hyporesponsiveness following renal transplantation in patients pretreated with donor-specific transfusion. Transplantation 51: 320–324
11. van Twuyver E, Kast WM, Mooijaart RJD, Melief CJM, de Waal LP (1990) Induction of transplantation tolerance by intravenous injection of allogeneic lymphocytes across an H-2 class II mismatch. Different mechanisms operate in tolerization across an H-2 class I vs. class II disparity. Eur J Immunol 20: 441–444
12. Martin DR, Miller RG (1989) In vivo administration of histoincompatible lymphocytes leads to rapid functional deletion of cytotoxic T lymphocyte precursors. J Exp Med 170: 679–690
13. Sachs DH (1991) Specific transplantation tolerance. N Engl J Med 325: 1240–1242
14. Roser BJ, Kamada N, Zimmermann F, Davies HffS (1987) Immunosuppressive effect of experimental liver allografts. In: Calne RY (ed) Liver transplantation. The Cambridge-King's College Hospital Experience. Grune & Stratton, London, pp 35–56
15. Barber WH, Mankin JA, Laskow DA, Deierhoi MH, Julian BA, Curtis JJ, Diethelm AG (1991) Long-term results of a controlled prospective study with transfusion of donorspecific bone marrow in 57 cadaveric renal allograft recipients. Transplantation 51: 70–75

Teil IV. Leber- und Pankreaschirurgie

Entwicklungen in der Leber-, Gallen- und Pankreaschirurgie

J. Klempnauer

Leber

Die Chirurgie der Leber hat an der Medizinischen Hochschule Hannover in den letzten 20 Jahren einen großen Aufschwung genommen. So nahmen nicht nur die Zahl und der Schwierigkeitsgrad der leberchirurgischen Eingriffe zu, auch die Indikationsstellung wurde deutlich ausgeweitet. Diese Entwicklung beruht im wesentlichen auf einer konsequenten Anwendung und Umsetzung der Kenntnisse über die chirurgische Anatomie der Leber. Besonders bewährt hat sich eine Segmenteinteilung, die auf der segmentalen Gefäßversorgung der Leber basiert und die Grundlage für die chirurgischen Resektionsverfahren darstellt. Als Standardresektionsverfahren werden an der Leber die Hemihepatektomie rechts und links angesehen. Hierbei werden die den entsprechenden Leberlappen versorgenden Gefäße außerhalb des Leberparenchyms dargestellt und abgesetzt. Daneben kommt eine Erweiterung der Resektion über die Mittellinie unter Mitnahme der medialen Segmente als erweiterte Hemihepatektomie in Frage. Klar definiert ist auch die linkslaterale Leberresektion, bei der die beiden Segmente links lateral des Lig. falciforme entfernt werden. Daneben ist chirurgisch-technisch auch stets eine anatomische Segmentresektion möglich, wobei hier auf eine exakte Präparation und Schonung der versorgenden Strukturen für die benachbarten Segmente zu achten ist. Für sehr zentral gelegene und einer konventionellen Resektion nicht zugängliche Prozesse wurden die Techniken der Ante- und Ex-situ-Leberresektion entwikkelt. Zur Blutstillung an der Leber haben sich gezielte feine Umstechungsligaturen, der Einsatz von Metallklips, die Infrarotkoagulation und die Fibrinklebung bewährt.

Primäre und sekundäre Lebermalignome

Beim hepatozellulären Karzinom wird bei umschriebenem Befall innerhalb der Leber eines der Standardresektionsverfahren unter Einhaltung eines ausreichenden Sicherheitsabstands angewandt. Der oft multilokuläre Befall und das häufige Auftreten des hepatozellulären Karzinoms in einer zirrhotischen Leber schränken die Anwendung und Erfolgsaussichten der Resektionsverfahren naturgemäß ein. Als ergänzende und alternative Therapie-

verfahren haben sich die Chemotherapie und Chemoembolisation der Leber etabliert. In ausgewählten Fällen stellt auch die Lebertransplantation eine therapeutische Möglichkeit dar. Letztlich ist die Optimierung der therapeutischen Strategie beim hepatozellulären Karzinom noch Gegenstand intensiver wissenschaftlicher Bearbeitung.
Bei sekundären Lebermalignomen wird bei umschriebenem und einseitigem Befall und nach sorgfältigem Ausschluß extrahepatischer Tumormanifestationen in aller Regel die Indikation zur Resektion gestellt. Die angewandten chirurgischen Verfahren und deren Komplikationen sind dabei unabhängig vom Ausgangspunkt des Primärtumors, nicht jedoch die langfristige Prognose des Tumorleidens nach Resektion der Lebermetastasen. Als vergleichsweise günstig kann die Prognose bei metachronen isolierten kolorektalen Lebermetastasen angesehen werden. Bei Metastasen eines Magen-, Pankreas-, Mamma- und Bronchialkarzinoms oder eines malignen Melanoms findet sich eine deutlich ungünstigere Prognose. Mangels überlegener alternativer Therapieverfahren wird man jedoch auch in diesen Fällen, soweit es technisch gut möglich ist, eine Resektion der Lebermetastasen anstreben. In allen Fällen ist eine sorgfältige interdisziplinäre Abstimmung der Therapie insbesondere mit den Onkologen über die Möglichkeiten einer systemischen oder regionären Chemotherapie notwendig.

Benigne Lebertumoren

Die Differentialdiagnose benigner Lebertumoren ist durch den gezielten Einsatz spezifischer Untersuchungsverfahren mit einer hohen Treffsicherheit möglich. Neben dem obligaten Einsatz von Sonographie und Computertomographie sind die hepatobiliäre Sequenzszintigraphie, die Blutpooluntersuchung und die Kernspintomographie zu nennen. Dysontogenetische Leberzysten können bei Beschwerden häufig durch perkutane Drainage und Sklerosierung erfolgreich behandelt werden. Auch bei Abszessen der Leber ist nur im Ausnahmefall eine operative Therapie angezeigt, sie sprechen in der Regel auf perkutane Drainage und antibiotische Therapie sehr gut an. Bei Echinokokkuszysten besteht mit Mebendazol die Möglichkeit einer medikamentösen Therapie, große symptomatische Zysten sollten jedoch mit dem einfachen, komplikationsarmen und wirkungsvollen Verfahren der Zystenentdachung behandelt werden. Im Vergleich dazu sind die Zystektomie, Perizystektomie oder gar die Resektion von Echinokokkuszysten wegen der besonderen Gefahr der Verletzung wichtiger Strukturen bei einer benignen Erkrankung nicht empfehlenswert. Anders als beim Echinococcus cysticus ist beim Echinococcus alveolaris eine Leberresektion angezeigt, die bei Bedarf auch organüberschreitend vorgenommen werden kann. Bei symptomatischen oder durch besondere Größe auffallenden kavernösen Leberhämangiomen ist eine Ausschälungsoperation in kompletter vaskulärer Okklusion der Leber ein schonendes Verfahren, das zumeist ohne Blutkonserven und ohne Resektion von normalem Lebergewebe vorgenommen werden kann. Die Ausschälung unter zeitweiliger vollständiger Gefäßokklusion der Leber stellt auch für die fokal-noduläre Hyperplasie (FNH) und das Leberadenom das Operationsverfahren der Wahl dar, wobei bei der FNH die Indikation bei subjektiven Beschwerden gegeben, bei Adenomen jedoch wegen der Gefahr der malignen Entartung obligat ist. Bei nicht eindeutigen Untersuchungsbefunden und unklarer Differentialdiagnose besteht u. E. ebenfalls eine Operationsindikation.

Chirurgische Therapie der schweren Leberruptur

Von der allgemeinen Weiterentwicklung der Leberchirurgie profitiert insbesondere auch die chirurgische Therapie der lebensbedrohlichen Leberruptur. Hier gilt es zwischen der Primärversorgung, die prinzipiell an jeder chirurgischen Klinik möglich sein sollte, und der definitiven Versorgung in einem dafür spezialisierten Zentrum zu unterscheiden. Im Vordergrund der Primärversorgung steht die Blutstillung und hämodynamische Stabilisierung des Patienten. Nach temporärer Okklusion des portalen Leberhilus kommen all jene Blutungen zum Stillstand, die aus Ästen der Pfortader oder der Leberarterie stammen. Bei fortbestehender schwerer Blutung nach erfolgtem Pringle-Manöver ist eine vollständige Mobilisation des betroffenen Leberlappens erforderlich. Erst nach ausreichender Mobilisation der Leber kann die retrohepatisch gelegene untere Hohlvene eingesehen und Blutungen aus abgerissenen Ästen zum Leberparenchym mit feinen Durchstechungsligaturen versorgt werden. Die Mobilisation der Leber ist auch Voraussetzung für eine effektive Kompressionstamponade, bei der der blutende Rupturspalt durch Kompression von außen verschlossen wird. Die Kompressionstamponade sollte jedoch die Durchblutung der Leber nicht über Gebühr beeinträchtigen. In einer in der Leberchirurgie erfahrenen Klinik erfolgt dann die definitive Versorgung der Ruptur, die ggf. in kompletter vaskulärer Okklusion vorgenommen wird. In der Regel wird eine Débridementresektion vorgenommen, wobei der lateral der Ruptur gelegene Leberanteil reseziert und Blutungen an der Ruptur- bzw. Resektionsfläche in typischer Weise versorgt werden. Vom Einsatz sog. Leberbänder oder anderer tief durchgreifender Lebernähte ist dringend abzuraten, da dadurch die Durchblutung der Leber in nicht vorherzusagender Weise zusätzlich beeinträchtigt werden kann und der durch diese Form der Blutstillung angerichtete Schaden oft größer ist als bei der ursprünglichen Leberruptur.

Gallenwege

Die Chirurgie der Gallenwege unterliegt tiefgreifenden Veränderungen. Die augenfälligste neue Entwicklung ist die Einführung der laparoskopischen Cholezystektomie. Bei aller Begeisterung für die laparoskopische

Cholezystektomie darf jedoch nicht außer acht gelassen werden, daß die Entfernung der Gallenblase nur sehr selten weder für den Patienten noch für den Chirurgen ein schwerwiegendes medizinisches Problem darstellt. Von dringlicher medizinischer Bedeutung ist dagegen die Rekonstruktion iatrogener Gallengangverletzungen, die für den einzelnen Patienten nicht selten einen langen Leidensweg bedeuten können. Von besonderer Wichtigkeit ist auch die chirurgische Therapie maligner Gallengangtumoren, die in den letzten Jahrzehnten große Fortschritte erzielen konnte.

Laparoskopische oder konventionelle Cholezystektomie

Die breite Akzeptanz und Anwendung der laparoskopischen Technik innerhalb kurzer Zeit ist ein Indiz für die offensichtlichen Vorteile dieses Verfahrens gegenüber der konventionellen Cholezystektomie. Patienten nach laparoskopischer Cholezystektomie erholen sich schneller von ihrem Eingriff, das kosmetische Ergebnis ist besser und der Krankenhausaufenthalt ist verkürzt. Den augenfälligen Vorteilen der laparoskopischen Technik stehen jedoch auch Risiken gegenüber. Es kann z. Z. noch nicht abschließend darüber geurteilt werden, ob die Komplikationsrate von laparoskopischen gegenüber konventionellen Cholezystektomien erhöht ist. Die Durchführung der laparoskopischen Cholezystektomie unterscheidet sich jedoch derart stark von dem konventionellen Operationsverfahren, daß viele Chirurgen sich neue und zunächst ungewohnte Operationstechniken aneignen müssen. In dieser Lernphase sind auch z. T. schwerwiegende Komplikationen wie das versehentliche Absetzen der rechten Leberarterie oder des rechten Ductus hepaticus, Gallelecks und Nachblutungen nicht auszuschließen. Vereinzelt wird auch befürchtet, daß sich die bei der laparoskopischen Technik häufig eingesetzte Elektrokoagulation im portalen Leberhilus langfristig in einer erhöhten Rate von Gallengangstenosen und -strikturen manifestiert. Auch muß die Wertigkeit der intraoperativen Cholangiographie in diesem Zusammenhang neu eingeschätzt werden. Obwohl es technisch durchaus möglich ist, auch bei der laparoskopischen Cholezystektomie routinemäßig eine Cholangiographie vorzunehmen, verzichten viele Arbeitsgruppen darauf völlig und vertrauen bei Diagnostik und Therapie von Gallengangkonkrementen ganz der ERC. Die endoskopischen Techniken haben in der Tat die offene Choledochusrevision und auch die transduodenale Papillotomie nahezu vollständig verdrängt.

Rekonstruktion nach Gallengangverletzungen

Als Standardverfahren zur Rekonstruktion nach Gallengangverletzungen hat sich im eigenen Vorgehen die End-zu-Seit-Choledocho- bzw. -Hepatikojejunostomie mit einer langen, ausgeschalteten und retrokolisch hochgezogenen Roux-Y-Schlinge bewährt. Die biliodigestive Anastomose wird dabei mit feinen resorbierbaren Einzelknopfnähten angelegt, die am Dünndarm seromuskulär und am Gallengang transmural gestochen werden. Zur Versorgung von Gallengangverletzungen und -strikuren wird in der Literatur eine Reihe weiterer Verfahren wie direkte Naht, Gallengangplastiken, Choledochoduodenostomie oder die Rodney-Smith-Anastomose beschrieben, die u.E. gegenüber dem Standardrekonstruktionsverfahren nach Roux erhebliche Nachteile aufweisen und deshalb nicht empfohlen werden können. So besteht bei der direkten Naht oder Gallengangplastiken stets die Gefahr der Stenosierung an der Anastomose. Bei einer Choledochoduodenostomie ist das Risiko aszendierender Cholangitiden zu bedenken. Eine interessante Entwicklung ist die Verwendung vaskulär gestielter Jejunumsegmente, die zwischen verletztem Gallengang und Duodenum zwischengeschaltet werden und so einen physiologischen Galleabfluß ins Duodenum bei geringer Gefahr der aszendierenden Cholangitis gewährleisten.

Maligne Gallengangtumoren

Die chirurgische Therapie maligner Gallengangtumoren richtet sich nach dem Ort ihrer Manifestation. Tumoren des unteren und mittleren Choledochus werden durch partielle Duodenopankreatektomie, cholangioläre und cholangiozelluläre Tumoren im Leberparenchym durch Resektion des betroffenen Leberlappens entfernt. Bei den zentralen Gallengangtumoren, den sog. Klatskin-Tumoren, erwies sich die Klassifikation nach Bismuth als hilfreich. Tumoren unterhalb der Hepatikusgabel (Typ 1) werden durch Hepatikusgabelresektion behandelt. Bei Tumoren in Höhe der Hepatikusgabel (Typ 2) ist ebenfalls eine Resektion der Hepatikusgabel bis zur Höhe der Gallengänge 1. oder 2. Ordnung angezeigt. Bei Infiltration eines Hepatikusgabeltumors in das rechte oder linke Gallengangsystem (Typ 3) wird zusätzlich zur Hepatikusgabel der betroffene Leberlappen reseziert. Bei Hepatikusgabeltumoren mit Infiltration beider Gallengangsysteme (Typ 4) liegt eine lokale Irresektabilität vor, jedoch kommt hier in ausgewählten Fällen bei fehlenden Lymphknotenmetastasen eine Lebertransplantation in Betracht. Als palliative Maßnahme bei lokal nicht-resezierbaren Klatskin-Tumoren hat auch die Hepatojejunostomie als innere Ableitung gegenüber anderen Methoden der externen und internen Galleableitung ihren Platz.

Pankreas

Im Gegensatz zu den stürmischen Entwicklungen in der Leber- und Gallenchirurgie sind in der Pankreaschirurgie keine prinzipiell neuen Entwicklungen und Tendenzen erkennbar. Bei der akuten Pankreatitis hat sich eine möglichst zurückhaltende Strategie bewährt, bei der lediglich die Komplikationen der Erkrankung wie infizierte peripankreatische Flüssigkeitsverhalte, Nekrosen und Abszesse chirurgisch therapiert werden. Eine Verbesserung der Therapie ist nur durch ein besseres Verständnis der einer akuten Pankreatitis zugrunde liegenden Pathomechanismen zu erwarten, um bereits zu einem frühen, für den Verlauf der Erkrankung entscheidenden Zeitpunkt therapeutisch eingreifen zu können. Bei der chronischen Pankreatitis werden seit Jahren zunehmend Drainageverfahren der Resektion vorgezogen. Durch eine vollständige Pankreasgangschlitzung mit nachfolgender Seit-zu-Seit-Pankreojejunostomie kann bei den meisten Patienten die belastende Schmerzsymptomatik beseitigt werden, und es besteht die Hoffnung, daß es nicht zu einer weiteren Verschlechterung der exokrinen und endokrinen Pankreasfunktion kommt.

Pankreaskarzinom

Die Prognose des Pankreaskarzinoms ist ausgesprochen schlecht und hat sich in den letzten Jahren auch nicht entscheidend gebessert. Die Behandlung des Pankreaskarzinoms ist weiterhin eine chirurgische Domäne, da es zur chirurgischen Resektion in der Tat wenig Alternativen gibt. Chemo- und Radiotherapie zeigen keine oder nur geringe Ansprechraten. Das primäre Ziel der Therapie ist die vollständige Resektion im Gesunden. Falls eine kurative Resektion nicht möglich ist, stellt sich die Frage nach einer Palliation bei Verschlußikterus, Magenausgangstenose und Rückenschmerzen durch Infiltration der retroperitonealen Nervenplexus. Da auch die palliative chirurgische Therapie mit Umgehungsanastomosen letztlich wegen hoher Operationsletalität und geringer Lebensqualität nur unbefriedigende Ergebnisse zeigt, werden erhebliche Anstrengungen unternommen, die Resektionsquote deutlich zu erhöhen. Die Kriterien der Resektabilität werden immer weiter ausgelegt. Eine Infiltration des mesenterikoportalen Venenstammes oder der A. hepatica communis, vereinzelte regionäre Lymphknotenmetastasen oder auch Lebermetastasen bei gut resezierbarem Pankreastumor lassen sich durch eine Erweiterung der Operation um eine Resektion und Rekonstruktion der befallenen Gefäße oder auch Leberteilresektion in der Regel technisch gut beherrschen. Obwohl eine Resektion nur in kurativer Absicht durchgeführt werden sollte, sei in diesem Zusammenhang darauf hingewiesen, daß die Resektion eines Pankreaskarzinoms auch die beste Palliation darstellt. Dies gilt um so mehr, als im eigenen Krankengut die Operationsletalität und -morbidität auch bei erweiterten Pankreasresektionen nicht wesentlich gesteigert waren.

Chirurgische Behandlungsmöglichkeiten maligner Leber- und Gallengangstumore

P. Neuhaus und R. Lohmann

Hepatozelluläres Karzinom

Das hepatozelluläre Karzinom ist als weltweit häufigstes Karzinom vornehmlich ein Problem der afroasiatischen Länder, in denen die zumeist perinatal oder frühkindlich aquirierte Virushepatitis als Hauptrisikofaktor für seine Entstehung bei zumeist mehr als 50 % der Bevölkerung nachgewiesen werden kann. Die Diagnostik stützt sich heute überwiegend auf die bildgebenden Verfahren Ultraschall und Computertomographie sowie auf die α-Fetoproteinbestimmung (AFP) bei Risikopatienten, z. B. Zirrhotikern. Wird die Diagnose erst im klinisch-symptomatischen oder klinisch-fortgeschrittenen Stadium gestellt, so ist die Prognose extrem ungünstig wie die Ergebnisse von Okuda et al. [1] (Abb. 1a) zeigen. Okuda benutzte die Tumorgröße, eine Beeinträchtigung der Leberleistung mit Albuminmangel und Bilirubinanstieg sowie das Auftreten von Aszites zu einer klinischen Stadieneinteilung. Waren 3 oder 4 dieser Negativparameter gegeben, verstarben alle diese Patienten binnen 3 Monaten nach Diagnose; war noch keines der beschriebenen Symptome vorhanden, so hatten die Patienten eine mittlere Überlebenszeit von 6–12 Monaten.

Parallel zur Entwicklung der Resektions- und Blutstillungstechniken an der Leber und der Einführung von Ultraschall und CT sowie AFP-Screening in der Klinik wurden in den letzten 20 Jahren in zunehmender Anzahl Leberresektionen bei hepatozellulären Karzinomen durchgeführt. Eine führende Stellung kam dabei wiederum den Japanern zu, die in größeren Resektionsserien und multizentrischen Studien die Prognosefaktoren nach chirurgischer Behandlung hepatozellulärer Karzinome herausarbeiteten. So konnten Okamoto et al. [2] einen signifikanten Einfluß der Tumorgröße und der Gefäßbeteiligung nachweisen, Patienten mit einem HCC über 5 cm Größe und einer Pfortaderthrombose hatten eine deutlich schlechtere Prognose als Patienten mit günstigeren Voraussetzungen (Abb. 1b und c).

Ringe et al. [3] konnten bei der Analyse des Hannoverschen Krankengutes (192 Patienten im Alter von 13–78 Jahren) eine eindeutige Korrelation des Tumorstadiums mit der Prognose nach Leberresektion und Lebertransplantation herausarbeiten. Bei einer errechneten Fünfjahresüberlebenswahrscheinlichkeit von 36 % für leberresezierte und von 15 % für lebertransplantierte Patienten identifizierten sie Lebensalter, histologischen Tumortyp und Begleiterkrankungen, die Zahl und Lokalisation der

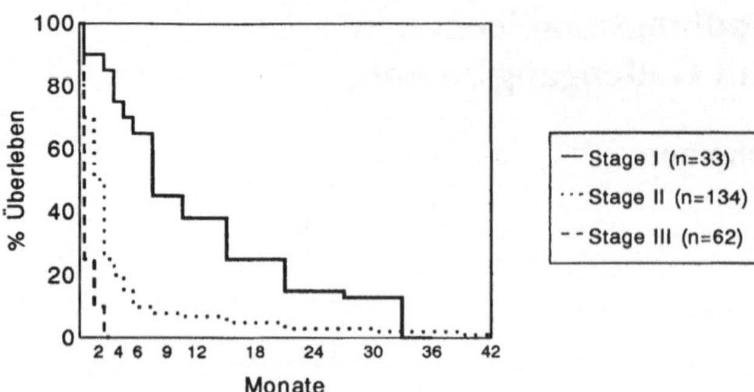

Abb. 1. a Natürlicher Verlauf bei primärem hepatozellulärem Karzinom ohne Behandlung. (Okuda et al. 1985)

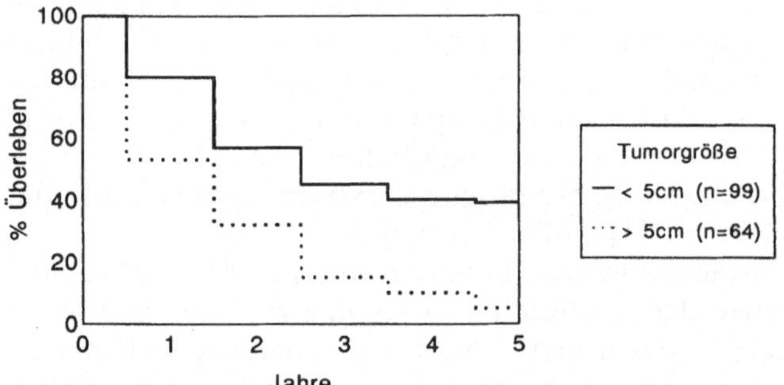

Abb. 1. b Überleben nach Leberresektion wegen HCC. Prognostische Faktoren. (Okamoto et al. 1987)

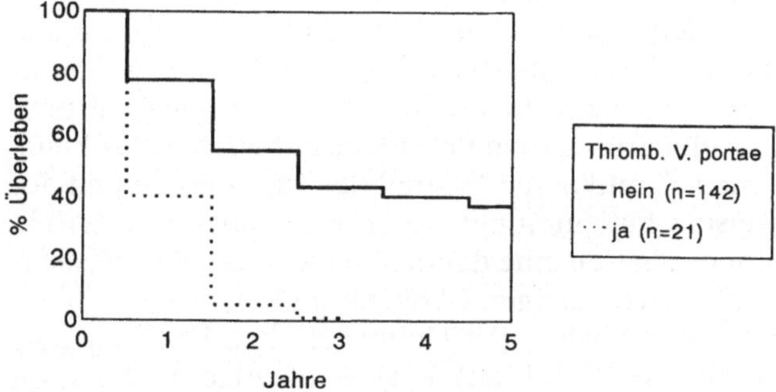

Abb. 1. c Überleben nach Leberresektion wegen HCC. Prognostische Faktoren. (Okamoto et al. 1987)

Tumorknoten, Gefäßinvasion, Tumorstadium und Radikalität der Operation als signifikante prognostische Faktoren. Besonders das Tumorstadium und die Lymphknotenmetastasierung sowie das Vorliegen oder Fehlen einer Leberzirrhose waren bei Ringe et al. [3] von Bedeutung (Abb. 2a). Diese Erkenntnisse werden auch durch die zeitlich noch begrenzten Erfahrungen unserer Berliner Klinik gestützt, wobei besonders die derzeit noch gute Prognose der transplantierten Patienten auf die Indikationsstellung in einem frühen Stadium (T1 und T2) zurückgeführt werden kann (Abb. 2b).

Besonders in den letzten Jahren hat sich bei nicht mehr resektablen Tumorformen die Chemoembolisation als mögliche lebensverlängernde Maßnahme herauskristallisiert. Sie wurde zunächst von japanischen Autoren [1, 4] angegeben und mehr und mehr auch von europäischen und nordamerikanischen Zentren übernommen. So wurden in Berlin bisher 36 Patienten mit 47 Chemoembolisationen behandelt, und einzelne ermutigende Verläufe mit Überlebenszeiten von 2 Jahren scheinen die positiven Erfahrungen japanischer Autoren zu bestätigen, die über bis zu 40% Zweijahresüberleben nach Chemoembolisation und Leberarterienligatur berichtet haben (Abb. 2c).

Fazit

Als primäre Behandlung von hepatozellulären Karzinomen ist die anatomische Leberteilresektion unbestrittene Methode der Wahl. Sie ist auch bei Zirrhosepatienten im Child-A-Stadium anwendbar. Bei Patienten im Child-B-Stadium kommt ggf. eine Wedge- oder Segmentresektion in Betracht. Die Lebertransplantation sollte nur durchgeführt werden bei unilokulär expansiv wachsenden Karzinomen ungünstiger Lokalisation bzw. bei kleinem Karzinom in Zirrhose. Ein extrahepatischer Lymphknotenbefall, ein multizentrisches Wachstum oder eine Gefäßinvasion, die präoperativ erkannt werden kann, sollten als Kontraindikationen gelten. Als Palliativmaßnahmen kommen die Chemoembolisation bei Inoperabilität und Multizentrizität, bei Rezidiv nach Resektion und ggf. bei anderen Kontraindikationen zur Transplantation und Resektion in Frage. Ob die Chemoembolisation vor geplanter Resektion oder Transplantation eine Bedeutung erlangen wird, kann im Augenblick noch nicht entschieden werden.

Zentrale Gallengangskarzinome (Klatskin-Tumore)

In der chirurgischen Behandlung zentraler Gallengangskarzinome sind zweifellos in den letzten Jahren bedeutsame Fortschritte gemacht worden. Zum einen betrifft dies die Resektionstechniken unter Einschluß von erweiterten Leberteilresektionen und Gefäßinterpositionen sowie bei der Rekonstruktion des Galleabflusses, zum anderen betrifft es auch unser Wissen um

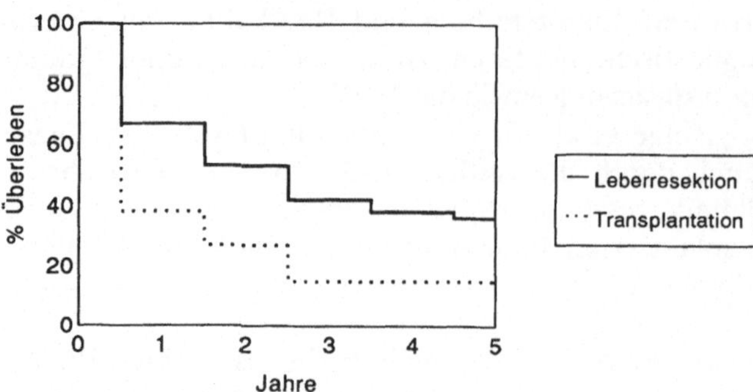

Abb. 2. a Überleben nach Leberresektion und Lebertransplantation wegen HCC. (Ringe, Hannover, 1990)

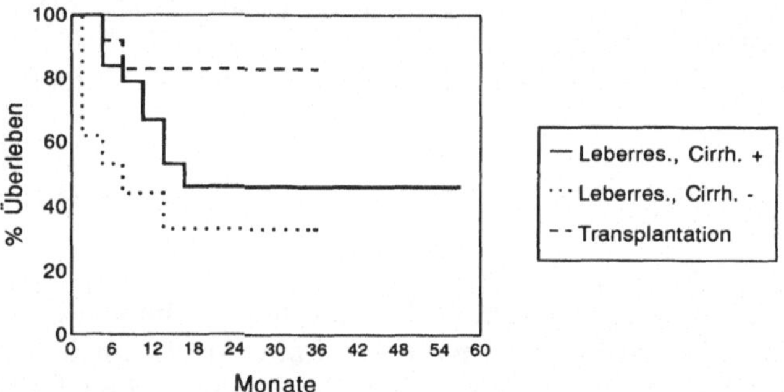

Abb. 2. b Überleben nach Leberresektion und Transplantation wegen HCC in Zirrhose. (Eigene Daten, 1992)

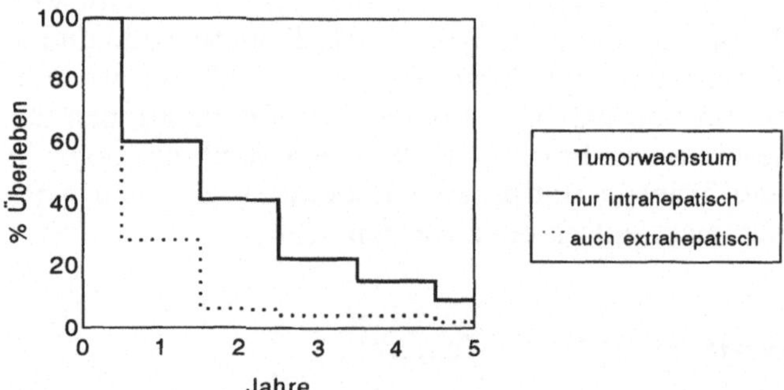

Abb. 2. c Überleben nach Leberresektion wegen HCC. Leberarterienligatur. (Okamoto et al. 1987)

das biologische Verhalten dieses Tumors und die Grenzen operativer Behandlung. Auch beim zentralen Gallengangskarzinom bleibt als Grundproblem die leider häufig erst späte Diagnose im fortgeschrittenen Stadium. Obwohl sehr oft ein gut differenzierter, drüsig aufgebauter Tumor vorliegt, erlaubt die enge anatomische Beziehung zu Pfortader und Arterien, die häufig anzutreffende Infiltration dieser Strukturen und der geringe mögliche Sicherheitsabstand bei der Resektion vielfach nur eine fraglich kurative Resektion. Die derzeit größten Erfahrungen eines operativen Zentrums mit der Behandlung und Resektion dieses Karzinomtyps liegen wohl in Hannover vor; sie zeigen bei ausgewählten Indikationen durchaus eine akzeptable Heilungschance, aber auch das weiterhin bestehende Dilemma der Indikationsstellung zur Resektion und zur Transplantation, denn die Ergebnisse nach Lebertransplantation und nach palliativer Resektion müssen heute immer noch als enttäuschend bezeichnet werden (Abb. 3 a).
Mit großem Enthusiasmus haben wir uns auch in Berlin der Resektion zentraler Gallengangskarzinome zugewandt und z. T. unter Einbeziehung einer

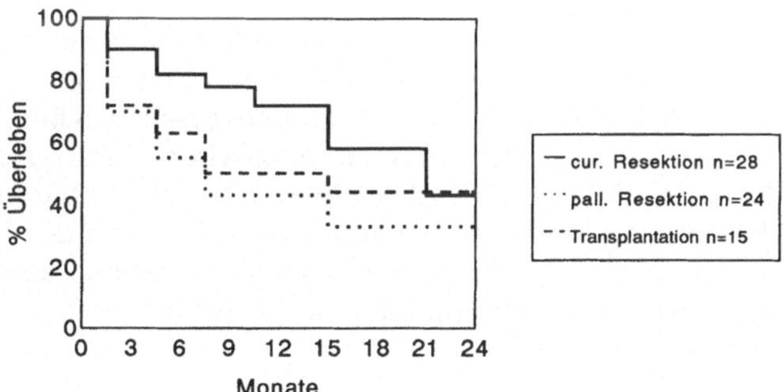

Abb. 3. a Überleben nach Leberresektion und Lebertransplantation wegen zentralem Gallengangskarzinom. (Pichlmayr et al. 1988)

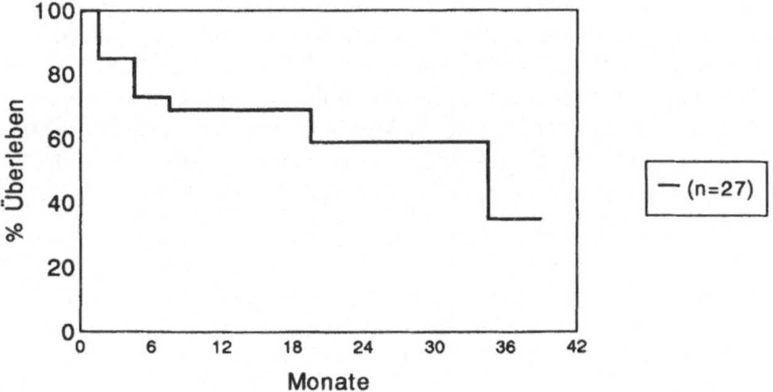

Abb. 3. b Überleben nach Resektion zentraler Gallengangskarzinome (Bismuth I–III). (Eigene Daten, 1992)

Pfortadergabelresektion und erweiterter Leberteilresektionen rechts versucht, das Ergebnis bezüglich des Überlebens der Patienten zu verbessern (Abb. 3 b). Bei z. T. immensen intensivmedizinischen postoperativen Problemen konnten wir unsere Technik mit akzeptabler perioperativer Letalität etablieren. Rezidive nach primär erfolgreich verlaufenden Operationen traten besonders als intrahepatische Metastasen und als Peritonealkarzinose auf. Dies deutet auf eine intraoperative Streuung von Tumorzellen hin. Ob es möglich sein wird, durch adjuvante Therapiemaßnahmen dieses Problem anzugehen, wissen wir noch nicht. Sollte es möglich sein, die intraoperative Streuung und die mikroskopisch kleine Resttumormasse nach Resektion eines an sich vom Volumen her kleinen Karzinoms besser zu beherrschen, wäre für Resektion und Transplantation ein neuer Ansatz gegeben. Ohne adjuvante Maßnahmen scheint aber die Begründung für die operative Behandlung des zentralen Gallengangskarzinoms eher in einer guten Palliation zu liegen.

Fazit

Die chirurgischen Behandlungsmöglichkeiten hepatozellulärer Karzinome und zentraler Gallengangstumore sind erst in den letzten 20 Jahren unter wesentlicher Beteiligung der Hannoverschen Klinik technisch erschlossen worden. Die Grenzen der onkologischen Chirurgie, dingfest gemacht am Tumorstadium, sind noch nicht in allen Aspekten voll ausgelotet worden. Wesentliche Fortschritte werden allerdings von der Zuhilfenahme adjuvanter Therapiemaßnahmen und wohl nicht mehr so sehr von einer Ausweitung der chirurgischen Radikalität zu erwarten sein.

Literatur

1. Okuda K, Ohtsuki T, Obata H (1985) Natural history of hepatocellular carcinoma and prognosis in relation to treatment. Study of 850 patients. Cancer 56: 918
2. Okamoto E, Yamanaka N, Toyosaka A, Tanaka N, Yabuki K (1987) Current status of hepatic resection in the treatment of hepatocellular carcinoma. In: (eds) Neoplasms of the liver. Springer, Berlin Heidelberg New York Tokyo
3. Ringe B, Wittekind C, Bechstein WO, Bunzendahl H, Pichlmayr R (1989) The role of liver transplantation in hepatobiliary malignancy. Ann Surg 209: 88
4. Takayasu K, Muramatu Y, Moriyama N, Okazaki N, Hirohashi S, Tsugane S (1989) Clinical and radiological assesment of the results of hepatectomy for small hepatocellular carcinoma and therapeutical arterial embolization for postoperative recurrence. Cancer 64: 1848

Alternative Resektionen

G. Gubernatis

Aus dem vorangegangenen Beitrag ist deutlich zu ersehen, wie weit die Technik der Leberresektion perfektioniert worden ist. Dies betrifft sowohl die Sicherheit der technischen Durchführung als auch die Indikationsstellung, was noch machbar, d.h. resezierbar ist. Dennoch gibt es eine Reihe von Befunden, die mit den bisherigen operationstechnischen Verfahren nicht resezierbar ist bzw. die nicht mit ausreichender Radikalität entfernt werden kann. Für diese sowie für die aus funktionellen Gründen nicht resezierbaren Befunde, bei denen die Durchführung zwar technisch möglich, aber wegen fraglicher funktioneller Reservekapazität der dann verbleibenden Restleber nicht durchgeführt werden kann, bliebe als einzige Möglichkeit einer operativen Therapie nur die Transplantation (Abb. 1).

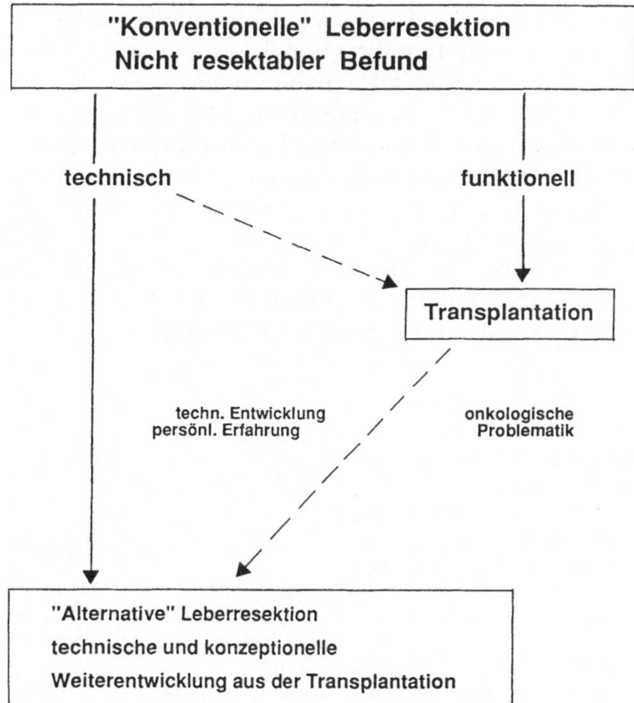

Abb. 1. Stellenwert der alternativen Leberresektion zwischen konventioneller Resektion und Transplantation

Die Transplantation selbst ist aber nun wiederum mit einer eigenen onkologischen Problematik behaftet, sei es, daß sie bei benignen Tumoren aus prinzipiellen Gründen vermieden werden sollte, sei es, daß bei malignen primären Tumoren oder gar Metastasen die Indikation auf Grund des Tumortyps, eines evtl. multilokulären Auftretens oder bereits aufgetretenem Lymphknoten- und extrahepatischem Befall ohnehin fraglich ist.
Die technischen Entwicklungen im Rahmen der Lebertransplantation und die Erfahrungen mit Indikationsstellungen insbesondere bei Tumorpatienten haben in den letzten Jahren die Grundlage für die Entwicklung der im folgenden vorgestellten alternativen Resektionen geschaffen. Dies war allerdings nur möglich auf Grund der besonderen und langjährigen persönlichen Erfahrung. Somit sind sie nicht nur eine Erfindung, sondern auch das ganz besondere persönliche Verdienst von Herrn Prof. Pichlmayr.
Die alternativen Leberresektionen stellen somit die konzeptionelle und technische Weiterentwicklung aus der Transplantation dar (Tabelle 1): in konzeptioneller Hinsicht, weil die onkologische Problematik vermieden werden kann, keine Probleme des Langzeitverlaufes nach Lebertransplantation, wie z.B. Nebenwirkungen der Immunsuppression (Beschleunigung von Tumorrezidiven?) oder Abstoßung auftreten und, nicht zuletzt, daß Probleme des Spenderorganmangels und von Kapazitätsengpässen vermieden werden können. In technischer Hinsicht haben die Erfahrungen mit dem Bypass, dem anästhesiologischen Management während der anhepatischen Phase und Verbesserungen der Leberkonservierung einerseits und insbesondere die Erfahrungen mit chirurgischen Techniken bei der Entnahme und Implantation von Transplantaten andererseits die Entwicklung der alternativen Resektionen ermöglicht.
Gemeinsames Charakteristikum aller Varianten ist die Operation an der blutleeren, protektionierten Leber innerhalb oder außerhalb des Körpers des Patienten (Tabelle 2). Hierzu wird die Leber mit kalter Perfusionslösung perfundiert und ggf. zusätzlich von außen gekühlt. Der Vorteil besteht dabei darin, daß einerseits auf Grund der längeren Ischämietoleranz weniger Zeitdruck bei der Resektion besteht, daß somit aufwendigere Gefäßrekonstruktionen möglich sind und letztendlich eine größere Sicherheit und/oder höhere Radikalität erreicht werden können.

Tabelle 1. Alternative Leberresektion, konzeptionelle und technische Weiterentwicklung aus der Transplantation

Konzeptionell:	*Technisch:*
– Onkologische Problematik	– Bypass
ungünstiger Tumortyp (Metastasen, CCC)	– Leberkonservierung
multilokulärer Tumor	– Erfahrung mit Entnahme
Lymphknoten-, extrahepatischer Befall	und Implantation
– Immunsuppression und Abstoßung	
– Spenderorganmangel und Kapazitätsengpässe	

Tabelle 2. Alternative Leberresektionen

Gemeinsames Charakteristikum:	*Vorteile:*
– Operation an der blutleeren, protektionierten Leber, in- oder ex-situ	– Weniger Zeitdruck – aufwendige Gefäßrekonstruktionen – höhere Radikalität

Es stehen 3 Varianten zur Verfügung: die Resektion an der hypotherm in situ perfundierten Leber, die sog. Ante-situm-Resektion und die Ex-situ-Resektion (Abb. 2–4). Letztere stellt gleichzeitig das aufwendigste Verfahren dar. Es wurde weltweit erstmalig im Februar 1988 an der Medizinischen Hochschule Hannover durchgeführt.

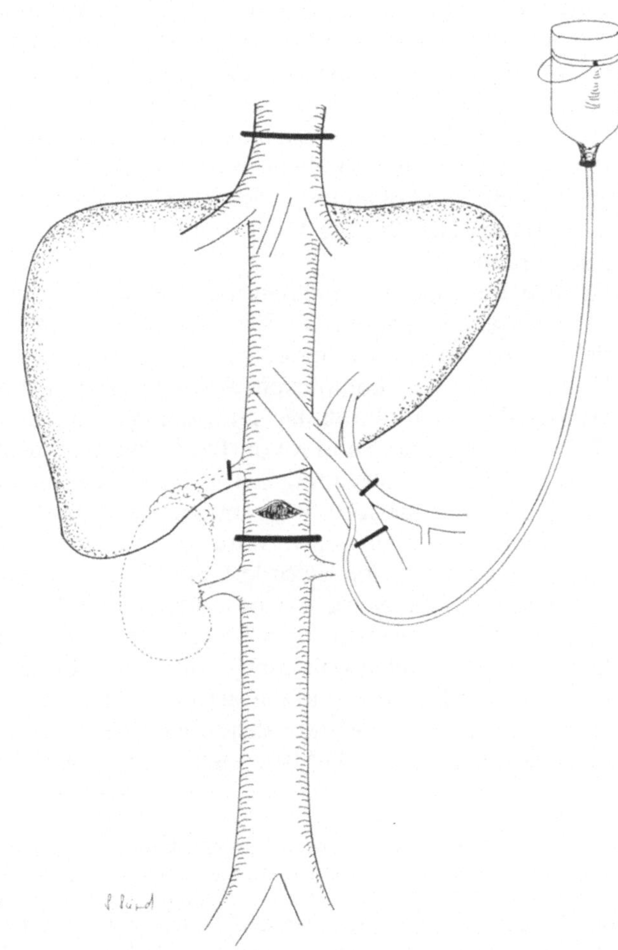

Abb. 2. Schema der alternativen Resektion mittels hypothermer In-situ-Protektion der Leber, jedoch ohne Bypass

Bei der Resektion mit hypothermer In-situ-Perfusion wird die Leber nach totaler vaskulärer Okklusion über die Pfortader mit kalter Protektionslösung gespült und diese über eine Inzision der infrahepatischen V. cava venös entlastet (Abb. 2). Dieses Verfahren wurde erstmalig 1974 von Fortner angewandt. Mit der Entwicklung neuer Protektionslösungen, insbesondere der HTK-Lösung mit hoher Pufferkapazität und niedrigem Kaliumgehalt, hat dieses Operationsverfahren erneut an Bedeutung gewonnen. Es dient vor allem der Verlängerung der Ischämie- bzw. der Resektionszeit bei Befunden, die auch für konventionelle Resektionsverfahren technisch zugänglich wären.

Insbesondere für Befunde im Bereich der Lebervenenmündungen, die zumeist weder konventionell richtig zugänglich sind, noch mit ausreichender Sicherheit hinsichtlich Blutung und Gefäßrekonstruktionen konventionell reseziert werden können, wurde das sog. Ante-situm-Verfahren entwikkelt (Abb. 3a und b). Hierzu wird ebenfalls die Leber kalt perfundiert, zusätzlich aber die suprahepatische V. cava unmittelbar unterhalb des Zwerchfells durchtrennt (Abb. 3a). Dies ermöglicht, die Leber quasi nach vorne zu kippen, sozusagen aus dem Bauch herauszurotieren (Abb. 3b). Somit wird ein hervorragender Zugang zur Lebervenenmündung geschaffen, der im blutleeren Zustand natürlich auch aufwendige Gefäßrekonstruktionen in allen 3 Lebervenen ermöglicht. Es muß ggf. für ein ausreichend sicheres Abklemmen der herzseitigen V. cava bzw. für die Anastomose dieses Gefäßes die V. cava vollständig aus dem Zwerchfell herausgelöst werden.

Für alle Befunde, die auch so nicht resezierbar sind, kommt nur noch das aufwendigste Verfahren, die Ex-situ-Resektion, zur Anwendung. Es handelt sich dabei um die Befunde, bei denen sowohl die Lebervenen als auch Hilusstrukturen in komplexem Ausmaß einbezogen sind oder aber die derartig groß oder multilokulär sind, daß sie nur an der allseits frei zugänglichen Leber reseziert und rekonstruiert werden können. Somit wird die perfundierte Leber vollständig aus dem Körper genommen und separat auf einem 2. Tisch operiert, während der Kreislauf des Patienten über einen portofemoroaxillären venovenösen Bypass aufrechterhalten wird (Abb. 4).

Die Ex-situ-Operation erfordert auf Grund der Verschiedenartigkeit der Befunde typischerweise ein besonders flexibles Vorgehen. Dennoch läßt sich der Ablauf prinzipiell in 5 verschiedene Phasen einteilen (Tabelle 3). Die 1. Phase ist charakterisiert durch den Entscheidungsfindungsprozeß, z. B., ob der Tumor resektabel ist und falls ja, welche technische Variante die beste bzw. am angemessensten ist. Hierzu ist meist schon eine gewisse Präparation z. B. des Hilusbereiches und auch eine gewisse Mobilisation

Abb. 3a, b. Schema der alternativen Resektion mittels hypothermer In-situ-Protektion ▶ und Durchtrennung der suprahepatischen V. cava, sog. Ante-situm-Resektion
a Schema im Prinzip. **b** Nach erfolgter Durchtrennung der suprahepatischen V. cava kann die Leber nach anterior quasi aus dem Bauch herausrotiert werden. Die Abbildung zeigt, daß dies einen besonders guten Zugang zu den Lebervenen ermöglicht

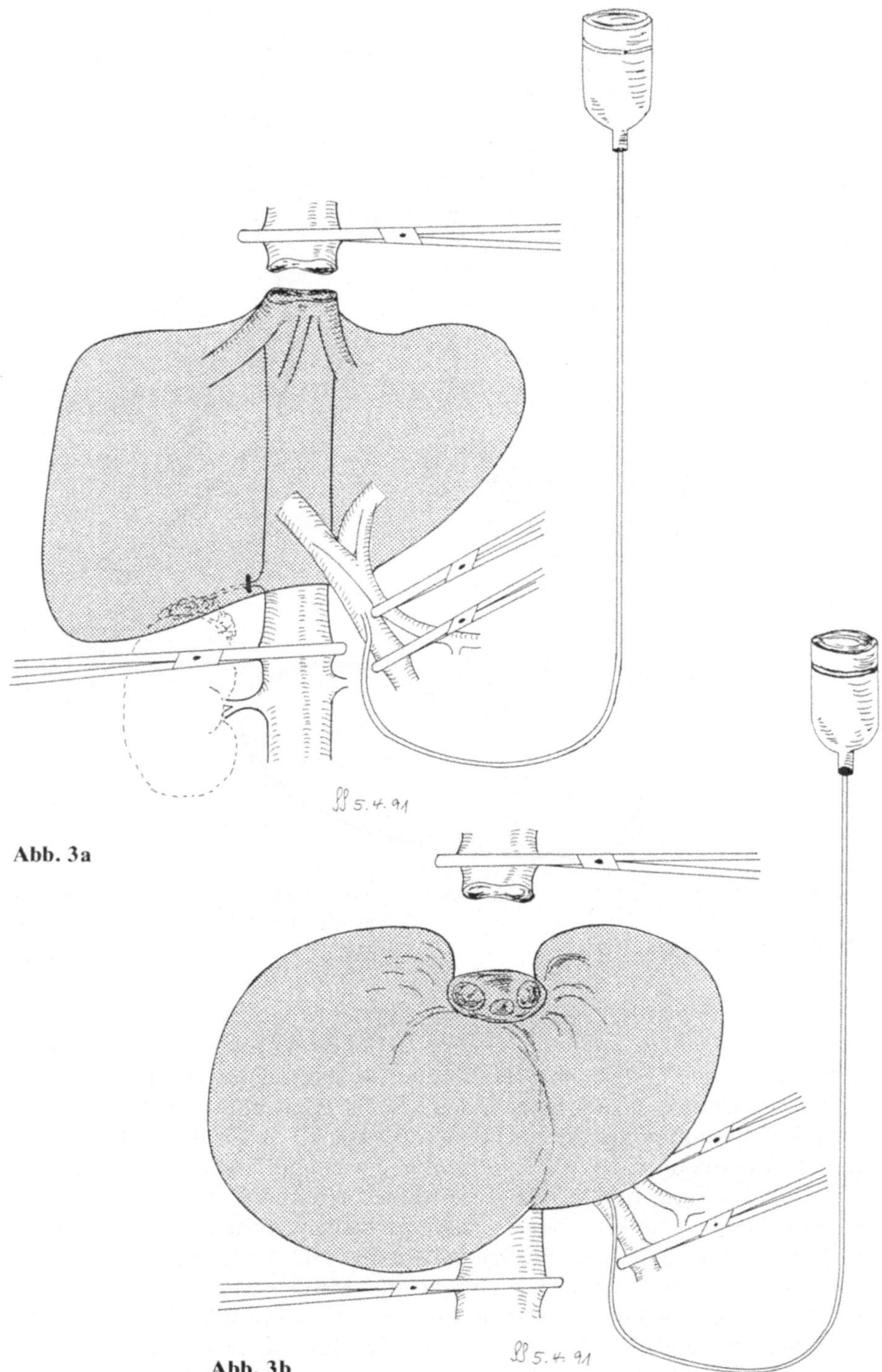

Abb. 3a

Abb. 3b

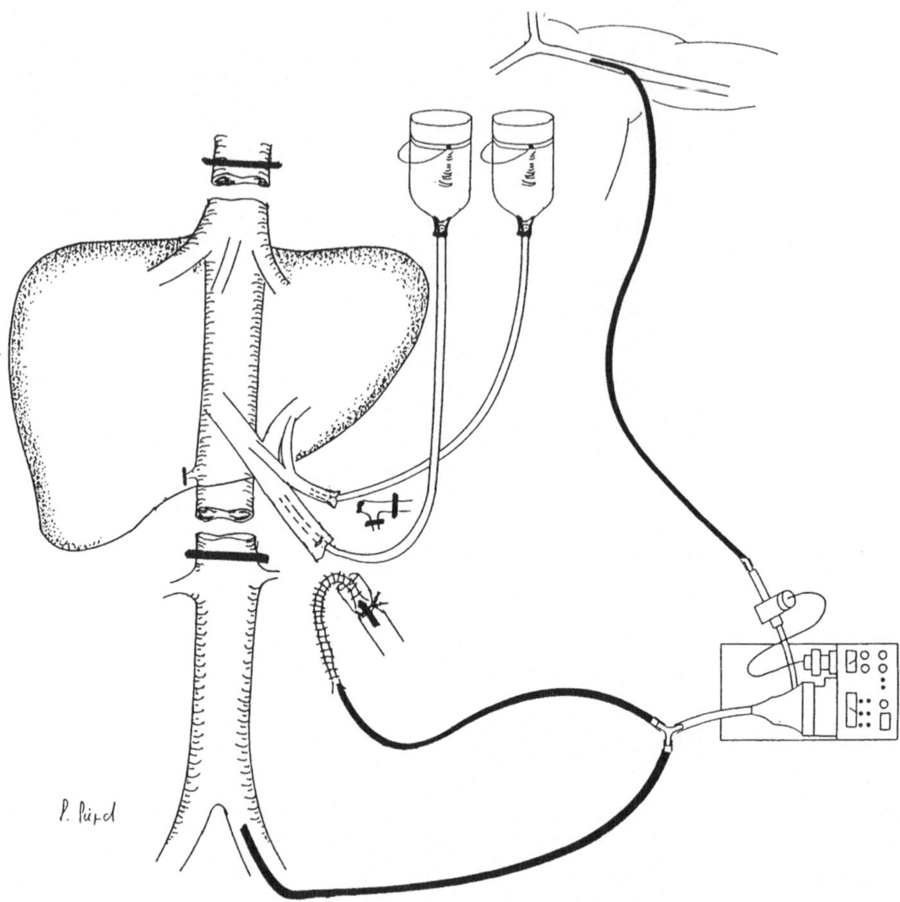

Abb. 4. Schema der alternativen Leberresektion mit vollständiger Herausnahme der Leber aus dem Körper und Überbrückung des anhepatischen Situs mittels Bypass, sog. Ex-situ-Resektion

erforderlich. Danach folgt die 2. Phase, in der die Leber vollständig mobilisiert werden muß und alle Gefäße für die Kanülierung sowie für den Bypass vorbereitet werden. Unter Umständen ist es aber erforderlich, die Entscheidungsfindung zu revidieren, nachdem die tatsächliche Größe und Lokalisation des Tumors und z. B. die Einbeziehung wichtiger Strukturen offensichtlich geworden sind. In der 3. Phase wird die Leber perfundiert, und zwar in jedem Falle über die Portalvene, nach Möglichkeit zusätzlich auch über die Arterie. Unter laufender Perfusion werden alle Lebergefäße abgesetzt sowie der Ductus choledochus etwa in der Mitte seines Verlaufes durchtrennt. Danach wird die Leber entnommen und in ein vorbereitetes Gefäß mit kalter Flüssigkeit und zusätzlichem Eis für die Oberflächenkühlung gegeben. In der 4. Phase wird die eigentliche Ex-situ-Resektion vorgenom-

Tabelle 3. Operative Phasen der Ex-situ-Resektion

I. Präparation zur Entscheidungsfindung
II. Vorbereitung der Leberentnahme
(Mobilisation, Präparation für Kanülierung, Bypass)
III. Perfusion und Entnahme
IV. Ex-situ-Resektion der Leber
ggf. spezifische Maßnahmen am anhepatischen Situs
V. Reimplantation

men. In dieser Phase können dann auch zusätzliche Maßnahmen, wie z. B. eine Lymphadenektomie im Empfänger durchgeführt werden. Schließlich wird in der 5. Phase die Leber reimplantiert und der Bypass wieder entfernt. Die Reihenfolge der einzelnen Maßnahmen und Anastomosen entspricht dabei weitgehend dem Vorgehen wie bei der Lebertransplantation.

Eine Zusammenstellung der nunmehr insgesamt zur Verfügung stehenden operationstechnischen Verfahren bei der Leberresektion ist in der Tabelle 4 gegeben. Die alternativen Verfahren werden dabei vorzugsweise (die Ex-situ-Operation obligat) mit Bypass durchgeführt.

Insgesamt wurden 26 Patienten auf diese Art bisher operiert. Bei 14 dieser Patienten wurde dabei eine Ex-situ-Resektion vorgenommen. Eine Übersicht über die zur Indikation führende Grunderkrankung ist in Tabelle 5 gegeben. Hiervon hängen die Ergebnisse entscheidend ab: Gute bzw. exzellente Resultate wurden bei solchen Indikationen erzielt, bei denen es sich entweder um benigne Tumoren, Adenome oder primär-maligne Tumoren gehandelt hat. Schlechtere Ergebnisse wurden bei Lebermetastasen auf Grund des Auftretens von Tumorrezidiven erzielt sowie bei Klatskin-Tumoren, wenn diese zu einem langfristigen ikterischen Zustand mit nachfolgender funktioneller Insuffizienz geführt hatten. Bei allen Patienten war eine konventionelle Resektion nicht möglich und die Transplantation nicht indiziert (s. S. 120); die Anwendung der alternativen Resektionen stellte somit die einzige chirurgisch-technische Möglichkeit für die Behandlung dieser Patienten dar. Daher hat es sich zumindest teilweise um eine besonders ungünstige Patientenselektion gehandelt, was allerdings ethisch bei Anwen-

Tabelle 4. Operationstechnische Verfahren bei der Leberresektion

Konventionelle Resektion (Lappen, Segment, Keil, Enukleation)
Konventionelle Resektion mit Okklusion des Lig. hepatoduodenale
Totale vaskuläre Okklusion
Hypotherme In-situ-Perfusion[a]
Ante-situm-Resektion[a]
Ex-situ-Resektion[b]

[a] Meist mit Bypass.
[b] Immer mit Bypass.

Tabelle 5. Alternative Resektionen

„Hypotherm in situ"	
Kolorektale Metastasen	5 (3[a])
Leiomyosarkom	2
Hypernephrom	1 (1[a])
HCC	3 (1[a])
Echinococcus alveolaris	1 (1[a])
Ex situ	
Kolorektale Metastasen	5
Leiomyosarkom	1
HCC	2
Klatskin-Tumor	4
FNH	1
Adenom	1

[a] Ante situm.

dung neuer und invasiver Verfahren auch nicht anders möglich gewesen ist. In Zukunft, nachdem mehr Erfahrungen vorliegen werden, sollten diese Verfahren auch bei denjenigen Patienten angewandt werden, bei denen es sich um eine elektivere Indikationsstellung handelt (Tabelle 6), d.h., wenn zwar eine konventionelle Resektion möglich ist, jedoch ein ausreichender bzw. ein höherer Grad an Tumorradikalität nur durch die Anwendung der Technik der alternativen Resektionen erreichbar sein wird. Zusätzlich besteht die Möglichkeit, spezielle onkologische Behandlungsmaßnahmen während der anhepatischen Phase anzuwenden, wie z. B. bei der Leber die

Tabelle 6. Indikationsgruppen für eine Operation der Leber ex situ und hypotherm in situ

Indikationsbereich	Möglichkeiten der		Indikation zur Operation ex situ oder mit in situ Protektion
	konventionellen Leberresektion	Lebertransplantation	
I. Elektiv	Möglich	Entfällt	Ziel: höhere Radikalität?
II. Fakultativ (wahlweise)	Technisch nicht sicher oder kaum radikal durchführbar	Prinzipiell möglich, aber vielleicht vermeidbar oder insgesamt schlechtere Prognose	zu verbesserter Radikalität, komplexer vaskulärer Rekonstruktionen
III. Ausschließlich („de necessité")	Technisch nicht durchführbar	kontraindiziert (z. B. Metastasenleber, extrahepatische Metastasen)	Als einzige Möglichkeit

Perfusion mit höchst konzentrierten Zytostatika oder Bestrahlung ex situ, beim Patienten Lymphadenektomie bzw. Bestrahlung o. ä. ...
Somit stellen die neuen Techniken für Patienten mit ansonsten unresezierbaren Tumoren eine große Hoffnung, für das Gebiet der Leberchirurgie eine neue Dimension technischer und konzeptioneller Möglichkeiten dar.

Indikationen und Möglichkeiten der operativen Behandlung bei akuter Pankreatitis

G. Hünefeld

Die akute Pankreatitis ist gekennzeichnet durch ein abdominelles Schmerz- und Spannungsgefühl meist gürtelförmig beidseits in den Rücken ausstrahlend, verbunden mit einer Erhöhung des Serumamylase- bzw. Serumlipasegehaltes. Nach morphologischen Kriterien wird zwischen einer ödematös – interstitiellen und einer nekrotisierenden Verlaufsform unterschieden. Das klinische Korrelat zu diesen Formen der akuten Pankreatitis ist in ca. 90 % eine milde, konservativ zu therapierende Verlaufsform und in etwa 10 % eine schwere Verlaufsform, die in einigen Fällen chirurgisch behandelt werden muß.
Die Therapie der ödematös – interstitiellen Pankreatitis besteht in einer Basistherapie durch orale Nahrungskarenz mit ausreichender parenteraler Flüssigkeits- und Kalorienzufuhr sowie Elektrolytbilanzierung und in einer adäquaten Schmerzbehandlung. Eine entlastende Magensonde sollte immer gelegt werden. Als erweiterte konservative Therapie ist die H_2-Rezeptorblockade bzw. Omeprazoltherapie anzusehen, Antibiotika sollten bei Fieber gegeben werden. Eine maschinelle Beatmung bei respiratorischer Insuffizienz, Kreislaufunterstützung mit Katecholaminen und Hämofiltration bei Niereninsuffizienz ist Patienten der schweren Verlaufsform vorbehalten.
Die schwere Verlaufsform der akuten Pankreatitis ist durch morphologische Veränderungen, vor allem Nekrosebildungen im Pankreas selbst und in der Umgebung, besonders in den retroperitonealen Bereichen des Abdomens und der Bursa omentalis gekennzeichnet, die durch Computertomogramm (Angio-CT) bzw. Ultraschalluntersuchung nachgewiesen werden können. Die hohe Letalität dieser Patienten hat ihre Ursache in den Begleitkomplikationen, vor allem durch die Einschränkung der respiratorischen Funktion und Kreislaufinstabilität, Schock, Leber- und Nierenversagen sowie Sepsis.
Die entscheidende Frage ist, wann sollen Patienten mit der schweren Verlaufsform, d. h. Patienten mit einer nekrotisierenden Pankreatitis, einer operativen Therapie unterzogen werden und wie sollte diese aussehen? In den letzten Jahren sind vor allem durch die diagnostischen Möglichkeiten der Computertomographie und der Ultraschalluntersuchung zunehmend konservativ ausgerichtete Behandlungskonzepte entwickelt worden, da durch Behandlungsmethoden wie Pankreatektomie und Nekrosektomie die Patienten intraoperativ durch Blutungsrisiken gefährdet sind oder sich ein zunächst begrenzter Nekroseherd postoperativ im Abdomen ausbreiten kann und eine primär sterile Nekrose infiziert werden kann, so daß auch

durch die operative Maßnahme selbst eine Peritonitis oder ein septischer Krankheitsverlauf begünstigt oder ausgelöst werden kann.
Um bei diesen Patienten zu einem therapeutischen Konzept zu gelangen, ist es notwendig, daß jeweils im Einzelfall auf Grund der Vorgeschichte, der klinischen Symptomatik und Verlaufsform sowie der morphologischen Situation und der Entwicklung des Krankheitsbildes das Vorgehen geplant wird.
Nicht unwesentlich für die Beurteilung der aktuellen klinischen Situation erscheint die Vorgeschichte: So konnte bei 79 Patienten, die im Zeitraum von 1985–1992 behandelt wurden, ein rezidivierendes Krankheitsgeschehen z. T. über mehrere Jahre bei 12 Patienten gefunden werden. Bei 18 Patienten war eine Choledocholithiasis als Ursache der akuten nekrotisierenden Pankreatitis anzunehmen. Bei 4 dieser sämtlich operierten Patienten fand sich ein Gallenblasenempyem. Bei allen Patienten wurde postoperativ eine endoskopische Papillotomie durchgeführt. Bei 52 der 79 Patienten konnte mit großer Wahrscheinlichkeit als Ursache der Pankreatitis ein Alkoholabusus festgestellt werden. Bei dieser Patientengruppe fand sich ein hoher Anteil mit röntgenologisch nachgewiesener Kardiomyopathie (in 37 Fällen, 18 dieser Patienten wiesen Zeichen einer Herzinsuffizienz auf). Bei 41 der insgesamt 79 Patienten bestand eine Adipositas von mehr als 20 % über der Norm.
Bedeutsam für die Beurteilung der klinischen Situation ist die Ausprägung von Organkomplikationen. Im Vordergrund steht hier, auch im Hinblick auf die prognostische Bedeutung, eine Einschränkung der Lungenfunktion: Von den genannten 79 Patienten wiesen initial 71 Patienten einen Zwerchfellhochstand auf, 61 Patienten hatten basale Pleuraergüsse bzw. basale Atelektasen. Bei 21 Patienten wurden bei stationärer Aufnahme pneumonische Infiltrate röntgenologisch festgestellt. Insgesamt entwickelten 13 Patienten ein ARDS, nur 1 Patient überlebte diese Komplikation. Neben einer Einschränkung der Lungenfunktion kann eine Instabilität des Kreislaufes bis zur Schocksymptomatik durch Permeabilitätsstörungen vor allem im abdominellen Bereich mit weitreichenden Volumenverschiebungen zu einer Mangelperfusion von Niere, Leber, Lunge und Gehirn führen. Eine Kreislaufunterstützung durch Volumensubstitution und gleichzeitige Therapie mit Katecholaminen war bei 32 Patienten notwendig. Eine primäre Niereninsuffizienz mit erhöhten Harnstoff- und Serumkreatininwerten bestand bei 6 Patienten. Im Laufe der Therapie wurden insgesamt 9 Patienten hämofiltriert. 11 der 79 Patienten hatten initial eine Temperatur über 38 °C, bei 25 Patienten war die Leukozytenzahl im Serum höher als 15 000 ml. Eine initiale Leukopenie (< 3000/µl) wiesen 8 Patienten auf, 3 dieser Patienten hatten weniger als 80 000 Thrombozyten/µl. Eine Darmatonie im Sinne eines paralytischen Ileus mit rückläufiger Magensonde (mehr als 1000 ml/Tag) wiesen fast alle Patienten auf. Bei den 29 Patienten mit ausgedehnter retroperitonealer Nekrose kam es in 3 Fällen zur Perforation benachbarter Hohlorgane (1mal Magen, 1mal Querkolon, 1mal linke Kolonflexur). Nur der Patient mit der Magenperforation überlebte. Bei 2 Patienten wurden große Gefäße arro-

diert (V. mesenterica superior, Truncus coeliacus). Der Patient mit der venösen Blutung verstarb.
Entsprechend der skizzierten klinischen Situation, die sich im Laufe der Therapie veränderte bzw. akzentuierte, wurde eine orientierende Einteilung der Patienten nach klinischen Gesichtspunkten in *leichte* (Herz-Kreislauf-Versagen), *mittlere* (zusätzlich resipiratorische Insuffizienz) und *schwere* (zusätzlich Nierenversagen) *Verlaufsformen* vorgenommen. Basierend auf den morphologischen Veränderungen fand eine Einteilung in 3 Schweregradgruppen statt. So wurden Patienten mit einer Nekrosezone im Pankreas selbst der *leichten Verlaufsform* der nekrotisierenden Pankreatitis, Patienten mit einer einseitigen, meist links gelegenen retroperitonealen Nekrose und Patienten mit Nekrosematerial in der Bursa omentalis der *mittelschweren Verlaufsform* und Patienten mit beidseitigen retroperitonealen Nekrosen der *schweren Verlaufsform* zugeordnet. In der Regel stimmten die Zuordnungen nach klinischen und morphologischen Kriterien überein.
Die Indikation zum operativen Vorgehen mit Laparotomie, digitaler Nekrosektomie und abdomineller kontinuierlicher Spülung wurde bei Patienten der *schweren Verlaufsform* gestellt, wobei hier in allen 24 Fällen die morphologische und klinische Beurteilung übereinstimmten. Von diesen 24 Patienten, die durch eine offene dorsoventrale Bauchspülung mit täglichen Revisionslaparotomien behandelt wurden, verstarben 11 unter dem klinischen Bild einer foudroyanten Sepsis, 4 dieser Patienten wiesen zusätzlich ein ARDS auf. Bei allen Patienten wurden gramnegative Bakterien im abdominellen Exsudat nachgewiesen.
Bei insgesamt 16 Patienten fand sich sowohl klinisch als auch morphologisch eine *leichte Verlaufsform,* 6 dieser Patienten wurden bei lokalisierter Peritonitis und morphologischen Zeichen einer Bursanekrose laparotomiert. Bei diesen Patienten wurde lediglich im Abdomen oberhalb des Querkolons eine geschlossene retroperitoneale Bursalavage durchgeführt. 2 dieser 6 Patienten verstarben, wobei einmal ein septisch-toxisches Krankheitsbild als Todesursache anzunehmen war, während bei einem 2. Patienten ein ARDS zum Tode führte. Nach 6 bzw. 9 Tagen Spülung wurde bei beiden Patienten Pseudomonas aeruginosa in der abdominellen Spülflüssigkeit nachgewiesen. Bei 10 der Patienten mit *leichter Verlaufsform* wurde eine transkutane ultraschallgesteuerte Punktion mit anschließender Drainage der Nekrosebezirke durchgeführt, alle diese Patienten überlebten, eine bakterielle Besiedlung wurde hier nicht gefunden.
Bei den Patienten mit *mittelschwerer Verlaufsform* wurde in den ersten 3 Jahren des analysierten Behandlungszeitraumes primär eine operative Revision angestrebt. Indikation für die Laparatomie waren klinische Zeichen einer Organdekompensation, wie die Notwendigkeit einer Unterstützung des Herz-Kreislauf-Systems durch Volumensubstitution mit resultierenden positiven Flüssigkeitsbilanzen von > 2000 ml/24h mit gleichzeitiger kontinuierlicher Katecholamingabe und die Notwendigkeit einer maschinellen Beatmung bei respiratorischer Insuffizienz. Gleichzeitig waren bei diesen Patienten morphologische Veränderungen im Sinne von retroperitonea-

len Nekrosen bzw. Bursanekrosen vorhanden. Bei diesen Patienten wurde eine mediane Laparotomie durchgeführt, die Bursa omentalis eröffnet, der Retroperitonealbereich rechts und links retrokolisch freigelegt, die vorhandenen Nekrosen wurden vorsichtig digital entfernt und retroperitoneal weiche Spül- und Drainagekatheter plaziert. Im weiteren Verlauf wurde bei offen stabilisiertem Abdomen eine kontinuierliche dorsoventrale abdominelle Spülung mit Kochsalzlösung durchgeführt. Von diesen 16 so therapierten Patienten der *mittelschweren Verlaufsform* verstarben 8 Patienten, Todesursache war bei 6 Patienten ein ARDS und bei den übrigen Patienten ein septisch-toxisches Krankheitsgeschehen, wobei 3 der Patienten mit ARDS ebenfalls septische Krankheitszeichen aufwiesen.

Nach 1988 wurden auch die Patienten der *mittelschweren Verlaufsform,* ebenso wie die bereits erwähnten 10 Patienten der *leichten Verlaufsform,* durch transkutan gelegte Drainagen behandelt. Bei diesem Verfahren wurde mit einem 7,5 MHz-Schallkopf die jeweilige Nekrosezone, die bei 8 Patienten ausschließlich in der Bursa omentalis lokalisiert war, bei 12 Patienten retroperitoneal links und bei weiteren 3 Patienten retroperitoneal rechts gelegen war, so eingegrenzt, daß eine ultraschallgeleitete transkutane Drainage mit 10 F-Pigtailkathetern erfolgen konnte. Bei 6 dieser Patienten wurden die Drainagen bis zu 4mal nach Verlegung des Lumens gewechselt. Die mittlere Liegedauer der Drainagen betrug 21 (7–52) Tage. Die Drainagemenge lag in der 1. Woche im Mittel bei 285 ml (180–1250) pro Tag. Im Laufe der Behandlung konnte bei insgesamt 10 dieser Patienten in der Drainageflüssigkeit eine Besiedlung mit gramnegativen Bakterien nach 2–14 Tagen gesehen werden (8mal Escherichia coli, 2mal Pseudomonas aeruginosa, 3mal Staphylococcus aureus). Von diesen 23 Patienten der *mittelschweren Verlaufsform,* die ausschließlich durch das Drainageverfahren behandelt wurden, verstarben 3, wobei die Todesursache bei einem Patienten ein Herzversagen bei vorbestehender Kardiomyopathie war, 2 Patienten verstarben unter dem Bild einer respiratorischen Insuffizienz bei ARDS. Wesentlich für die Wirksamkeit dieser relativ dünnlumigen Drainagen, durch die nur ein kleiner Teil häufig sehr festen eigentlichen Gewebenekrosen drainiert werden konnte, scheint in der erreichten Druckentlastung zu liegen: Bei den 23 Patienten der *mittelschweren Verlaufsform* fand sich initial bei Legen des transkutanen Katheters ein Druck in den Nekrosebereichen zwischen 38 und 72 cm Wassersäule. Am Folgetag war dieser Druck jeweils auf Werte zwischen 0 und 8 cm Wassersäule abgefallen.

Zusammenfassend zeigt die Darstellung der Krankheitsverläufe der Patienten mit akuter nekrotisierender Pankreatitis, daß diejenigen Patienten der leichten Verlaufsform in der Regel von einer konsequent durchgeführten konservativen Therapie mit Nahrungskarenz, Infusionsbehandlung, Antibiotikabehandlung und ggf. einer Kreislaufunterstützung durch Volumen- und Katecholamingabe sowie einer maschinellen Beatmung und evtl. einer Hämofiltration profitieren können und meist eine chirurgische Behandlung bei dieser Patientengruppe nicht notwendig ist. Bei den Patienten mit der *schweren Verlaufsform* der akuten nekrotisierenden Pankreatitis, bei denen mehrere Organsysteme dekompensiert sind und ausgeprägte Nekrosezonen im Abdomen bzw. retroperitoneal vorhanden sind, scheint zumindest dann eine Operationsindikation gegeben zu sein, wenn die eingeleitete konservative Therapie eine günstige Beeinflussung der Organdekompensationen nicht erkennen läßt (dies war im vorgestellten Patientengut bei 3 Patienten der Fall). In jedem Fall sollte vor einer operativen Intervention eine intensivmedizinische Stabilisierung des Patienten, evtl. auch über einige Tage, erfolgen. Fraglich ist, ob eine geschlossene, auf den Retroperitonealraum begrenzte Spülung einer offenen Spülbehandlung vorzuziehen ist. Im eigenen Vorgehen wird zunächst das erste Verfahren angestrebt. Nur in Situationen, bei denen eine offene Verbindung zwischen Nekrosebereichen und der Bauchhöhle besteht, wird eine offene abdominelle Spülbehandlung durchgeführt. Bei den Patienten der *mittelschweren Verlaufsform* sollte nach den vorgestellten Ergebnissen neben der konservativen Basistherapie in erster Linie eine transkutane ultraschallgesteuerte Drainagebehandlung evtl. auch durch mehrere Katheter vorgenommen werden. In den meisten Fällen kann ein günstiger Verlauf erreicht werden. Wesentlich erscheint die erreichte Drucksenkung in den Nekrosehöhlen, so daß hierdurch evtl. ein Fortschreiten der Nekrose verhindert werden kann. Dadurch kann der initiale Herd unter Abflußbedingungen zur Ausheilung gelangen.

Literatur

1. Bank S, Wise L, Gersten M (1983) Risk factors in acute pancreatitis. Am J Gastroenterol 78: 637–640
2. Becker H, Gahlbauer H, Horn J, Mechler T (1985) Korrelation klinischer und computertomographischer Befunde für die Therapie und Prognose der akuten Pankreatitis. Chirurg 56: 386–392
3. Beger H, Büchler M (1986) Outcome of necrotizing pancreatitis in relation to morphological parameters. In: Malfertheiner P, Ditschuneit H (eds) Diagnostic procedures in pancreatic disease Springer, Berlin Heidelberg New York, pp 130–132
4. Beger H, Kunz R, Bittner R (1987) Prognostic criteria in necrotizing pancreatitis. In: Beger H, Büchler M, (eds) Acute pancreatitis. Springer, Berlin Heidelberg New York Tokyo, pp 198–200
5. Birkigt H, Letko G, Sokolowski A, Spormann H, Buhtz C, Schulz H, Heinrich P, (1986) Acute pancreatitis – a quantification of dynamics at clinical and radiomorphologic levels Dtsch Z Verdauungs- Stoffwechselkrankh 46/6: 313–317
6. Hollender F, Marrie A (1981) Chirurgische Behandlung der akuten Pankreatitis. In: Allgöwer M, Harder F, Hollender L, Peiper H-J, Siewert JR (Hrsg) Chirurgische Gastroenterologie. Bd II Springer, Berlin Heidelberg New York, S 1006–1011
7. Hünefeld G, Freise J, Döring W, Löhlein D (1986) Vorgehen bei akuter Pankreatitis. Schwerpunktmed 9, 3: 21–27
8. Hünefeld G, Mauz S, Weimann A, Döhring W, Niehaus KJ, Pichlmayr R (1988) Schweregradbeurteilung der akuten nekrotisierenden Pankreatitis nach klinischen Parametern und Computertomogramm. Intensivmedizin 25: 231–237
9. Jacobs M, Daggett W, Civetta J et al. (1977) Acute pancreatitis: Analysis of factors-influencing survival. Ann Surg 185: 43–51
10. Kümmerle F (1987) Clinical staging in acute pancreatitis. In: Beger H, Büchler M (eds) Acute pancreatitis. Springer, Berlin Heidelberg New York Tokyo, pp 177–180

11. Lankisch P, Rahlf G, Koop H (1983) Pulmonary complications in fatal acute hemorrhagic pancreatitis. Dig Dis Sci 28: 111–116
12. Lankisch P (1987) Möglichkeiten und Grenzen der konservativen Behandlung der akuten Pankreatitis. Chirurg 58: 64–69
13. Lawson T (1983) Acute pancreatitis and its complications. Radiol Clin North Am 21: 495–513
14. Maier W (1986) Grading of acute pancreatitis by computeres tomography morphology. In: Malfertheiner P, Ditschuneit H (eds) Diagnostic procedures in pancreatis disease. Springer, Berlin Heidelberg New York, pp 44–48
15. Overy R, Evans M, Pollock A (1980) Fluid sequestration: An accurate index in acute pancreatitis. Br J Surg 67: 817–821
16. Ranson J, Rifkind K, Turner J (1976) Prognostic signs and nonoperative peritoneal lavage in acute pancreatitis. Surg Gynecol Obstet 143: 209–213
17. Ranson J (1983) Acute pancreatitis. In: Brooks J (ed) Surgery of the pancreas. Saunders, Philadelphia, pp 146–181
18. Sarner M (1986) Pancreatitis: Definitions and classification. In: Go VLW, Brooks F, DiMango E, Gardner J, Lebentahl E, Scheele, G (eds) The exocrine pancreas, biology, pathobiology and diseases. Raven, New York, pp 459–464
19. Schönborn H, Kümmerle F, Neher M, Schuster H (1976) Akute Pankreatitis: Entwicklung eines kombiniert konservativ-operativen Therapiekonzeptes. Med Welt 27: 1293–1297
20. Warshaw F, Imbembo A, Civetta J, Daggett W (1974) Surgical-intervention in acute necrotizing pancreatitis. Am J Surg 127: 484–491
21. Warshaw A, Lee K (1976) The mechanism of increased renal clearance in acute pancreatitis. Gastroenterology 71: 388–391

Chirurgische Therapiekonzepte der chronischen Pankreatitis und ihrer Folgen

K. D. Rumpf

Die chronische Pankreatitis ist eine langjährige chronische Erkrankung. Sie wird zunächst konservativ-internistisch betreut. Eine kausale medikamentöse oder diätetische Therapie gibt es dabei allerdings nicht. Häufigste Ursache der Erkrankung ist bei der Ernährungslage und der Lebensform in Europa in etwa 90 % ein längerer Alkoholabusus. Die Krankheit verläuft in Schüben. In der Symptomatologie steht der Tage bis zu 2 Wochen anhaltende z. T. krampfartige Mittelbauchschmerz im Vordergrund. Später manifestieren sich zusätzlich exokrine und endokrine Insuffizienzen in Form einer Malnutritionsstörung mit Abmagerung und eines manifesten Diabetes mellitus. Eine maligne Entartung der chronischen Pankreatitis gibt es nicht. Das Pankreaskarzinom tritt hier im Vergleich zur Normalbevölkerung nicht gehäuft auf. Das läßt sich histopathologisch erklären: Chronisch-entzündliche Vorgänge im Pankreasgangsystem, später sekundär im azinären Parenchym, führen zu einem fibrös/narbigen Parenchymumbau. Zur Karzinomentstehung fehlt jedoch die mechanische oder toxische Dauerirritation des Gangepithels.

Indikationen zur operativen Therapie

Nur die operative Therapie ist in der Lage, das Beschwerdebild und die sich selbst unterhaltene Kausalität der Erklärung zu stoppen und zu beseitigen. Die Operation sollte i. allg. eher erfolgen als es der gängigen Praxis entspricht. Häufig zu beobachtende Verzögerungen bis zum Eingriff durch vorbehandelnde Kollegen haben ihre Ursache einerseits in den heute in der Bundesrepublik vorherrschenden sozio-ökonomischen Zwängen, andererseits sind sie hausgemacht. Hausgemacht, weil es in der Vergangenheit eine therapeutische Fehlentwicklung gegeben hat: die Pankreaskopfresektion als Whipple-Operation bei chronischer Pankreatitis. Dies hat verständlicherweise die meist jungen, gutartig erkrankten Patienten ebenso wie ihre vorbehandelnden Internisten verunsichert und abgeschreckt. So waren Duodenopankreatektomien, ja selbst totale Pankreatektomien eine Zeitlang chirurgischer Standard. Heute gilt dies erfreulicherweise praktisch nicht mehr, außer in wenigen nicht umstellungsfähigen Einzelkliniken. Jede Resektionsbehandlung verbietet sich auch aus endokrinem Grund nach dem ersten der 3 ethischen Grundpfeiler jeden ärztlichen Tuns: primum non nocere.

Das früher geltende Indikationsargument für eine Pankreaskopfresektion, der nicht auszuräumende Malignitätsverdacht, ist heute ebenfalls nicht mehr akzeptabel. Es hält einer kritischen Überprüfung im Einzelfall durch die Möglichkeiten der modernen – auch intraoperativen – Diagnostik nicht länger stand. Bildgebende Verfahren sind weit verbreitet. Demzufolge werden uns viele Patienten mit einem vergrößerten Pankreaskopf vorgestellt. Die Abklärung der Dignität ist in allen Fällen möglich, spätestens intraoperativ. Schon eine – allerdings genaue – Erhebung der Krankheitsvorgeschichte einschließlich der Aufdeckung der Alkoholgewohnheiten, auch die Kenntnis der sehr unterschiedlichen Altersgipfel gutartiger und bösartiger Pankreaserkrankungen haben eine hohe differentialdiagnostische Aussagekraft.

Bildgebende Verfahren (inklusive ERCP) präoperativ, in besonderem Maße aber die intraoperative Rundumfreilegung mit Schnellschnittuntersuchungen von Probeexzisionen (bei sachgemäßer Handhabung keine Gefahr von Pankreasfisteln) und Stanzzylindern verdächtig harter Parenchymstrukturen führen stets zur sicheren Dignitätsfestlegung durch den Operateur.

Drainageverfahren

Die Ausführung von Drainageverfahren am Pankreas setzt einen erweiterten Wirsung-Gang voraus. Stellt er sich im CT dar, dann bedeutet dies eine krankhafte Erweiterung. Die ERCP ist die wichtigste Untersuchungsmethode der chronischen Pankreatitis. Ein nicht erweiterter Pankreasgang ist meist Ausdruck einer noch nicht lange bestehenden Krankheitsgeschichte, intrakanalikuläre Kalksteinbildungen dagegen sind Ausdruck des Gegenteils. Eine chronische Pankreatitis ohne erweiterten Wirsung-Gang ist weiterhin konservativ zu behandeln. Sollte dagegen ein erweitertes Gangsystem ohne Schmerzsymptomatik (asymptomatische Pankreatitis) vorliegen, dann ist aus endokrinologischem Grund dennoch die Drainageoperation indiziert. Dadurch wird das Ziel angestrebt, eine in diesem Krankengut stets vorhandene prädiabetische Stoffwechselstörung (verminderte Glukosetoleranz) über eine intraparenchymatöse Druckentlastung und Durch-

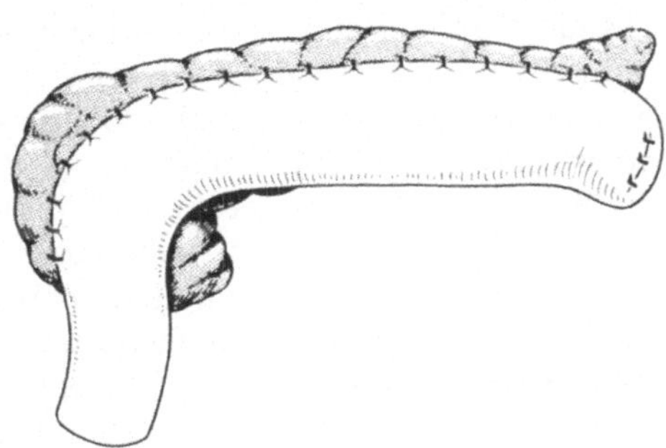

Abb. 1. Lange Pankreasseitanastomose bei chronischer Pankreatitis mit Roux-Y-Jejunumsegment

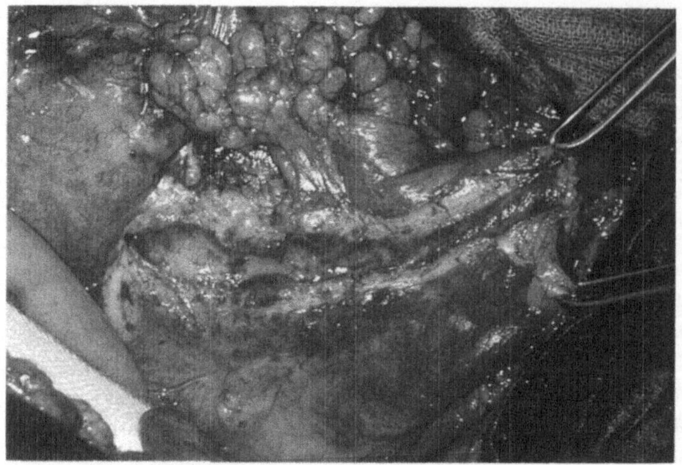

Abb. 2. Gespaltenes Pankreas mit eröffnetem Hauptgang

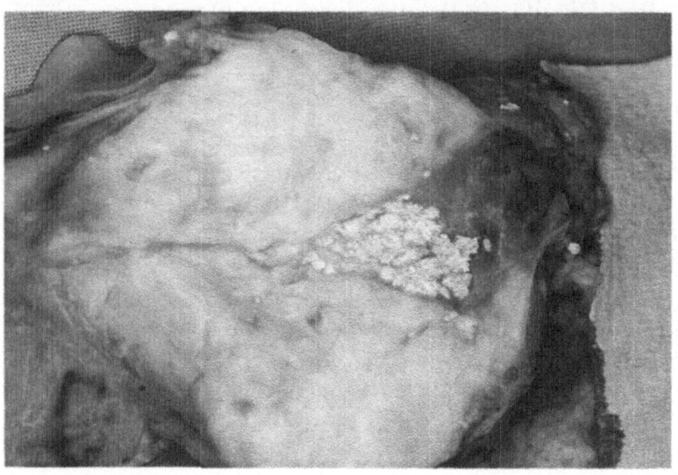

Abb. 3. Steinansammlung im dilatierten Pankreasgang der Kopfregion bei kalzifizierender Pankreatitis

blutungsverbesserung der Langerhans-Inseln zu beseitigen, zumindest zu verbessern.

Häufig liegt gleichzeitig bereits eine Cholestase vor. Die zugrunde liegende distale Choledochusstenose erleichtert den Entschluß zur Drainageoperation zu einem früheren Zeitpunkt.

In der Technik gilt heute als chirurgischer Standard die lange Pankreasseitanastomose mit einem nach Roux Y-förmig ausgeschalteten und retrokolisch von rechts herangeführten Jejunumsegment (Abb. 1). Die Anastomose erfolgt in betont langer Ausführung. Sie deckt den distalen Pankreaskopf, das Korpus und die proximalen Schwanzanteile ab. Das entzündlich verhärtete Pankreas wird zuvor in dieser Länge scharf inzidiert, der erweiterte Hauptgang dabei eröffnet, Steine werden, falls vorhanden, extrahiert (Abb. 2). Die Naht am harten Pankreasparenchym erfolgt nicht notwendi-

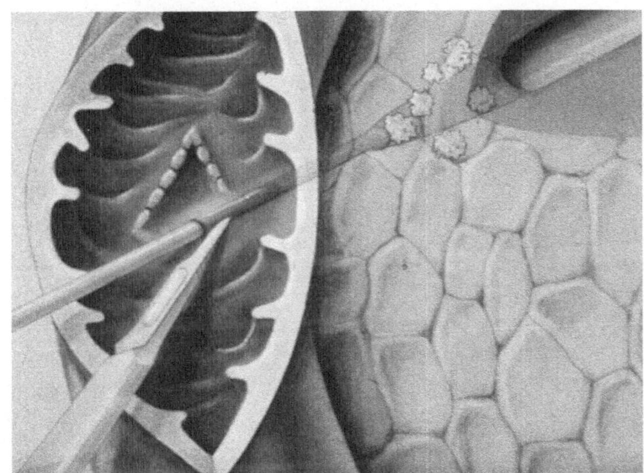

Abb. 4. Papillenplastik bei chronischer Pankreatitis I

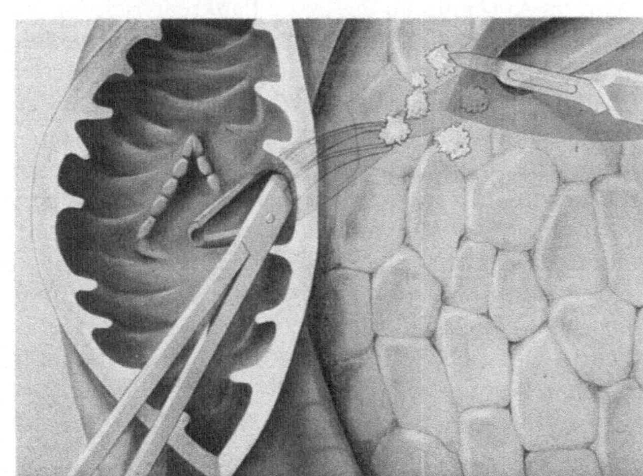

Abb. 5. Papillenplastik bei chronischer Pankreatitis II: transduodenale Steinextraktion zur Wiederherstellung des Sekretabflusses

gerweise mit monophilem Nahtmaterial, auch resorbierbare Mehrfilamentfäden führen zur sicheren, d. h. dichten Anastomosenheilung.

Die transduodenale Papillenplastik

Die Entlastung der unter hohem Sekretdruck stehenden Bauchspeicheldrüse durch eine lange Seitanastomose bleibt erfahrungsgemäß im proximalen, duodenalwärtigen Kopfanteil funktionell wirkungslos. Dies gilt besonders für die kalzifizierende Pankreatitis. Hier sind meist große Steinmengen eingeschwemmt (Abb. 3). Es empfiehlt sich deshalb im Synchronverfahren, gleichsam als 2. Schritt einer konsequenten Drainageoperation, die transduodenale Papillenplastik. Wir haben sie 1983 zusammen mit Pichlmayr [7] veröffentlicht (Abb. 4 und 5).

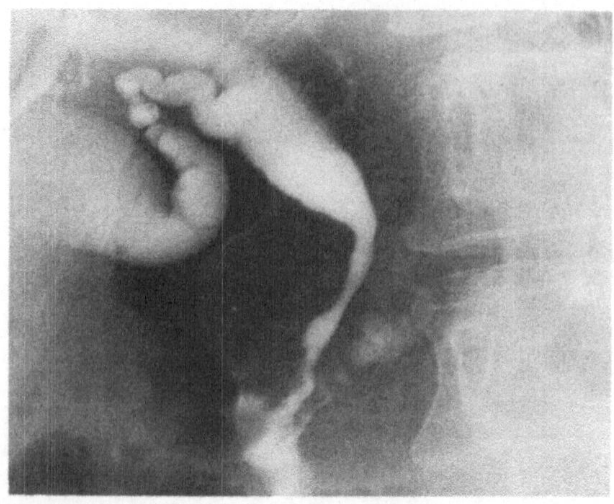

Abb. 6. Langstreckig distale Choledochusstenose bei chronischer Pankreatitis

Technisch stellt die Papillenplastik eine Doppelpapillotomie dar. Hierbei wird im Anschluß an die lange Pankreasspaltung (s. S. 136) über eine Längsduodenotomie die Papilla vateri freigelegt. Eine feine Knopfsonde gleitet im linken unteren Quadranten der Papille zunächst in den Wirsung-Gang, eine 2. in den – meist partiell stenosierten – distalen Ductus choledochus. Durch lange Längsspaltungen der Papille mit nachfolgenden Schleimhaut-Schleimhaut-Nähten als Einzelknopfnähte wird eine plastische Erweiterung beider Gangsysteme erreicht. Als Endzustand sollte pankreaswärts eine Wiedereröffnung des Wirsung-Gangs und damit ein freier Sekretabfluß ins Duodenum erreicht sein, choledochuswärts eine Beseitigung des Gallestaus.
Zu letzterem ist bei langer distaler Choledochusstenose eine entsprechend ausgedehnte Papillotomie nötig und möglich. Die Inzision mit Schritt für Schritt plastischer Rekonstruktion muß bis hinein in den weiten Ductus choledochus erfolgen (Abb. 6).

Seltene Eingriffe bei Folgeerkrankungen der chronischen Pankreatitis

Häufig führt eine langjährige chronische Pankreatitis auch zu krankhaften Veränderungen an Nachbarorganen. Sie können in der Symptomatologie führend und für die Krankheit prägend sein. Vielfach erfordern sie eine vom angegebenen Standard abweichende Behandlung.
Eine Kompression und Stenosierung des distalen Ductus choledochus *(Choledochusstenose)* kann durch ein Courvoisier-Syndrom, durch eine zufällig enzymatisch entdeckte Cholestase, durch eine sonographische Aufdeckung eines erweiterten Ductus hepaticus/Ductus choledochus oder durch Verschlußikterus zum Leitsymptom werden. Die genauere Abklärung führt stets auch zu den entzündlichen Veränderungen des Pankreasgangs. Damit empfiehlt sich therapeutisch wiederum die beschriebene Kombinationsmethode der konsequenten Drainageoperation. Im seltenen Fall eines

dilatierten Gallengangsystems bei normal weitem Wirsung-Gang wäre die alleinige Anlage einer biliodigestiven Anastomose – mit Cholezystektomie – vertretbar und sinnvoll.
Hat die chronische Pankreatitis zur Ausbildung einer solitären permagnen *Pseudozyste* geführt, dann empfiehlt sich als gänzlich anderes Behandlungskonzept eine alleinige innere Zystendrainage. Am tiefsten Zystenpunkt – meist transmesokolisch – schafft die Zystenanastomose mit einem nach Roux Y-förmig ausgeschalteten Jejunumsegment dauerhaft Entlastung und meist Beseitigung der Zyste durch Verklebung.
Selten führen rezidivierend floride Entzündungsvorgänge im Pankreaskopf (Becker-Rinnen-Pankreatitis) zur funktionell wirksamen *Duodenalstenose*. Hier kann die zusätzliche oder alleinige Anlage einer Gastroenteroanastomose Abhilfe schaffen.

Ergebnisse

Die Frühergebnisse der konsequenten Drainageoperation als weitest entwickelte Technik des schonenden, organerhaltenden Operierens bei chronischer Pankreatitis sind akzeptabel gut, in jedem Fall besser als die nach resezierender partieller Duodenopankreatektomie. Als Maß eines guten Spätergebnisses gilt die dauerhafte Schmerzbefreiung des Patienten von seinen typischen pankreatitischen Beschwerden. Ein weiteres Maß ist die Beseitigung spezifischer Symptome an Nachbarorganen oder gar die Besserung der endokrinen Schädigung bzw. eine spätere Manifestation des Diabetes mellitus. Zahlreiche Nachuntersuchungen 6–20 Jahre postoperativ, so von Puestow [5], Frey [1], Phillip u. Schmid [3], Prinz u. Greenlee [4], White [10], Morrow et al. [2] und Warshaw [9] beschrieben, weisen in diesem Sinn gute Spätergebnisse in 65–87 % der Fälle aus. Eigene und Nachuntersuchungen von Bunzendahl [8] bestätigen den angestrebten Operationserfolg in 85 % bis zu 12 Jahren postoperativ. Bei 10–15 % Therapieversagen spielten ursächlich eine Rolle: 1. eine mangelnde Compliance des Operierten (bei fortgesetztem Alkoholabusus) oder aber 2. eine nicht konsequent genug ausgeführte Drainagetechnik. Bei letzterem kann die Nachoperation dann häufig mit Pankreasschwanzresektion doch noch zum Erfolg führen.
In der Behandlung der chronischen Pankreatitis haben die letzten Jahrzehnte in Diagnostik und operativer Behandlung erhebliche Veränderungen gebracht. Die diagnostischen Möglichkeiten der Aufdeckung der Erkrankung, der Stadienerkennung und der Darstellung begleitender Schädigungen an Nachbarorganen konnten verfeinert und verbreitert werden. Eine gute Zusammenarbeit zwischen vorbehandelndem Internisten und Chirurgen vorausgesetzt, können wir heute das jeweilige operative Vorgehen auf der Basis objektiver Befunde der individuellen Krankheitssituation entsprechend gestalten. Ein Fortschritt läßt sich auch erkennen für den sicheren intraoperativen Malignitätsausschluß einer einmal erkannten Pankreaskopfvergrößerung.

In der Chirurgie der chronischen Pankreatitis ist der jahrelange Streit zwischen resezierenden und nichtresezierenden Verfahren heute zugunsten des organerhaltenden Vorgehens entschieden. Die Drainagetechnik ist in ihrem Erfolg – einige Erfahrung des Operateurs mit der Papillenchirurgie vorausgesetzt – sehr abhängig von einer konsequenten und weitgehenden Ausführung des Verfahrens. Dies gilt für das Pankreasorgan selbst, für das Gallengangsystem ebenso wie für begleitende Retentionszysten. Dann, und nur dann lassen sich mit hoher Sicherheit Beschwerdebild und Symptomatologie der chronischen Pankreatitis dauerhaft beseitigen.

Literatur

1. Frey CF (1990) Why and when to drain the pancreatic ductal system. In: Beger HG, Büchler M, Ditschuneit H, Malfertheiner D (eds) Chronic pancreatitis. Springer, Berlin Heidelberg New York Tokyo
2. Morrow CE, Cohen JL, Sutherland ER et al. (1984) Chronic pancreatitis: long-term surgical autotransplantation. Surgery 96: 608–616
3. Phillip J, Schmid A (1977) Chronische Pankreatitis – Konservative versus operative Therapie unter prognostischen Aspekten. Fortschr Med 95: 1875
4. Prinz RA, Greenlee HB (1981) Pancreatic duct drainage in 100 patients with chronic pancreatitis. Arch Surg 113: 520
5. Puestow CB (1965) Chronic pancreatitis. Technique and results of longitudinal pancreaticojejunostomy. Bull Soc Int Chir 24: 244
6. Rumpf KD, Pichlmayr R (1982) Die chirurgische Behandlung der chronisch kalzifizierenden Pankreatitis. Chirurg 53: 103
7. Rumpf KD, Pichlmayr R (1983) Eine Methode zur chirurgischen Behandlung der chronischen Pankreatitis: Die transduodenale Pancreaticoplastik. Chirurg 54: 722
8. Rumpf KD, Bunzendahl H (1990) Pancreaticojejunostomy in combination with transduodenal pancreatic sphincteroplasty. In: Beger HG, Büchler M, Ditschuneit H, Malfertheiner D (eds) Chronic pancreatitis. Springer, Berlin Heidelberg New York Tokyo
9. Warshaw AL (1990) Indications for surgical treatment in chronic pancreatitis. In: Beger HG, Büchler M, Ditschuneit H, Malfertheiner D (eds) Chronic pancreatitis. Springer, Berlin Heidelberg New York Tokyo
10. White TT (1981) Surgical treatment of chronic pancreatitis. Report of 227 cases. Jpn J Surg 11: 1

Experimentelle Untersuchungen zur Transplantation des endokrinen Pankreas*

W. F. A. Hiller, R. Lück, G. Ehlerding und J. Klempnauer

Bei der Pankreastransplantation zur Therapie des insulinabhängigen Diabetes mellitus ist nur die endokrine Funktion des Transplantates erforderlich. Das nicht benötigte exokrine Pankreasgewebe ist dabei erheblich zur Ausbildung einer für den Patienten lebensbedrohlichen Pankreatitis gefährdet. Es liegt daher nahe, nicht das gesamte Organ, sondern lediglich die funktionsrelevanten endokrinen Anteile, also die Langerhans-Inseln, zu separieren und isoliert zu transplantieren. Im Gegensatz zum vaskularisierten Pankreas müssen isolierte Inseln nach Transplantation erst einen neuen Gefäßanschluß finden. Als Implantationsort eignen sich daher insbesondere gut vaskularisierte Kompartimente wie die Leber [1], die Milz [2] oder der subkapsuläre Nierenraum [3]. Tierexperimentell konnte in diesen Implantationsorten eine gute Funktionsaufnahme von Langerhans-Inseln nachgewiesen werden. Voraussetzung für eine erfolgreiche Umsetzung des Konzepts der Transplantation von Langerhans-Inseln in die klinische Anwendung ist die Möglichkeit, hierdurch auch langfristig eine Normalisierung des diabetischen Stoffwechsels sowie schließlich eine Protektion des Organismus vor der Ausbildung vaskulärer Spätschäden zu erzielen. Wir haben die Funktion der Langerhans-Inseln im Vergleich zu vaskularisierten Pankreastransplantaten am Modell der streptozotocin-diabetischen Ratte im Langzeitversuch verfolgt und dabei die Auswirkungen der verschiedenen Formen endokriner Pankreastransplantation auf das vaskuläre Syndrom des Diabetes mellitus am Beispiel der Nephropathie untersucht.

Tiere, Material und Methoden

Die Versuche wurden an ingezüchteten männlichen LEW-Ratten durchgeführt. Die Tiere wurden im zentralen Tierhaus der Medizinischen Hochschule Hannover (Leiter: Prof. Dr. K. Gärtner) gehalten. 3 Tage vor Transplantation wurde bei den Empfängern mittels Streptozotocin ein chemischer Diabetes mellitus induziert. Von 3 Spendern wurden die Langerhans-Inseln durch intraduktale Kollagenaseapplikation, Inkubation im Wasserbad und anschließende Trennung im Ficoll-Dichtegradienten isoliert. 1800 Inseln wurden unter einem Stereomikroskop handverlesen und in die Pfortader

* Mit Unterstützung der DFG (Projekte Hi 391/1-1; Kl 549/2-1 und Pi 48/11-1).

bzw. unter die linke Nierenkapsel des Empfängers injiziert [4]. Alternativ wurden vaskularisierte Pankreata in mikrochirurgischer Technik mit portalvenöser oder systemisch-venöser Drainage transplantiert [5]. Normale sowie unbehandelte streptozotocin-diabetische Tiere dienten als Kontrollen. Die Transplantatfunktion wurde durch wöchentliche Bestimmungen von Nicht-nüchtern-Serumglukosespiegeln und -Gewicht über 12 Monate kontrolliert. 1, 3, 6, 9 und 12 Monate nach Transplantation wurden ein i.v.-Glukosetoleranztest durchgeführt, Futter- und Wasseraufnahme sowie Fäzes- und Urinproduktion bestimmt. 1 Jahr post transplantationem wurde bei allen Transplantatempfängern die Dicke der glomerulären Basalmembran als Parameter für die Ausbildung bzw. Verhinderung einer diabetischen Vaskulopathie mit der gleichartiger Kontrolltiere verglichen [6].

Ergebnisse

Innerhalb von 8 h nach Transplantation isolierter Langerhans-Inseln oder vaskularisierter Pankreata normalisierten sich die Serumglukosewerte der diabetischen Tiere. Einen Monat post transplantationem lagen die Glukosewerte nach Inseltransplantation im oberen Normbereich, nach vaskularisierter Pankreastransplantation waren die Glukosewerte unabhängig von der venösen Drainage vollständig normalisiert. Alle transplantierten Tiere wurden von der diabetischen Polyurie geheilt. Die Glukosetoleranz war bei inseltransplantierten Empfängern gegenüber diabetischen Tieren deutlich verbessert, gegenüber unbehandelten Kontrolltieren und Empfängern vaskularisierter Pankreata jedoch eingeschränkt. Nach Inseltransplantation unter die Nierenkapsel blieb die endokrine Funktion über 12 Monate stabil, nach intraportaler Implantation zeigte sich jedoch ein progressiver Funktionsverlust. Bereits 3 Monate nach Transplantation war der K-Wert im Glukosetoleranztest geringer als nach subkapsulärer Applikation. Nach 9 Monaten unterschieden sich die Werte nicht mehr von denen diabetischer Tiere. 6 Monate nach Transplantation kam es zu einem signifikanten Anstieg der Glukosewerte. Die Analyse der Glukosespiegel im Serum erbrachte, daß auch nach Implantation von Langerhans-Inseln unter die Nierenkapsel eine vollständige Normalisierung nicht erreicht wurde, sondern die Spiegel um etwa 1 mmol/l über dem Normwert lagen. Dabei war aber die Regulation um diesen erhöhten Mittelwert genauso eng wie bei unbehandelten Kontrolltieren oder Empfängern vaskularisierter Pankreata mit portal-venöser Drainage (Standardabweichung 0,2 bzw. 0,4 mmol/l) und sogar enger als bei Empfängern vaskularisierter Pankreata mit system-venöser Drainage (Standardabweichung 0,7 mmol/l).

Die Fehlregulation der Serumglukose bei Empfängern isolierter Langerhans-Inseln korrelierte direkt mit der Entwicklung diabetischer Gefäßschäden. Die Dicke der glomerulären Basalmembran 1 Jahr nach Transplantation lag bei Empfängern vaskularisierter Pankreata im Normbereich. Bei Empfängern isolierter Langerhans-Inseln unter die Nierenkapsel war die Basalmembran gegenüber diabetischen Kontrolltieren normalisiert, jedoch dikker als bei gesunden Kontrolltieren.

Diskussion

Spätes Versagen nach intraportaler Auto- oder Isotransplantation isolierter Langerhans-Inseln wurde bei verschiedenen Tierspezies gelegentlich beobachtet [7], ohne daß diesem Phänomen weitere Aufmerksamkeit gewidmet wurde. Unsere Ergebnisse zeigen, daß dieser Effekt streng mit dem Implantationsort korreliert und in Transplantaten unter der Nierenkapsel nicht auftritt. Dabei unterliegen alle intraportalen Transplantate innerhalb von 6 Monaten einem Verlust ihrer Funktionsreserve. Es wird jedoch nur ein Teil der Tiere hyperglykämisch mit Glukosewerten über 10 mmol/l und den metabolischen Folgen wie Polyurie und Gewichtsverlust. 3 Gründe können für den progredienten Funktionsverlust intraportaler Inseltransplantate verantwortlich sein:
1. Histologische Untersuchungen zeigen, daß sich in den Periportalfeldern der Leber, welche die Inseln enthalten, eine Fibrose ausbildet. Dies kann eine schlechtere Durchblutung und somit einen progredienten Funktionsverlust der Inseln zur Folge haben. 2. Auf ihrem Weg von der Pfortader in ein Periportalfeld müssen die Inseln eine intakte Gefäßwand durchwandern. Dies könnte zu einer Desintegration der Inseln führen, wie sie in histologischen Schnitten gesehen wird, oder gar zum Zelluntergang, wie es der bemerkenswerte Verlust glukagonproduzierender Zellen erkennen läßt [8]. Eine Verminderung der Zellverbindungen kann interzelluläre Regulationsmechanismen zerstören und so zu einem Zusammenbruch der Langerhans-Inseln als komplexem Organ führen. 3. Schließlich ist denkbar, daß das Pfortaderblut, welches intraportale Inseln mit einer höheren Glukosekonzentration perfundiert als arterielles Blut unter der Nierenkapsel, zu einer anhaltenden Streßsituation für die Inseln führt, gefolgt von funktioneller Erschöpfung.
Ursprünglich wurde angenommen, daß der Hauptvorteil des subkapsulären gegenüber des intraportalen Implantationsortes in einer geringeren Immunogenität des Transplantates bestünde. Diese Erwartungen haben sich jedoch nicht erfüllt [9]. Metabolische Vorteile portalvenöser Transplantate wurden theoretisch erwogen, konnten jedoch im Tierversuch nicht nachgewiesen werden [10] – ein Ergebnis, welches auch unseren Erfahrungen entspricht.
Unsere Studie zeigt, daß Inseltransplantate unter der Nierenkapsel langfristig eine stabile endokrine Funktion aufweisen und alle klinische Zeichen des Diabetes mellitus kontrollieren können. Die gegenüber vaskularisierten Pankreata reduzierte Funktionsreserve geht jedoch mit einer deutlich eingeschränkten Kontrolle der vaskulären Folgen einher. Die Ursachen für die reduzierte Funktionsreserve von Langerhans-Inseln sind noch ungeklärt. Sie ist z. T. auf die geringere Masse insulinproduzierenden Gewebes zurückzuführen. Die nur geringe Abweichung der nicht-nüchtern gemessenen Serumglukose um einen leicht erhöhten Mittelwert zeigt darüber hinaus,

Tabelle 1. Stoffwechselparameter 1 Jahr nach Transplantation des endokrinen Pankreas

	Serum-Glukose [mmol/l]	Mittlere Dicke der Basalmembran [nm]	Basale Insulinsekretion [mmol/l]	Glukosetoleranz [K-Wert; %/min]
Normale Kontrolle	5,6 ± 0,4	252 ± 11	241 ± 103	2,2 ± 0,3
Diabetische Kontrolle	23,5 ± 2,0	328 ± 8	<15	0,2 ± 0,2
Pankreas system-venös	5,3 ± 0,7	235 ± 8	250 ± 121	2,3 ± 0,2
Pankreas portal-venös	5,9 ± 0,2	248 ± 10	224 ± 103	2,1 ± 0,3
Inseln subkapsulär	6,7 ± 0,3	297 ± 15	258 ± 155	1,0 ± 0,2
Inseln intraportal	12,6 ± 8,9	–	69 ± 138	0,2 ± 0,2

daß selbst unmittelbar postprandial bei Empfängern isolierter Inseln unter der Nierenkapsel gegenüber gesunden Kontrolltieren keine Entgleisungen des Glukosestoffwechsels auftreten. Es ist daher möglich, daß es sich hierbei um eine Sollwertverstellung des Mittelwertes als Ausdruck einer gestörten insuloazinären Achse handelt. Im Gegensatz zu isolierten Langerhans-Inseln vermögen vaskularisierte Pankreastransplantate mit portal-venöser Drainage nicht nur die metabolischen Komplikationen des Diabetes mellitus zu normalisieren, sondern vermeiden darüber hinaus jegliche vaskulären Spätschäden.

Ziel der klinischen Pankreastransplantation muß eine adäquate Langzeitfunktion des Transplantates sein, welches bei geringem Risiko für den Patienten neben den metabolischen Entgleisungen des Diabetes mellitus auch die vaskulären Spätschäden zumindest aufhalten kann. Den funktionellen Vorteilen der vaskularisierten Pankreastransplantation gegenüber der Transplantation isolierte Langerhans-Inseln steht ein deutlich erhöhtes perioperatives Risiko entgegen. Als Implantationsort der Langerhans-Inseln bietet der subkapsuläre Nierenraum im Gegensatz zur Leber die Möglichkeit einer langfristig stabilen Funktion, welche vaskuläre Spätschäden jedoch auch nicht vollständig verhindern kann. Es bleibt derzeit offen, in wieweit die geringe Verdickung der glomerulären Basalmembran nach Transplantation isolierter Langerhans-Inseln langfristig auch klinisch zur Ausbildung einer diabetischen Nephropathie führt (Tabelle 1).

Literatur

1. Kemp CB, Knight MJ, Scharp, DW, Ballinger WF, Lacy PE (1973) Effect of transplantation site on the results of pancreatic islet isografts in diabetic rats. Diabetologia 9: 486–491
2. Feldman SD, Hirshberg GE, Dodi G, Raizman ME, Scharp DW, Ballinger WF, Lacy PE (1977) Intrasplenic islet isografts. Surgery 82: 386–394
3. Reece-Smith H, Du Toit DF, McShane P, Morris PJ (1981) Prolonged survival of islet allografts transplanted beneath the renal capsule. Transplantation 31: 305

4. Hiller WFA, Klempnauer J, Lück R, Steiniger B (1991) Progressive deterioration of endocrine function after intraportal but not renal subcapsular rat islet transplantation. Diabetes 40: 134–140
5. Klempnauer J, Settje A (1989) Details of the microsurgical technique, results and complications of vascularized pancreas transplantation in the rat. Transplant Int 2: 84–90
6. Lück R, Klempnauer J, Ehlerding G, Kühn K (1990) Significance of portal venous drainage after whole-organ pancreas transplantation for endocrine graft function and prevention of diabetic nephropathy. Transplantation 50: 394–398
7. Sutton R, Gray DWR, McShane P, Peters M, Morris PJ (1987) The metabolic efficiency and long term fate of intraportal islet grafts in the cynomolgus monkey. Transplant Proc 19: 3575–3576
8. Steiniger B, Hiller WFA, Klempnauer J (1990) Acute islet allograft rejection after subcapsular renal transplantation in rats. Histological course in islet and pancreas whole organ grafts. Am J Pathol 137: 93–102
9. Hiller WFA, Klempnauer J, Pichlmayr R (1989) Die Immunogenität isolierter Langerhansscher Inseln ist unabhängig vom Transplantationsort. Langenbecks Arch Chir Suppl 1989: 447–450
10. Haug CE, Babcock SK, Lafferty KJ, Weil R (1988) Islet graft function. Comparison of portal versus systemic venous insulin delivery. Transplantation 45: 992–994

Teil V. Kolorektale Chirurgie

Entwicklungen in der kolorektalen Chirurgie

R. Raab und U. Werner

In den vergangenen 2 Jahrzehnten hat sich in der Medizinischen Hochschule Hannover in vielen Bereichen der kolorektalen Chirurgie ein Wandel vollzogen. Die Veränderungen sind eingebettet in die allgemeinen Entwicklungen der kolorektalen Chirurgie in dieser Zeit. Sie betreffen die neoplastischen Erkrankungen genauso wie die entzündlichen Darmerkrankungen und in mancher Hinsicht auch die benignen Erkrankungen des Anus bzw. des Kontinenzorgans.
Die bedeutsamsten Veränderungen waren die Einführung der präoperativen orthograden Darmlavage und der routinemäßigen perioperativen Kurzzeitantibiotikaprophylaxe. Hierdurch konnten Morbidität und Mortalität der Dickdarmchirurgie erheblich gesenkt werden. Daneben ist eine zunehmende Tendenz zu kontinenzerhaltenden Operationen sowohl beim Rektumkarzinom als auch bei der Colitis ulcerosa hervorzuheben. Die Einführung moderner Klammernahtinstrumente bedeutete dabei technische Erleichterung in verschiedenen Bereichen, z.B. bei der tiefen anterioren Rektumresektion oder bei der Pouchbildung ohne daß sich hierdurch jedoch prinzipiell neue chirurgische Möglichkeiten eröffnet hätten. Unter den diagnostischen Methoden hat insbesondere die Sonographie in vielfältiger Weise Bedeutung erlangt.
Im folgenden soll ein kurzer Überblick über die wesentlichen Entwicklungen in den einzelnen Bereichen gegeben werden.

Benigne Erkrankungen des Anus

Von 1971–1990 wurden in der MHH mehr als 1000 Operationen wegen proktologischer Erkrankungen durchgeführt. In der Therapie der Abszesse und Fisteln ergaben sich naturgemäß nur wenige Veränderungen. Allerdings bedeutete die Einführung der Endosonographie eine wesentliche Erleichterung in der Diagnose bzw. dem Ausschluß supralevatorischer Abszesse [1]. In der Behandlung des Hämorrhoidalleidens und auch der Analfissur war schon in den 70er Jahren eine konservative Haltung vorherrschend, diese Tendenz hat sich in den vergangenen Jahren eher noch verstärkt. Eine Hämorrhoidektomie wird heute nur noch bei fortgeschrittenen drittgradigen und bei viertgradigen Hämorrhoiden bzw. beim Analprolaps durchgeführt [2]. Neben der Methode nach Milligan-Morgan mit sparsamer

Schleimhautexzision fand ebenfalls schon in den 70er Jahren auch die Methode nach Parks Verwendung, bei welcher ganz auf eine Schleimhautexzision verzichtet wird. Für die Therapie der Analfissur erwies sich die alleinige Sphinkterdehnung in Narkose der Sphincterotomia interna als mindestens gleichwertig [3]. Die Indikation zu Sphinkterrekonstruktionen bzw. Sphinkterplastiken beschränkt sich nach wie vor hauptsächlich auf posttraumatische Zustände; in der Therapie der Inkontinenz anderer Ursache haben diese Operationen bislang keinen festen Platz.

Analkarzinom

Bis Mitte der 80er Jahre war die Methode der ersten Wahl in der Therapie des Analkarzinoms die abdominoperineale Rektumexstirpation mit fakultativer Nachbestrahlung. Seitdem erfolgte auf diesem Gebiet ein grundlegender Wandel mit Hinwendung zu einem sog. „multimodalen" Vorgehen. Seit 1987 werden alle Patienten mit Analkarzinomen durch eine primäre Radio-Chemotherapie behandelt. Eine Operation wird nur noch durchgeführt, wenn nach dieser Behandlung ein Resttumor verbleibt oder wenn ein Rezidiv auftritt. Bei gleichguter evtl. sogar besserer Langzeitprognose kann damit bei vielen Patienten eine Rektumexstirpation vermieden und die Kontinenz erhalten werden [4].

Rektumprolaps

Die Operationsmethode der Wahl zur chirurgischen Therapie des Rektumprolaps war von Beginn an die anteriore Rektumfixation nach Thompson. Bei dieser Methode, die eine Modifikation bzw. Erweiterung einer ursprünglichen von Sudeck angegebenen Technik darstellt [5], wird das Rektum komplett aus der Sakralhöhle ausgelöst und anterior fixiert, indem die durchtrennten lateralen Ligamente (Paraproktien) durch nicht resorbierbare Nähte am Promontorium befestigt werden. Eine im Jahr 1991 durchgeführte Nachuntersuchung der in unserer Klinik nach Thompson operierten Patienten zeigte einen hohen Grad subjektiver Zufriedenheit mit dem Gesamtergebnis der Operation; die Rezidivrate nach anteriorer Fixation betrug 8,6 %.

Perineale Operationsmethoden kommen nur selten, bei schlechtem Allgemeinzustand zur Anwendung. Die Implantation des Thiersch-Ringes wurde dabei völlig verlassen, in jüngerer Zeit hat sich für diesen Zweck die Methode nach Delorme deutlich besser bewährt.

Colitis ulcerosa und Polyposis coli

Die Standardoperationsmethode war früher sowohl für die Colitis ulcerosa als auch für die Polyposis coli die Proktokolektomie mit Anlage eines endständigen Ileostomas. Dies hat sich in den letzten Jahren gewandelt, heute ist die ileoanale Pouchanlage zum Regeleingriff geworden. Damit ist es möglich, für die meisten Patienten eine befriedigende, z.T. auch sehr gute Kontinenzfunktion zu erhalten. Neben den Pouchoperationen wird in unserer Klinik weiterhin in Einzelfällen auch eine Kolektomie mit Ileo-Rektostomie durchgeführt. Voraussetzung dafür ist, daß das Rektum nicht oder nur gering von der Krankheit betroffen ist. In jedem Fall erfolgt die Entscheidung für eine Operationsmethode heute individuell, wobei die Patienten – nach ausführlicher Beratung – an der Entscheidungsfindung beteiligt werden.

Divertikulitis

Von 1975–1990 wurden in der MHH 220 Operationen wegen einer Divertikelkrankheit des Dickdarmes durchgeführt, davon waren 69,5 % elektiv bzw. semielektiv und 30,5 % notfallmäßig. Bei den elektiven/semielektiven Operationen ergaben sich im zeitlichen Verlauf nur geringe Veränderungen des operativen Vorgehens. In der Regel wurde und wird eine einzeitige Resektion des betroffenen Darmabschnittes durchgeführt, wobei die Indikation zur Anlage einer Deviationskolostomie heute noch etwas zurückhaltender gestellt wird als früher. Das bei Notfalloperationen früher übliche dreizeitige Vorgehen wurde zugunsten der primären Resektion fast vollständig verlassen. Bei Perforationen ist das Standardverfahren heute die Diskontinuitätsresektion mit Hartmann-Verschluß des Rektums [6].

Kolorektales Karzinom

Von 1971–1990 wurden in der MHH 2748 kolorektale Karzinomoperationen durchgeführt, darunter 1876 Operationen wegen kolorektaler Primärkarzinome, 316 Operationen wegen lokaler Rezidive, 477 Operationen wegen Lebermetastasen und 79 Operationen wegen sonstiger Metastasen.

Primärkarzinome

Bei der Lokalisationsverteilung der Primärkarzinome zeigte sich im zeitlichen Verlauf der letzten beiden Dekaden eine Verschiebung der Relation zwischen Kolon- und Rektumkarzinomen von 1:1, 3 (1971–1975) auf 1,1:1 (1986–1990). Zusätzlich ergab sich für das Kolon alleine eine signifikante relative Zunahme der rechtsseitig lokalisierten Tumoren von 36,2 % (1971–1975) auf 44,9 % (1986–1990). Diese sog. „Rechtsverschiebung“ wurde auch von anderen beschrieben [7], es ist daher nicht wahrscheinlich, daß dieser Beobachtung ein Selektionsfaktor zugrunde liegt.
Im Rektumbereich zeigte sich eine erhebliche relative Zunahme der Tumoren des unteren Drittels, von 18,3 % (1971–1975) auf 48,5 % (1986–1990).

Der Anteil fortgeschrittener Karzinome (UICC-Stadium III und IV) stieg beim Kolon von 44 % auf 64 %, beim Rektum von 38 % auf 46 %. Leider läßt sich nicht feststellen, inwieweit die gefundenen Veränderungen der Höhenlokalisation der Rektumkarzinome und der relativen Stadienhäufigkeit sowohl der Kolon- als auch der Rektumkarzinome den tatsächlichen Verhältnissen entsprechen bzw. inwieweit sie eine gewandelte Zuweisungspraxis widerspiegeln. Auf keinen Fall ergibt die Analyse des eigenen Krankengutes einen Hinweis darauf, daß kolorektale Karzinome, etwa aufgrund stärker in Anspruch genommener Vorsorgeuntersuchungen, heute in früheren Stadien diagnostiziert würden als früher.

Rektumkarzinome wurden zunehmend häufiger kontinenzerhaltend operiert. Die Relation zwischen Rektumexstirpationen und anterioren Resektionen verschob sich insgesamt von 1,3 : 1 (1971–1975) auf 1 : 2 (1986–1990). In dem Fünfjahreszeitraum von 1971–1975 wurden 63 % aller Karzinome des mittleren Rektumdrittels und 100 % aller Karzinome des unteren Rektumdrittels durch Exstirpation behandelt, hingegen waren dies in dem Zeitraum von 1986–1990 nur noch 15 % der Tumoren des mittleren Drittels und 62 % der Tumoren des unteren Drittels. Seit Mitte der 80er Jahre erfolgte die Anastomosierung nach tiefen Rektumresektionen zunehmend häufiger mit Hilfe des zirkulären Klammernahtgerätes. Dies war zwar ohne Einfluß auf die beschriebene Verschiebung hin zu mehr kontinenzerhaltenden Operationen und ebenfalls ohne Einfluß auf die Komplikationsrate, aber bei Verwendung des Klammernahtgerätes wurde häufiger auf die früher bei tiefen Resektionen generell übliche Deviationskolostomie verzichtet.

Die Operationsletalität konnte im zeitlichen Verlauf stark gesenkt werden: bei Patienten mit Kolonkarzinomen von 9,6 % (1971–1975) auf 4,3 % (1986–1990), bei Patienten mit Rektumkarzinomen von 9,0 % (1971–1975) auf 2,2 % (1986–1990). Gleichzeitig ergab sich ein Rückgang der chirurgischen Komplikationen insbesondere der Nahtinsuffizienzen (Kolon: von 14,2 % auf 0 %, Rektum: von 8,4 % auf 4,6 %). Bei den postoperativ verstorbenen Patienten zeigte sich zudem eine Verschiebung der Todesursachen von unmittelbar mit der Operation in Zusammenhang stehenden Ereignissen wie Nahtinsufffizienzen etc. zu primär kardiopulmonalen Komplikationen.

Die stadienbezogene Fünfjahresprognose der Patienten mit Kolonkarzinomen (Tabelle 1) zeigte im zeitlichen Verlauf keine signifikanten Veränderun-

Tabelle 1. Stadienbezogene Fünfjahresprognose der Patienten mit Kolonkarzinomen im zeitlichen Verlauf (nicht alterskorrigiert)

Zeitraum UICC-Stadium	1971–1975 [%]	1976–1980 [%]	1981–1985 [%]	1986–1990 [%]
I	82,7	73,6	85,3	82,2
II	50,0	65,2	72,3	50,4
III	40,7	40,4	35,8	36,2
IV	0,0	4,2	5,1	8,6

Tabelle 2. Stadienbezogene Fünfjahresprognose der Patienten mit Rektumkarzinomen im zeitlichen Verlauf (nicht alterskorrigiert)

Zeitraum UICC-Stadium	1971–1975 [%]	1976–1980 [%]	1981–1985 [%]	1986–1990 [%]
I	68,8	72,8	83,9	81,5
II	47,3	57,7	57,0	76,7
III	37,8	37,9	36,7	32,8
IV	0,0	3,9	2,8	8,1

gen; bei den Patienten mit Rektumkarzinomen (Tabelle 2) ergab sich eine signifikante Verbesserung der Prognose für die frühen Tumorstadien (UICC I und II), aber nicht für die fortgeschrittenen Stadien (III und IV).

Lokoregionäre Rezidive

Eingriffe wegen lokaler Rezidive wurden in zunehmender Frequenz durchgeführt. Ihr Anteil an allen kolorektalen Karzinomoperationen betrug anfangs (1971–1975) nur 5 %, im letzten Fünfjahreszeitraum (1986–1990) aber bereits 13 %. Bei 29 % der Rektumkarzinomrezidive, aber nur bei 14% der Kolonkarzinomrezidive war erneut eine R-0-Resektion möglich [8]. Nach radikaler (R-0-)Resektion des Rezidives betrug die Fünfjahresprognose (nicht alterskorrigiert und unter Einschluß der Operationsletalität) 34 % für Kolonkarzinompatienten und 28 % für Rektumkarzinompatienten. Im Gegensatz dazu überlebte keiner der nur palliativ reoperierten Patienten 5 Jahre (mediane Überlebenszeit: 10 Monate). Damit erscheinen im Einzelfall auch sehr große Eingriffe gerechtfertigt, wenn dadurch eine R-0-Situation erreicht werden kann. Wegen der Häufigkeit einer Peritonealkarzinose ist dies bei Kolonkarzinomrezidiven nur selten relevant. Hingegen führen wir bei Rektumkarzinomrezidiven in ausgewählten Fällen auch komplette Beckenexenterationen bzw. ausgedehnte Os-sacrum-Resektionen durch.

Lebermetastasen

Die Frequenz der Operationen wegen kolorektaler Lebermetastasen zeigte eine starke Zunahme im zeitlichen Verlauf. Ihr Anteil an allen kolorektalen Karzinomoperationen betrug anfangs (1971–1975) nur 0,8 %, im letzten Fünfjahreszeitraum aber bereits 34 %. Insgesamt wurden von 1971 bis 1990 477 Operationen durchgeführt, davon waren 282 Leberteilresektionen, 110 palliative nicht-resezierende Eingriffe (vorwiegend arterielle Portimplantationen) und 85 alleinige explorative Laparotomien. Dabei hatten Patienten nach R-0-Resektion eine signifikant bessere Prognose als Patienten nach R-1-/R-2-Resektion oder nach nicht-resezierendem Eingriff. Die mediane Überlebenszeit betrug nach R-0-Resektion 32 Monate, nach R-1-/

R-2-Resektion hingegen nur 14 Monate, nach sonstigen Palliativeingriffen ebenfalls 14 Monate und für nur explorativ laparotomierte Patienten lediglich 9 Monate. Außer der Operationsradikalität war insbesondere das Vorliegen extrahepatischen Tumorwachstums prognoserelevant [9].

Adjuvante Therapie

Trotz einiger ermutigender Studienergebnisse besteht für das kolorektale Karzinom weiterhin ein großer Bedarf an der Entwicklung und Weiterentwicklung wirksamer adjuvanter Therapiemöglichkeiten. Seit Mitte der 80er Jahre beteiligten wir uns deshalb zunehmend an entsprechenden Studien, unter anderem an einer randomisierten Studie zur adjuvanten Therapie kolorektaler Karzinome mit einem monoklonalen Antikörper (17–1A) (Multizentrische Studie unter Leitung von Prof. Riethmüller, Institut für Immunologie der Universität München; Ergebnisse noch nicht veröffentlicht), an einer Phase-I-Studie zur Therapie fortgeschrittener kolorektaler Karzinome mit anti-idiotypischen Antikörpern [10, 11] und an Studien zur regionalen Therapie der Leber [12]. Seit 1990 führen wir gemeinsam mit der Chirurgischen Klinik der Universität Erlangen eine Studie zur präoperativen Radio- und Chemotherapie lokal fortgeschrittener Rektumkarzinome durch, deren Pilotphase nun abgeschlossen ist.

Zukünftige Entwicklungen

Die Techniken der laparoskopischen Chirurgie werden zukünftig auch auf das Kolon und Rektum ausgeweitet. Anteriore Rektumfixationen, Darmresektionen wegen benigner Erkrankungen und auch Rektumexstirpationen sind schon heute laparoskopisch möglich [13, 14]. Die genaue Bedeutung der Methode muß allerdings erst noch bestimmt werden.

Hinsichtlich der kolorektalen Karzinome wird die Suche nach geeigneten adjuvanten bzw. additiven Therapiemodalitäten auch in Zukunft ein Schwerpunkt der Bemühungen bleiben. Neben Chemo- und Strahlentherapie könnten neue Möglichkeiten der spezifischen und unspezifischen Immuntherapie Bedeutung erlangen.

Neue Techniken wie die Bestimmung von Mikrometastasen im Knochenmark werden daraufhin untersucht, inwieweit sie eine noch bessere Selektionierung von Risikogruppen erlauben und inwieweit sie sich zum „Monitoring“ bei adjuvanten Therapiestudien eignen.

Die therapeutischen Möglichkeiten beim Rezidiv sind ein weiterer Ansatzpunkt für zukünftige Entwicklungen. Die Ergebnisse nach R-0-Re-Resektion könnten evtl. noch verbessert werden durch Einbettung der ausgedehnten chirurgischen Radikalität in ein „multimodales“ Therapiekonzept.

Literatur

1. Hildebrandt U, Langenscheidt P, Feifel G (1991) Endosonographie des Rektums. Bildgebung 58: 109–114
2. Dennison AR, Whiston RJ, Rooney S, Morris DL (1989) The management of hemorrhoids. Am J Gastroenterol 84: 475–481
3. Weaver RM, Ambrose NS, Alexander-Williams J, Keighley MRB (1986) Manual dilatation of the anus vs. lateral subcutaneous sphincterotomy in the treatment of chronic fissure-in-ano. Dis Colon Rectum 30: 420–423
4. Nigro ND (1987) Multidisciplinary management of cancer of the anus. World J Surg 11: 446–451
5. Sudeck P (1922) Rektumprolapsoperation durch Auslösung des Rektum aus der Excavatio sacralis. Zentralbl Chir 49: 698–699
6. Raab R, Werner U, Vogt P, Schirrmeister U, Meyer HJ, Pichlmayr R (1989) Therapie der Dickdarmdivertikulitis. In: Häring R (Hrsg) Divertikel des Dünn- und Dickdarm. Ueberreuter, Wien Berlin
7. Gall FP, Hermanek P (1992) Wandel und derzeitiger Stand der chirurgischen Behandlung des colorectalen Carcinoms. Chirurg 63: 227–234
8. Raab R, Werner U, Hentjes B, Vogt P (1992) Lokalrezidiv nach kolorektalem Karzinom: Ergebnisse der chirurgischen Therapie. In: Schmoll HJ, Pichlmayr R (Hrsg) Aktuelle Therapie gastrointestinaler Tumoren. Springer, Berlin Heidelberg New York Tokyo
9. Ringe B, Bechstein WO, Raab R, Meyer HJ, Pichlmayr R (1990) Leberresektion bei 157 Patienten mit colorectalen Metastasen. Chirurg 61: 272–279
10. Herlyn D, Wettendorf M, Schmoll E et al. (1987) Anti-idiotype immunization of cancer patients: Modulation of the immune response. Proc Natl Acad Sci USA 84: 8055–8059
11. Raab R, Schmoll E, Buhr A, Schedel I, Schmoll HJ, Pichlmayr R (1988) Behandlung inoperabler colorectaler Carcinome durch aktive Immunisierung mit anti-idiotypischen Antikörpern. In: Schriefers KH et al. (Hrsg) Chirurgisches Forum '88 für experimentelle und klinische Forschung. Springer, Berlin Heidelberg New York Tokyo
12. Raab R, Schmoll E, Schöber E, Ringe B, Vogt P, Schmoll HJ (1989) Intraarterielle Chemotherapie colorectaler Lebermetastasen mit 5-Fluorouracil/Folinsäure. Langenbecks Arch Chir Supp 89: 507–511
13. Brune IB, Schönleben K (1992) Laparoskopische Sigmaresektion. Chirurg 63: 342–344
14. Köckerling F, Gastinger I, Schneider B, Krause W, Gall FP (1992) Laparoskopische abdomino-perineale Rectumexstirpation mit hoher Durchtrennung der Arteria mesenterica inferior. Chirurg 63: 345–348

Möglichkeiten der chirurgischen Therapie bei entzündlichen Darmerkrankungen

E. Guthy und E. Nagel

Unter dem Begriff „entzündliche Darmerkrankungen“ läßt sich eine Gruppe von Erkrankungen zusammenfassen, die das ganze Spektrum chirurgischer Tätigkeit mit all ihren Problemen in sich vereint.

Da ist z.B. ein relativ „einfaches“ Krankheitsbild wie die Appendizitis mit einer normalerweise leichten Diagnose, dem routinemäßig ablaufenden Eingriff mit glattem postoperativem Verlauf, ohne erkennbare Dauerschäden mit Ausnahme einer Hautnarbe. Wie die Appendizitis erscheint auch die Divertikulitis des Kolons auf den ersten Blick mechanisch bzw. mechanistisch in ihrer Entstehung plausibel, doch bei genauem Hinsehen weiß man nicht, warum es im Einzelfall zum Ablauf einer Entzündung kommt. Ähnlich ist es bei erregerbedingten Enteritiden, z.B. durch Amöben oder Salmonellen, bei denen der Erregernachweis gleichzeitig Diagnose und Ursache der Erkrankung liefert. Dennoch ist aber unklar, warum sich die gleichen Erreger auch bei anderen Individuen nachweisen lassen, ohne daß eine Krankheit vorliegt.

Überdeutlich wird die Fülle offener Fragen, wenn man die Colitis ulcerosa und den Morbus Crohn betrachtet, zwei Krankheitsbilder, die nahezu 100 Jahre bekannt sind und offensichtlich ein weiter zunehmendes medizinisches Problem darstellen. Das abdominelle Krankheitsbild wird häufig von Komorbidität begleitet (Tabelle 1), beginnt meist in jugendlichem Alter und ist gekennzeichnet durch einen chronischen, oft lebenslangen Verlauf mit erheblichem Leidensdruck. Alle therapeutischen Maßnahmen, einschließlich der chirurgischen, sind rein symptomatisch und behandeln fortgeschrittene Krankheitsstadien und deren Komplikationen.

Tabelle 1. Systemische Begleitkrankheiten beim Morbus Crohn

Gelenke	(nichtdeformierende Arthritis)
Haut	Erythema nodosum Pyoderma gangraenosum
Auge	Uveitis Episkleritis
Lebererkankungen	

Überlegungen zur Ätiopathogenese

Nachdem über viele Jahrzehnte zur Ätiopathogenese des Morbus Crohn und der Colitis ulcerosa nur Vermutungen geäußert wurden, haben sich in den letzten 10 Jahren konkrete Anhaltspunkte dafür ergeben, daß möglicherweise Fettsäuren bei der Entstehung beider Krankheitsbilder eine Rolle spielen, wenn auch auf ganz unterschiedliche Weise. Die Colitis ulcerosa könnte dadurch entstehen, daß die Energieversorgung der Dickdarmschleimhaut aus dem Lumen durch Hemmung der β-Oxidation kurzkettiger Fettsäuren nicht mehr gewährleistet ist und gleichzeitig durch vaskuläre Faktoren die Zufuhr von Energiesubstrat über das Gefäßsystem beeinträchtigt wird [1].

Beim Morbus Crohn wäre eine Vielzahl der epidemiologischen und klinischen Aspekte durch die Wirkung z. B. von trans-Fettsäuren und anderer Nebenprodukten erklärbar, die bei der Herstellung und beim Erhitzen von Pflanzenfetten entstehen [2, 3].

Allerdings ist auch eine generelle Störung im Fettsäuremetabolismus des Darmes bei dieser Erkrankung denkbar [4].

In umfangreichen tierexperimentellen Studien konnte gezeigt werden, daß gerade durch partiell hydriertes, mehrfach erhitztes Speisefett morphologische Frühveränderungen entstehen können, die denen des Morbus Crohn vergleichbar sind [5, 6]. Daß solche morphologischen Veränderungen des Ileums auch mit dem lokalen Einbau von trans-Fettsäuren in die Enterozyten einhergehen, untermauert den postulierten Zusammenhang zwischen Fettdiät und pathomorphologischem Befund [7]. Durch Einbau dieser Substanzen in die Lipidschichten der Enterozyten, aber auch in Zellen der lokalen Immunabwehr werden Fluidität und Permeabilität der Zellen verändert, lokale Abwehr- und Regenerationsmechanismen beeinträchtigt und können bei wiederholten Insulten über ultrastrukturelle Veränderungen schließlich die bekannten Läsionen der Enteritis regionalis entstehen.

Die Klärung pathogenetischer Grundlagen beim Morbus Crohn und der Colitis ulcerosa konzentriert sich heute in vielen Punkten auf die primäre pathologische Läsion, um von dort die pathophysiologischen und -biochemischen Prozesse besser verstehen zu können. Es ist dabei zu bedenken, daß die Krankheitsbilder, die in der Klinik gesehen werden i. allg. weit fortgeschrittene Stadien darstellen und die strukturellen Veränderungen in den zu entfernenden Darmteilen zusätzlich durch die vorangegangene medikamentöse Therapie modifiziert sind. Klinik und Forschung betrachten hier also zwei unterschiedliche Aspekte dieser Krankheitsbilder. Hinweise auf die Bedeutung von Nahrungsfaktoren in der Entstehung und Persistenz entzündlicher Darmerkrankungen finden sich aber z. B. in den Erkenntnissen zur enteralen und parenteralen Ernährungstherapie beim Morbus Crohn [8].

Die Entwicklung und klinische Anwendung der kontrollierten parenteralen Ernährung (TPN) und enteraler Nährstofflösungen (EN) hat zur häufigen Beseitigung der Mangelernährung, die ein wesentliches klinisches Sym-

Tabelle 2. Mögliche Wirkungsmechanismen der künstlichen Ernährungstherapie

Veränderungen der Elektrolytzusammensetzung Magen/Dünndarm
z.B: ↓ H^+, Cl^-, K^+, Na^+
Verminderung der Gallensäuresekretion
Oberflächenatrophie, besonders in distalen Darmabschnitten
Verminderung der Aktivität der Disaccharidasen, Peptidasen
Veränderung der Darmbakterienflora
Senkung der Stuhlfrequenz
Hypoallergene Nahrungsaufnahme

ptom der Erkrankung darstellt, geführt und zusätzlich positive Effekte für bestehende konservative und chirurgische Behandlungsschemata gezeigt. So ist in der Behandlung des akuten Schubes der Erkrankung und im Rahmen des operativen Vorgehens heute die künstliche Ernährung ein fester Bestandteil der Therapie. Dies gilt insbesondere im Kindesalter, wo Komplikationsraten reduziert und Wachstumsstörungen effektiver behandelt werden können. Die EN hat dabei eine niedrigere Komplikationsrate und ist kostengünstiger im Vergleich zur TPN. Auch die Frage nach der Bedeutung der künstlichen Ernährung als primäre Therapie ist gestellt worden. Umfangreiche Studien kommen zu unterschiedlichen Ergebnissen, die aber darauf hinweisen, daß insbesondere Patienten mit einem solitären Dünndarmbefall von diesen Behandlungsmethoden profitieren. Unklar bleibt, auf welche Weise die EN bzw. die TPN die Pathophysiologie des Krankheitsverlaufes beeinflussen (Tabelle 2).
Ob die Normalisierung des Immunstatus bei reguliertem Energiehaushalt, das Fernhalten von möglichen toxischen oder antigenen Makromolekülen bei genetisch determinierter Schädigung der Barrierefunktion der Darmschleimhaut, die Veränderung der bakteriellen Flora im Gastrointestinaltrakt oder ein veränderter Fettstoffwechsel auf Mukosaniveau und damit verbundene Alterationen im Arachidonsäurestoffwechsel für diese Beobachtungen verantwortlich sind, muß untersucht werden.

Diagnostische Aspekte

Das Vorgehen zur Bestätigung des klinischen Verdachts auf Morbus Crohn richtet sich nach der Lokalisation der Erkrankung (Tabelle 3 und 4). Die typischen röntgenologischen Veränderungen des Dünndarms (langstreckige Stenosen, Wandstarre, Strikturen, Pflastersteinrelief) sind weitgehend pathognomisch, ebenso von Dünndarmsegmenten ausgehende Fistelbildungen. Die chirurgisch bedeutsame Diagnostik umfaßt weiter die Suche nach Komplikationen, insbesondere Fisteln zu anderen Organen (v. a. Dickdarm, daneben Harnblase, Ureter, Vagina), die Untersuchung auf okkulten Blutverlust und die Klärung begleitender Systemerkrankungen.
Spezifische Veränderungen von Laborparametern sind nicht zu erwarten.

Tabelle 3. Häufigkeit der primären Manifestation des Morbus Crohn im Gastrointestinaltrakt (n = 1915) (Mittelwerte nach Farmer et al. [29]; Mekhjian et al. [30]; Steinhardt et al. [31]; Goebell et al. [32])

Lokalisation[a]	Häufigkeit [%]
Ileitis	29,7
Ileokolitis	49,6
Kolitis	20,7

[a] Die primäre anorektale Manifestation oder Ausbildung der Erkrankung im oberen Gastrointestinaltrakt (Mund, Ösophagus, Magen, Duodenum) ist bekannt, aber selten.

Tabelle 4. Beziehung zwischen der Lokalisation und der Häufigkeit der wichtigsten Symptome beim Morbus Crohn (n = 1915) (Mittelwerte nach Farmer et al. [29]; Mekhjian et al. [30], Steinhardt et al. [31]; Goebell et al. [32])

Klinik	Lokalisation		
	Ileitis [%]	Ileokolitis [%]	Kolitis [%]
Koliken und/oder Leibschmerzen	77,6	80,3	68,5
Diarrhö	80,6	87,4	87,0
Gewichtsverlust	28,4	33,7	41,6
Fieberschübe	17,9	27,6	45,3
Fisteln	26,6	79,6	55,4
Abdominelle Resistenzen	29,3	27,9	18,7
Blutungen	20,6	26,7	43,3
Exraintestinale Symptome	9,6	12,1	27,5

Entzündungsparameter, insbesondere akut reaktive Phasenproteine sowie immunologische Parameter (Neopterin im Urin, aktivierte T-Zellen im peripheren Blut) zeigen eine Korrelation zu den Aktivitätsindizes [10].
Die Untersuchung von Permeabilitätsveränderungen der Darmschleimhaut, die pathogenetisch von Bedeutung sein können, hat sich in der Klinik als wenig relevant erwiesen (α-1-Antitrypsin, Lysozym) bzw. scheint bei begrenzter Aussage aufgrund der Strahlenbelastung und der hohen Kosten nicht sinnvoll (111 In-Granulozyten, 55 Ce Albumin in den Fäzes).
Für die Differentialdiagnose zwischen der Kolitis Crohn und der Colitis ulcerosa gibt es eine Reihe von Einzelaspekten, die sich v. a. auf Endoskopie, Röntgen und speziell Histologie beziehen (Tabelle 5).
Neben dieser Differenzierung ist es aber besonders wichtig, das vorliegende Krankheitsbild abzugrenzen von anderen entzündlichen Darmerkrankungen, z. B. infektiöser Natur, nach Vaskulopathien oder im Rahmen primär neoplastischer Prozesse (Tabelle 6).

Tabelle 5. Differentialdiagnose Kolitis Crohn – Colitis ulcerosa. (Nach Pichlmayr und Raab [34])

Untersuchungsart	Kolitis Crohn	Colitis ulcerosa
Endoskopie	„Pflastersteinrelief", meist begrenzter Befall, disseminierte Ulzera	Pseudopolypen, Kontaktblutungen, oberflächliche Ulzera
Röntgen „früh"	segmental Konturenregelmäßigkeiten, polypoide Reliefzeichnungen	Wandstarre „Spikulabildung"
„spät"	Strikturen mit prästenotischer Dilatation, Abnahme der Darmverschieblichkeit, Fisteln	Fein granulierte Oberfläche starre, quergestellte Falten, Wülste, „Kragenknöpfe", Pseudokolitis
Histologie	Alle Wandschichten befallen und starkes Ödem, speziell Mukosa und Submukosa, Fissuren, Epitheloidzellen, in 50 % Granulome	Nur Mukosa befallen Hyperämie, Blutungen, flache Ulzerationen Kryptenabszesse

Tabelle 6. Differentialdiagnostische Überlegungen bei der Diagnostik zum Morbus Crohn (s. auch [33])

Entzündliche Darmerkrankungen	Vaskulopathien	Neoplastische Prozesse
Yersinia-enterocolitica-Infektion	Ischämische Enteritis	Primäres Lymphom des Dünndarms
Tuberkulose des Gastrointestinaltrakts	Generalisierte Vaskulitis	Karzinom des Dünndarms Karzinoid des Dünndarms
Akute Appendizitis		Zäkumkarzinom
Divertikulitis		Ovarialtumoren
Strahlenenteritis		
Adnexitis		

Indikationen zum chirurgischen Vorgehen

Bei der Behandlung stellen sich für den Chirurgen auch bei diesen Krankheitsbildern, wie immer, drei Grundfragen:

1. die Frage der *Indikation,*
2. die Frage der chirurgischen *Technik und Taktik,*
3. die Frage der operativen *Rekonstruktion* sowie der *Rehabilitation* des Patienten.

Die Unsicherheiten über den individuellen Krankheitsverlauf ohne Operation sowie nach einer Operation erschweren eine exakte, objektive Indikationsstellung zur operativen Behandlung. *Die Indikation zum chirurgischen Vorgehen* kann einfach sein in all den Fällen, in denen sie unumgänglich, d.h. absolut und u.U. lebensrettend ist. Schwierig und manchmal umstritten ist ein elektives Vorgehen und der heute in die Diskussion gebrachte relevante Aspekt des prophylaktischen Operierens [9]. Die Zielsetzung ist der „rechtzeitige" Operationszeitpunkt.

Absolute Indikationen sind:
- die *Perforation* mit unterschiedlich ausgeprägter Peritonitis;
- die *Blutung* entsprechenden Ausmaßes;
- die *Stenose* mit einem Ileus unterschiedlicher Ausprägung;
- im Zusammenhang damit der *Tumorverdacht*, der freilich auch ohne Stenose auftreten kann;
- *Abszeß* und *Fistel*, insbesondere im anorektalen Bereich;
- das *toxische Megakolon*, als Endstadium eines akuten, fulminaten Schubes von Morbus Crohn und Colitis ulcerosa. Hier findet sich schließlich mit dem schweren Krankheitsbild und der düsteren Prognose die Indikation zum Noteingriff bei entzündlichen Darmerkrankungen schlechthin.

Die relativen Operationsindikationen bei Morbus Crohn und Colitis ulcerosa sind demgegenüber sehr viel schwieriger zu stellen und es fließt eine Vielzahl individueller Faktoren in die Entscheidung mit ein, nicht nur beim Patienten, sondern auch seitens der Ärzte, die ihn betreuen.
Wie bei degenerativen Erkrankungen mit relativer Operationsindikation (z.B. an Herzklappen, Koxarthrose, Gefäßerkrankungen) muß auch der Patient mit entzündlicher Darmerkrankung „krank genug" sein, um durch den Eingriff eine deutliche Besserung zu erfahren. In diesen Begriff „krank genug" gehen zahlreiche Faktoren ein, die einzeln, aber v.a. in ihrer Summe gewichtet werden müssen. Nicht zuletzt spielen dabei familiäre, berufliche und soziale Faktoren eine wichtige Rolle. Lokalisation und Ausdehnung der Grunderkrankung sind beim Entschluß zur Operation von vorrangiger Bedeutung. Ist ein kurzstreckiger Befall im terminalen Ileum, z.B. mit Stenose, in der Regel ohne Schwierigkeiten und ohne nennenswerte Folgen zu beseitigen, so kann ein ausgedehnter Morbus Crohn des Kolons die größten Probleme mit sich bringen, besonders wenn das Anorektum mitbefallen ist.
Weitere wichtige Aspekte sind Dauer, Wirksamkeit und eventuelle Nebenwirkungen einer konservativen Therapie, v.a. im jugendlichen Alter. Die Beeinträchtigung und Invalidität des Patienten stellt einen umfassenden Indikationsbereich dar, zu dem Symptome wie Durchfälle, Anämie, Schmerzen, Fieberattacken oder Zahl und Länge der Hospitalisation zählen [11]. Hier ist bemerkenswert, daß bei der Crohn-Erkrankung ein signifikanter Zusammenhang zwischen psychosozialem Streß und nachfolgend erhöhter Krankheitsaktivität wiederholt festgestellt wurde [12]. Der gesamte Bereich stellt zwar kein rein objektives Kriterium dar. Bei einer solch sorg-

Tabelle 7. Operationsfrequenz, Operationslokalisation und Reoperationsrate bezüglich der Manifestation des Morbus Crohn (n =1062) (Mittelwerte nach Sachar et al. [24]; Ellis et al. [25]; Farmer et al. [35]; Wheelan et al. [26]; Harper et al. [27]; Betzler und Herfarth [28])

	Lokalisation		
	Ileitis [%]	Ileokolitis [%]	Kolitis [%]
Operationsfrequenz	75,8	79,4	57,1
Operationsindikation			
Ileus	66,7	42,4	21,8
Fisteln	17,9	27,4	18,3
Perforation/Abszeß	16,3	19,4	11,3
Toxisches Megakolon	2,2	5,9	24,6
Perianale Komplikationen	15,0	31,7	37,1
Reoperationsrate	52,2	56,7	48,0

fältigen Bewertung des Krankheitsbildes sollte unter „Remission“ aber wohl Arbeitsfähigkeit und/oder ein normales häusliches Dasein mit erträglichen Diätauflagen verstanden werden; Ernährung mit Elementardiäten über eine Nasensonde und/oder andere Beeinträchtigungen mit quasi stationären Bedingungen zu Hause sind hingegen kaum als „Remission“ einzustufen, auch wenn der behandelnde Arzt versichert, er könne den Patienten damit „halten“.

Während bei der Colitis ulcerosa nach totaler Proktokolektomie eine „Heilung“ von der Grundkrankheit sicher ist, kann man diese dem Patienten mit Morbus Crohn nicht versprechen. Vielmehr muß, je nach Ausgangssituation und Beobachtungszeitraum, davon ausgegangen werden, daß von 100 Patienten mit Morbus Crohn, die operiert werden müssen, etwa 50 Patienten eine 2. – und von diesen wieder 25 Patienten eine 3. Operation durchmachen müssen, bis hin zu dem gelegentlichen unglücklichen Fall, der eine Vielzahl von Operationen erdulden muß und selbst dann u. U. noch nicht geheilt ist (Tabelle 7).

Zusammenfassend ist zu sagen, daß die Indikation zum elektiven Eingriff bei entzündlichen Darmerkrankungen höchst individuell zu stellen ist und große Erfahrung von seiten des Chirurgen und des mitbehandelnden Gastroenterologen erfordert.

Chirurgische Technik und Taktik

Die chirurgische Technik und Taktik umfaßt im wesentlichen die *Resektion* erkrankter Darmabschnitte, die *Diversion* des Darminhaltes proximal solcher Bereiche sowie die *plastische Erweiterung* von stenotischen Arealen;

schließlich sind *Drainage* und *Offenlegen* von Abszessen und Fisteln bewährte Prinzipien.

Die Resektion erkrankter Darmabschnitte ist beim Morbus Crohn die bevorzugte Methode, wenn möglich mit primärer End-zu-End-Anastomose. Von Grundsätzen der Tumorchirurgie wie „radikal" oder „im Gesunden" ist man dabei freilich abgekommen, seit man weiß, daß dadurch keine größere oder längere Rezidivfreiheit erreicht werden kann. Zudem hat sich die Erkenntnis durchgesetzt, daß sich beim Morbus Crohn z.B. die ultrastrukturellen Veränderungen auch in makroskopisch und lichtmikroskopisch normalen Bereichen nachweisen lassen und große Teile des Magen-Darm-Traktes befallen sind [13].

Dem Ausmaß einer Darmresektion sind beim Morbus Crohn im Dünndarm freilich Grenzen gesetzt, da, wenn irgend möglich, genügend Dünndarm erhalten werden sollte, um eine ausreichende orale Ernährung zu ermöglichen. Dabei ist es nicht leicht, intraoperativ die funktionelle Kapazität des verbleibenden Darmes abzuschätzen, und man erlebt in beiden Richtungen manchmal Überraschungen. Die Prognose von Patienten mit unzureichender Darmoberfläche für eine orale Ernährung ist freilich durch die Möglichkeit einer totalen parenteralen Ernährung auf lange Zeit auch unter häuslichen Bedingungen ganz wesentlich gebessert worden.

Bei der Colitis ulcerosa waren die Ergebnisse nach teilweiser Entfernung von Kolonabschnitten so schlecht, daß man dergleichen heute nur noch in Ausnahmefällen versucht. Die Entfernung des Dickdarmes als totale Proktokolektomie mit endständiger Ileostomie oder als „restaurative Proktokolektomie" mit Bildung eines Reservoirs sind hier die Methoden der Wahl. Nach Entfernung des gesamten Kolons ist ein Rezidiv der Colitis ulcerosa nicht mehr möglich, der Patient ist geheilt; nach Anlegen eines Reservoirs freilich bleibt der Patient meist in ärztlicher Betreuung und hat u.U. mit weiteren Problemen von dieser Seite zu rechnen.

Die Kombination von Kolektomie, sphinktererhaltender Resektion und Schleimhautentfernung des Restrektums mit Ileumreservoirbildung und Ileostomie ist die einzige derzeit angewandte Methode, die Heilung der Erkrankung mit natürlicher Stuhlpassage verbindet [14, 15]. Nach Anlegen eines Ileumreservoirs sind die Patienten mit der erreichten Kontinenzqualität meist zufrieden; Zahl der Stühle, Unterscheidungsvermögen zwischen Stuhl und Luft, Entleerungsgefühl und Nachtkontinenz sind jedoch recht unterschiedlich [16]. Der Hauptnachteil dieser Operation liegt in der Gefahr einer schweren Infektion des kleinen Beckens sowie einer ursächlich noch nicht genau geklärten „Pouchitis" nach längerer Zeit [17]. Bei einer Indikation zur Operation muß der Patient über diese Risiken wie über die Möglichkeiten informiert und beraten werden. Es erscheint heute weiterhin berechtigt, die klassische Proktokolektomie mit endständiger, prominenter Ileostomie als geeignetes Operationsverfahren darzustellen.

Die Diversion des Nahrungs- bzw. Fäkalstromes oberhalb von befallenen Darmabschnitten ist auch heute noch ein bewährtes Verfahren, um den erkrankten Darm ruhigzustellen, d.h. die im Lumen befindlichen Noxen zu eliminieren und u. U. eine Heilung zu bewirken. Dieses Vorgehen empfiehlt sich in all den Fällen mit ausgedehntem Befall des Dickdarmes und/oder des Anorektums, bei dem man sich aus unterschiedlichen Gründen nicht zur primären, u. U. radikalen und folgenschweren Resektion entschließen kann. Lokale schwierige Bedingungen spielen hier ebenso eine Rolle wie der Allgemeinzustand des Patienten und seine Einstellung zu einer Entfernung des Sphinkterorgans mit der Notwendigkeit eines permanenten Stomas.

Die Vorteile dieses Vorgehens sind offensichtlich: Der primäre Eingriff wird klein gehalten, man wahrt die Chance einer gelegentlich überraschend günstigen Heilung, speziell im Anorektum, und schließlich hat der Patient Gelegenheit, unter dem Aspekt der „Vorläufigkeit" sich an ein Stoma zu gewöhnen; in aller Regel zeigen die Patienten sich erleichtert, daß sie damit gut zurechtkommen und u. U. stehen sie weiteren chirurgischen Maßnahmen, aber auch einer Rückverlagerung, später durchaus skeptisch gegenüber.

Die operative Stenosenerweiterung (Strictureplasty), v. a. im Bereich verengter Dünndarmabschnitte, hat sich in all den Fällen bewährt, in denen lokale Umstände oder eine bereits kritische Verkürzung des Darmes eine Resektion nicht ratsam erscheinen lassen [18]. Nach dem bewährten Prinzip der Längseröffnung mit querer Vernähung kann eine Stenose beseitigt werden; die einreihig mehrschichtig extramuköse Naht hat dabei keine höhere Insuffizienzrate als im gesunden Gewebe.

Es ist heute noch ungeklärt, ob durch das Belassen der „ausgebrannten Stenosen" möglicherweise das ohnehin beim Morbus Crohn erhöhte Karzinomrisiko weiter gesteigert wird [19]. Insofern ist die Betrachtungsweise auch erlaubt, daß die Strikturoplastik keinen wirklichen Vorteil bietet gegenüber einer auf die Länge der Inzision zur Strikturoplastik begrenzte Resektion, die i. allg. ein funktionell besseres Aussehen ergibt. So sollte z. Z. dieses Verfahren nur auf die kleine Gruppe von Patienten mit multiplen vernarbten Stenosierungen des Dünndarms begrenzt bleiben. Eindeutig abzulehnen sind Bypassoperationen, die über Stasebildung zu Bakterienüberwucherung, offensichtlich zu häufigen Rezidiveingriffen und gesteigert zu karzinomatösen Entartungen führen können [20].

Fisteln, die vom terminalen Ileum oder anderen befallenen Darmabschnitten ausgehen, werden durch Resektion des fisteltragenden Abschnittes behandelt. Analfisteln bei Befall des Rektums können wegen Gefährdung des Sphinkterorganes i. allg. nur drainiert werden [21]; bei schwerem Crohn-Befall des Rektums ist häufig die abdominoperineale Rektumexstirpation nicht zu umgehen. Die Anlage eines Darmreservoirs bei totaler Kolektomie durch einen Kock-Pouch oder einen J-Pouch bei ileoanaler Anastomose ist beim Morbus Crohn kontraindiziert [22].

Die Rekonstruktion und – eng damit verbunden – *die Rehabilitation* des Patienten nach einer mehr oder weniger ausgedehnten Resektion befallener Darmabschnitte kann den Chirurgen, aber auch den Patienten vor erhebliche Probleme stellen. Genannt wurde bereits die Reservoirbildung aus

Dünndarmschlingen in der operativen Behandlung der Colitis ulcerosa. Die bei 10–20 % der Patienten nach einiger Zeit auftretende Pouchitis kann histologisch wie ein Morbus Crohn eingestuft werden. Sie ist im Grunde nicht überraschend, sind doch Stase und Bakterien für den Dünndarm ein hochgradig pathologischer Zustand, und die Reservoire stellen, vielleicht bei zusätzlichem Lymphstau, ein ideales pathophysiologisches Modell für den Morbus Crohn dar.

Unabhängig von solchen Überlegungen sollte die Bewertung von Lebensqualität und funktionellem Ergebnis vorzugsweise durch einen unabhängigen Fachmann und nicht durch den behandelnden Chirurgen selbst erfolgen [23]. Subjektive Einschätzungen der Patienten sollten nur mit Vorbehalt in die Bewertung eingehen, ist doch der Patient in der Regel mit seinem gegenwärtigen Zustand zufrieden oder zögert, seine Unzufriedenheit zu äußern, nicht zuletzt aus Rücksicht auf und aus Verbundenheit mit dem behandelnden Chirurgen.

Schlußbemerkung

Betrachtet man abschließend die Rolle und Wertigkeit der chirurgischen Therapie von entzündlichen Darmerkrankungen – speziell der Colitis ulcerosa und des Morbus Crohn –, so können sie als symptomatisch gelten und stellvertretend sein für die Chirurgie, aber auch die gesamte Medizin im auslaufenden 20. Jahrhundert.

Fasziniert von den ständig zunehmenden Möglichkeiten in Diagnostik und Therapie verwenden wir immer mehr Zeit und Geld, um mit immer größerem Aufwand Krankheiten zu diagnostizieren und zu behandeln, über deren Ursachen wir wenig oder nichts wissen und die möglicherweise nicht unwesentlich durch unsere Lebensweise bedingt sind. Es bleibt zu hoffen, daß es der Medizin gelingt, heute an die Erfolge des 19. Jahrhunderts anzuschließen und Krankheiten in ihren Ursachen und in ihrer Entstehung zu erkennen, um sie dann zu verhindern. Es wäre schön, wenn die Chirurgen auch dabei eine aktive Rolle spielen könnten.

Literatur

1. Roediger WEW (1988) The role of colonic mucosal metabolism in the pathogenesis ulcerative colitis. In: Goebell H, Peskar BM, Malchow H (eds) Inflammatory bowel disease – basic research and clinical implications. MTP Press, Lancaster
2. Guthy E (1982) Morbus Crohn und Nahrungsfette. Dtsch Med Wochenschr 107: 71–73
3. Guthy E (1986) Zur regionalen Sterblichkeit an Morbus Crohn in der Bundesrepublik einschließlich West-Berlin. Dtsch Med Wochenschr. 11: 840
4. Roediger WEW (1991) A new hypothesis for the aetiology of Crohn's disease – evidence from lipid metabolism and intestinal tubercolosis. Postgrad Med J 67: 666–671

5. Nagel E, Guthy E, Schattenfroh S, Pichlmayr R (1988) Ultrastructural abnormalities in swine ileum induced by high dietary intake resemble those seen in patients with Crohn's disease. Gastroenterology 94: 1526
6. Nagel E, Schattenfroh S, Bühner S, Bartels M, Guthy E, Pichlmayr R (1992) Experimentelle Schädigung der Epithelzellschicht des Ileums durch Nahrungsfette: Transmissionselektronenmikroskopische Befunde und deren Vergleich zur Zellpathologie beim Morbus Crohn. Z Gastroenterol 30: 403–410
7. Bühner S, Nagel E, Stockhorst H, Körber J, Sagredos AN, Pichlmayr R (in press) Influence of heated and non-heated partially hydrogenated dietary fats on the ileal chyme fat and the fatty acid composition of ileal mucosa in pigs. Dig Dis
8. Nagel E, Canzler H, Pichlmayr R (1991) Welche Rolle spielt die Ernährung beim Morbus Crohn? Ein Beitrag zur Bedeutung der diätetischen Therapie der Enteritis regionalis. Langenbecks Arch Chir 376: 238–246
9. Herfarth C, Stern J, Schürmann G (1993) Prophylaktisches Operieren bei chronisch-entzündlichen Darmerkrankungen. Dtsch Ärztebl 90: B682–685
10. Raedler A, Schönbeck S (1987) Aktivitätsbestimmung beim Morbus Crohn. Dtsch Med Wochenschr 112: 1310–1313
11. Kiss A, Wiesnagrotzki S (1986) Grenzen und Möglichkeiten der Psychotherapie bei entzündlichen Darmerkrankungen. In: Ewe K, Fahrländer H (Hrsg) Therapie chronisch entzündlicher Darmerkrankungen: Fortschritte, Entwicklungen, Tendenzen. Schattauer, Stuttgart New York, S 133-140
12. Paar GH, Bezzensberger U (1988) Über den Zusammenhang von psychosozialem Streß und Krankheitsaktivität bei Patienten mit Morbus Crohn und Colitis ulcerosa. Z Gastroenterol 26: 648–657
13. Nagel E, Bartels M, Hünefeld G, Neuhaus P, Ziegler H, Pichlmayr R (1990) The primary intestinal leasons in Crohn's disease: A scanning electron microscopic study. Z Gastroenterol 27: 183
14. Trede M, Barth H, Lorenz D (1987) Technik der „kontinenten Proktokolektomie": totale Kolektomie, Proktomukosektomie, ileoanale Anastomose mit vorgeschaltetem Ileumreservoir. Langenbecks Arch Chir 371: 161–174
15. Herfarth C, Stern J (1988) Kontinenzerhaltung nach Proktokolektomie. Dtsch Med Wochenschr 113: 519–523
16. Nicholls RJ (1987) Restorative proctocolectomy with various types of reservoir. World J Surg 11: 751–762
17. Phillips SF (1987) Biological effects of a reservoir at the end of the small bowel. World J Surg 11: 763–768
18. Dehn TCB, Kettlewell MGW, Mortensen NJ, Lee ECG, Juewell DP (1989) Ten year experience of stricturoplasty for obstructive Crohn's disease. Br J Surg 76: 339–341
19. Cuvelier C, Bekaert E, Potter C, Pauwels C, De Vos J, Roels H (1989) Crohn's disease with adenocarcinoma and dysplasia. Am J Surg Pathol 13/3: 187–196
20. Herfarth C, Otto HF (1987) Carcinom – präventive Operationindikationen bei entzündlichen Darmerkrankungen. Chirurg 58: 221–227
21. Keighley MRB, Allan RN (1986) Current status and influence of operation on perianal Crohn's disease. Int J Colon Dis 1: 104–107
22. Dozois RR, Kelly KA (1988) Newer operations for ulcerative colitis and Crohn's disease. In: Krisner JB, Shorter RG (eds) Inflammatory bowel disease, 2nd edn. Lea & Febiger, Philadelphia, pp 655–683
23. Schölmerich P, Thews G (Hrsg) (1990) „Lebensqualität" als Bewertungskriterium in der Medizin. Akademie der Wissenschaften und Literatur Mainz. Fischer, Stuttgart New York
24. Sachar DB, Wolfson DM, Greenstein AJ, Goldberg J, Styczynski R, Janowitz HD (1983) Risk factors for postoperative recurrence of Crohn's disease. Gastroenterology 85: 917–921
25. Ellis L, Calhoun P, Kaiser DL, Rudolf LE, Hanks JB (1984) Postoperative recurrence in Crohn's disease. Ann Surg 199: 340–347

26. Wheelan G, Farmer RG, Faszio VW, Gormastic M (1985) Recurrence after surgery in Crohn's disease: relationships to location of disease (clinical pattern) and surgical indication. Gastroenterology 88: 1833–1926
27. Harper PH, Faszio VW, Lavery IC, Jogelman DG, Weakley FL, Farmer RG, Easley KA (1987) The long-termin outcome in Crohn's disease. Dis Colon Rectum 30: 174–179
28. Betzler M, Herfarth C (1989) Chirurgische Therapie beim Morbus Crohn und Colitis ulcerosa – Progressreport –. Z Gastroenterol 24: 51–52
29. Farmer RG, Hawk WA, Turnbull RB jr (1975) Clinical patterns in Crohn's disease: statistical study of 615 cases. Gastroenterology 68: 627–635
30. Mekhjian HS, Surtz DM, Watts HD, Deren JL, Katon RM, Beman FM (1979) National cooperative Crohn's disease study: factors determining recurrence of Crohn's disease after surgery. Gastroenterology 77: 907–913
31. Steinhardt HJ, Loeschke K, Kasper H, Hollermüller KH, Schäfer H (1985) European cooperative Crohn's disease study (ECCDS): Clinical features and natural history. Digestion 31: 97–108
32. Goebell H, Förster S, Dirks E, Hot J, Schaarschmidt K, Eigler FW (1987) Morbus Crohn: Klinische Erkrankungsmuster im Bezug zur Lokalisation. Med Klin 82/1: 1–7
33. Farmer RG (1988) Clinical features, laboratory findings and clinical course of Crohn's disease. In: Kirsner JB, Shorter RG (eds) Inflammatory bowel disease, 2nd edn. Lea & Febiger, Philadelphia, pp 175–184
34. Pichlmayr R, Raab R (1990) Kolon-Rektum. In: Pichlmayr R, Löhlein D (Hrsg) Chirurgische Therapie, 2. Aufl. Springer, Berlin Heidelberg New York Tokyo, S 523
35. Farmer RG, Wheelan G, Faszio VWC (1985) Long term follow-up of patients with Crohn's disease. Gastroenterology 88: 1818–1825

Möglichkeiten und Grenzen der Kontinenzerhaltung bei Rektumresektion

D. Löhlein

Vornehmstes Ziel der Rektumchirurgie ist die Erhaltung der analen Kontinenz. Sie sollte und muß bei Resektionen wegen gutartiger Erkrankungen wie Adenomen, Polyposis coli oder Colitis ulcerosa obligat sein.

Dieses Primat wurde in der Klinik für Abdominal- und Transplantationschirurgie der Medizinischen Hochschule Hannover schon früh befolgt. So wurde anläßlich der 115. Tagung der Vereinigung Nordwestdeutscher Chirurgen 1975 in Hannover über die Ausdehnung der tiefen anterioren Resektion bei großen villösen *Rektumpolypen* bis zu einer unteren Grenze von 5 cm abanal berichtet [1]. Wir gingen damals von einem ausreichenden distalen Sicherheitsabstand von 2 cm aus, zu dessen Einhaltung die Anastomose gegebenenfalls peranal in Höhe der Kryptenlinie angelegt wurde. Diese Auffassung hat heute im Zeitalter der Endosonographie nicht nur für gutartige villöse Rektumpolypen, sondern auch für frühe Tumorstadien (T 1–T 2) bei gut differenzierten Rektumkarzinomen (G 1) ihre Bestätigung gefunden [2].

Muß bei *Polyposis coli* oder *Colitis ulcerosa* eine Mitentfernung des Rektums erfolgen, so kann heute ebenfalls eine kontinenzerhaltende Therapie angeboten werden. Sie besteht in der Anlage eines Dünndarm-Becken-Pouches mit ileoanaler Anastomosierung. Weltweit am häufigsten wird der sog. J-Pouch nach Utsunomiya et al. [3] verwendet und auch im eigenen Vorgehen favorisiert. Bezüglich des technischen Vorgehens sind 2 Aspekte erwähnenswert:

1. der Erhalt von etwa 1–2 cm Rektumschleimhaut oberhalb der Kryptenlinie zur Verbesserung der Feinkontinenz [4],
2. der Verzicht auf die Präparation eines längeren Rektumcuffs, was insgesamt die Anastomosierung erleichtert [5].

Dennoch ist die Komplikationsrate für dieses Vorgehen recht hoch, wobei Patienten mit Colitis ulcerosa offensichtlich eine eindeutig höhere Komplikationsrate aufweisen als Patienten mit Polyposis coli [6]. Eine Rate von 30–40 % Komplikationen im Zusammenhang mit der Pouchanlage sowie funktionell ungünstige Langzeitergebnisse bei durchschnittlich 20–30 % der Patienten weisen auf die Problematik dieser Therapiemöglichkeit hin. Sie kann heute noch nicht als Routineverfahren empfohlen werden, sondern erfordert für ihre Durchführung mindestens 2 Voraussetzungen:

1. ein erfahrenes Behandlungszentrum,
2. einen motivierten und in hohem Maße kooperativen Patienten, der auch bereit ist, etwaige Probleme und Rückschläge mit dieser Behandlung in Kauf zu nehmen.

Anders ist es bei den malignen *Rektumtumoren:* Hier gibt es keine Alternative zur möglichst radikalen Entfernung, wenn immer diese möglich ist. Tumoren oberhalb der peritonealen Umschlagsfalte (>10 cm abanal) können regelhaft kontinenzerhaltend reseziert werden. Bei Lokalisation im unteren Anteil des mittleren Drittels (7,5–10 cm abanal) ist dies häufig noch möglich. Dies zeigt auch eine entsprechende Aufteilung von Resektionen und Exstirpationen im Krankengut der Medizinischen Hochschule Hannover von 1971–1984. Rein rechnerisch wäre allerdings eine Ausdehnung der kontinenzerhaltenden Resektion auch auf Tumoren mit einer unteren Grenze von 6–7 cm Höhe ab ano möglich: 2–3 cm distaler Sicherheitsabstand (am Nativpräparat ohne Zug) plus 3 cm Länge des Analkanals plus 0,5–1 cm Rand zur Anastomosierung. Voraussetzungen für eine radikale Entfernung unter diesen Bedingungen wären aber eine fehlende Lymphknotenblockierung durch Metastasierung – da dies eine verstärkte Tumorzellausbreitung nach distal bewirken kann – sowie ein relativ begrenztes Tumorwachstum, welches eine R-0-Resektion ermöglicht. Die Entscheidung, ob in diesen Grenzfällen eine tiefe anteriore Rektumresektion noch zu verantworten ist, kann meist erst postoperativ gesichert werden. Allerdings können aber schon intraoperativ die Schnellschnittkontrolle des unteren Resektionsrandes sowie diejenige, makroskopisch verdächtiger Lymphknoten eine wichtige Entscheidungshilfe bieten. Nur unter den beiden genannten Voraussetzungen kann und darf eine Kontinenzerhaltung in dieser Höhenlokalisation erfolgen.

Berücksichtigt man die Tatsache, daß etwa 25 % aller Rektumkarzinome im unteren Drittel (<7,5 cm abanal) gelegen sind, wie dies auch im Hannoverschen Krankengut belegbar ist, und der Anteil undifferenzierter und infiltrativ wachsender Karzinome des mittleren Rektumdrittels – die ebenfalls exstirpiert werden müssen – mit etwa 5 % des Gesamtkollektivs zu kalkulieren ist, dann wäre der optimale Standard des Verhältnisses von Rektumexstirpation zu Rektumresektion mit etwa 30 % gegenüber 70 % anzusetzen. Die zeitliche Analyse dieses Verhältnisses im Hannoverschen Krankengut zeigt, daß dieser Standard mit Beginn der 80er Jahre angestrebt wurde und dann 1986 mit 31,7 % Exstirpationen optimal erreicht wurde. Im Krankengut der Städtischen Kliniken Dortmund betrug die Exstirpationsrate 1988–1989 38,5 % und konnte in den Jahren 1990–1991 ebenfalls auf 32 % gesenkt werden.

Neben der Möglichkeit, bei etwa 2/3 aller Patienten mit Rektumkarzinomen heute die Kontinenz zu erhalten, spielt naturgemäß die Sicherheit der tiefen, extraperitonealen Anastomosierung eine wesentliche Rolle. Sie kann mit gleicher Sicherheit per Hand oder mit dem zirkulären Klammernahtgerät durchgeführt werden. Nach den Erfahrungen in Hannover und in Dortmund ist mit einer Insuffizienzrate in einer Größenordnung von etwa 10% zu rechnen. Allerdings bietet nach eigener Auffassung die maschinelle Anastomosierung auf Grund ihrer primären Luft- und Wasserdichtigkeit – die immer intraoperativ geprüft wird – die Möglichkeit, auf die Anlage eines protektiven Anus praeter transversalis zu verzichten. Dies bietet für den Patienten mehr Komfort und führt auch nicht zu einer Beeinträchtigung der Behandlungsergebnisse. Wird bei der routinemäßigen radiologischen Kontrolle der Anastomosendichtigkeit am 4. oder 5. postoperativen Tag eine Insuffizienz nachgewiesen, so erfordert dies nicht obligat die Anlage eines entlastenden Anus praeter. Vielmehr heilen kleinere Defekte ohne klinische Zeichen einer Unterbauchperitonitis in der Regel bei 1 bis 2wöchiger parenteraler Ernährung problemlos ab. Nur bei etwa jedem 3. Patienten mit nachgewiesener Insuffizienz mußte nach eigener Erfahrung ein entlastender Anus praeter transversalis – dann möglichst frühzeitig – angelegt werden. Dies gilt auch für die seltenen Fälle einer peranalen Anastomosierung in Höhe der Kryptenlinie, die zuletzt im eigenen Krankengut ebenfalls unter Zuhilfenahme des Klammernahtgerätes und ohne obligate Anlage eines entlastenden Anus praeter durchgeführt wurde.

Schlußfolgerung

Wenn immer vertretbar, sollte heute bei *Rektumresektionen* neben dem obersten Ziel der Kontinenzerhaltung gerade auch bei Rektumkarzinomen die Anlage eines temporären Anus praeter vermieden werden. Eine Herausforderung, die zur Verbesserung der Lebensqualität immer noch vieler Patienten beitragen kann und die nach eigener Auffassung bei den heutigen Möglichkeiten der Darmvorbereitung, der Antibiotikatherapie, der parenteralen Ernährung sowie der sicheren Anastomosentechnik durchaus angenommen werden sollte.

Literatur

1. Löhlein D (1975) Die tiefe anteriore Rektumresektion zur Therapie von Rektumpolypen. 115. Tagung der Vereinigung Nordwestdeutscher Chirurgen, Hannover (1975) (nicht publiziert)
2. Heintz A, Lang E, Braunstein S, Gabbert H, Junginger Th (1991) Zur lokalen Exzision früher Stadien des Rektum-Karzinoms. Zentralbl Chir 116: 1237–1243
3. Utsunomiya H, Iwama T, Imago N (1980) Total colectomy, mucosal proctectomy and ileoanal anastomosis. Dis Colon Rectum 23: 459–466
4. Martin LW (1985) Anal continence following Soave procedure. Ann Surg 203: 525–530
5. Fonkalsrud EW (1987) Update on clinical experience with different surgical techniques of the endorectal pull-through operation for colitis and polyposis. Surg Gynecol Obstet 165: 309–316
6. Herfarth Ch, Stern J (1990) Colitis ulcerosa, Adenomatosis coli. Springer, Berlin Heidelberg New York Tokyo

Perioperative Stoffwechselveränderungen bei Patienten mit gastrointestinalen Tumoren – Besteht eine Indikation zur gezielten präoperativen Ernährungstherapie?

A. Weimann

Gewichtsverlust und katabole Stoffwechsellage des Tumorpatienten können sowohl Folge einer verminderten Nahrungsaufnahme als auch einer tumorinduzierten Umstellung des Stoffwechsels sein. Bei der Entstehung der Tumorkachexie haben möglicherweise Zytokine, wie z. B. der Tumornekrosefaktor (TNF) einen Einfluß [1,7]. Auf Grund des reduzierten Ernährungsstatus wird bei Patienten mit Gewichtsverlust eine Erhöhung von Operationsmorbidität und -letalität angenommen. Die Bedeutung einer präoperativen parenteralen oder enteralen Ernährung ist hierbei umstritten [3].
Ziel unserer Untersuchungen war es, durch die Analyse klinischer Daten und die Ergebnisse aus indirekter Kalorimetrie, bioelektrischer Impedanzanalyse (BIA) und euglykämischer Insulin-clamp-Technik [6, 8, 10] die Dynamik des perioperativen Ernährungsstatus und Stoffwechsels bei 44 Patienten mit Ösophagus- und Magenkarzinom (Resektionsquote 80 %) darzustellen.

Präoperativer Ernährungsstatus und Stoffwechsel

Präoperativ weisen 50 % der Patienten keinen oder nur einen geringen Gewichtsverlust auf. Bei Patienten mit niedrigem Ausgangsgewicht (102 % des idealen Körpergewichts) ist der Gewichtsverlust signifikant höher als bei solchen mit deutlichem Übergewicht (140 %), was auf eine günstigere Adaptation an den tumorinduzierten katabolischen Streß bei Adipösen hindeutet. In 26 % der Fälle kann ein ausgeprägter Gewichtsverlust >10 % beobachtet werden. Dieser geht zumeist (90 %) mit einer Tumorstenose und daraus resultierenden Dysphagie einher. Hierbei ist eine Unterschreitung des jeweils errechneten optimalen Körpergewichts nicht festzustellen. Der aus laborchemischen und anthropometrischen Parametern (Serumalbumin, -hämoglobin, mittlerer Armumfang, Trizepshautfalte und Immuntest) bestimmte Ernährungsindex für Krebskranke [11] zeigt keine Mangelernährung an. Einziger Hinweis auf einen katabolen Zustand ist das bei Patienten mit hohem Gewichtsverlust signifikant niedrigere Serum transferrin (Abb. 1). Trotz Fehlen eines präoperativen Gewichtsverlustes kann bereits ein UICC-Tumorstadium IV mit Irresektabilität bestehen.
Die Analyse der Körperzusammensetzung im Rahmen eines Dreikompartmentmodells aus Fett-, Körperzell- und Extrazellulärmasse ergibt bei

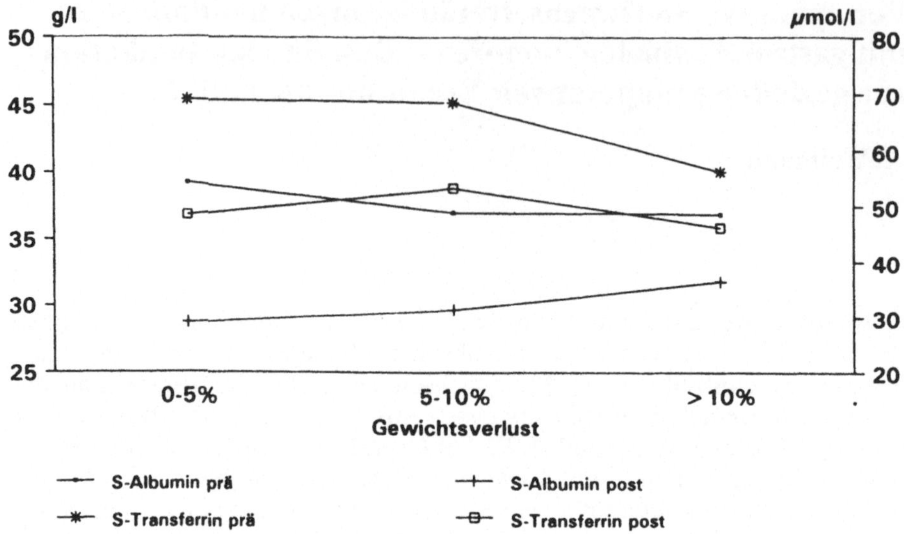

Abb. 1. Prä- und postoperative Serumspiegel von Albumin und Transferrin in Abhängigkeit vom präoperativen Gewichtsverlust

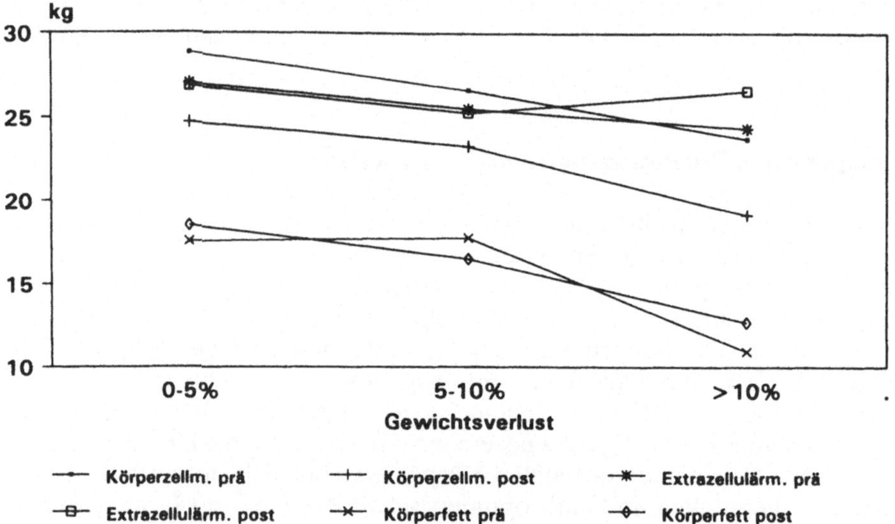

Abb. 2. Prä- und postoperative Körperzusammensetzung mit Körperzellmasse, Extrazellulärmasse und Körperfett in Abhängigkeit vom präoperativen Gewichtsverlust

Patienten mit hohem Gewichtsverlust entsprechend niedrigere Werte als bei solchen ohne relevante Gewichtsabnahme (Abb. 2).

Der Ruheenergiebedarf, gemessen am errechneten Basalmetabolismus, zeigt einen normobolen Stoffwechsel und beträgt auch bei hohem Gewichtsverlust nicht mehr als 117%. Ein ausgeprägter Hypermetabolismus kann somit nicht festgestellt werden. Am besten wird der Energiebedarf im Verhältnis zur Körperzellmasse (kcal/kg) charakterisiert, wobei auch bei Patienten mit Gewichtsverlust >10% keine Veränderung beobachtet wird (Abb. 3). Im Vergleich zu Gesunden findet sich jedoch eine Verschiebung der Substratoxidationsraten. So ist die basale Fettoxidation bereits bei Patienten ohne Gewichtsverlust mit über 50% des Energiebedarfs erhöht. Dies geht mit einer erhöhten Plasmakonzentration von freien Fettsäuren und Glyzerin einher. Hierbei ist die basale Insulinkonzentration niedrig, die insulinabhängige Hemmung von Lipolyse und Fettoxidation bei paralleler Stimulation der Glukoseoxidation jedoch intakt. Die Serumkonzentrationen für Trijodthyronin, Kortisol und Ketonkörper sind normal, so daß ein für Tumorpatienten bekanntes Nieder-T3-Syndrom oder ein Hyperkortisolismus nicht nachgewiesen werden können. Als ein Stimulus für die vermehrte Lipolyse sind die erhöhten Adrenalin- und Noradrenalinspiegel anzusehen. Bei paralleler Hemmung der Glukoseoxidation ist die Fettoxidation maximal (67%) bei Patienten mit einem mittelgradigen Gewichtsverlust von 5–10%. Hier findet sich auch eine relative Steigerung der Proteinoxidation (13%), welche bei Patienten mit geringem und ausgeprägtem Gewichtsverlust ohne Unterschied <10% liegt. So wird nach der früh eintretenden Stoffwechselumstellung im Hinblick auf die Mobilisierung des Fettgewebes eine hypermetabole Phase mit zunehmender Erhöhung der Fettoxidation und gleichzeitiger Hemmung der Glukoseoxidation eingeleitet. Diese Veränderungen sind bei fortschreitendem Gewichtsverlust und wohl als Folge der Abnahme des Fettgewebes in einer mehr hypometabolen Phase rückläufig, so daß auch wieder vermehrt Kohlehydrate oxidiert werden.

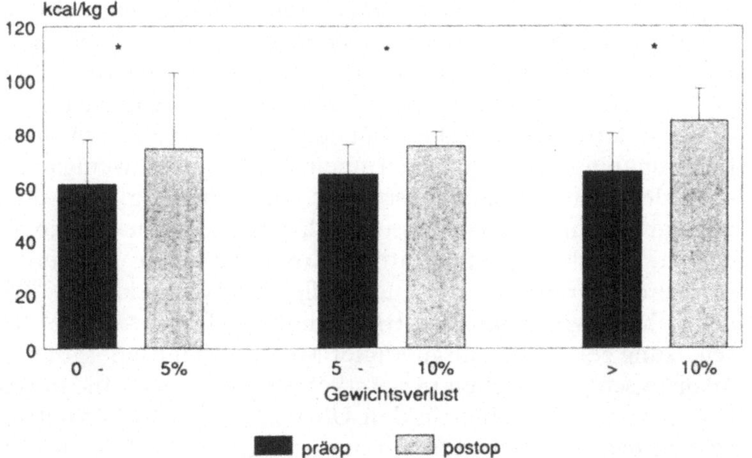

Abb. 3. Prä- und postoperativer Ruheenergiebedarf/kg Körperzellmasse in Abhängigkeit vom präoperativen Gewichtsverlust. (* $p < 0{,}05$)

Perioperative Veränderungen

10 Tage postoperativ läßt sich eine Gewichtsabnahme feststellen, welche am höchsten bei Patienten mit präoperativ geringem Gewichtsverlust ist. Hierbei kann die nur geringe Gewichtsabnahme bei Patienten mit präoperativem Gewichtsverlust >10 % durch eine relative Zunahme der Extrazellulärmasse erklärt werden (Abb. 2). In allen Gruppen kommt es zur Verminderung der Serumspiegel von Protein, Albumin und Transferrin, wiederum am geringsten bei Patienten mit präoperativ hohem Gewichtsverlust (Abb. 1). Bei der Körperzusammensetzung findet sich eine signifikante Abnahme der Körperzellmasse; für Körperfett und Extrazellulärmasse ergeben sich jedoch keine signifikanten Veränderungen (Abb. 2). Der Ruheenergiebedarf/kg Körperzellmasse zeigt einen signifikanten Anstieg (Abb. 3). Die Fettoxidation ist bei gehemmter Glukoseoxidation gesteigert. Auch bei Patienten mit präoperativem Gewichtsverlust >10 % weist die Proteinoxidation nur eine geringe, nicht signifikante Zunahme auf. Da in dieser Gruppe ferner eine signifikante Häufung von Komplikationen als Zeichen einer erhöhten Operationsmorbidität und -letalität nicht zu beobachten ist, sprechen die Ergebnisse insgesamt für eine ausreichende Adaptation an das Operationstrauma.

Prognostische Risikoeinschätzung

Die Inzidenz des Auftretens postoperativer schwerer Komplikationen ist auch nach Auffassung anderer Autoren unabhängig vom präoperativen Gewichtsverlust [5]. Somit kommt dem Gewichtsverlust als prognostischem Indikator bei gastrointestinalen Tumoren keine Bedeutung zu. Auch in Ernährungsindizes erfaßte Parameter des Ernährungsstatus, wie z. B. das Serumalbumin weisen präoperativ zumeist keine Normabweichung auf [2]. Als Ursachen hierfür sind möglicherweise ein Übergewicht vor Manifestation der Tumorerkrankung sowie andererseits eine verbesserte Diagnostik bei der Erkennung gastrointestinaler Tumoren anzunehmen. Mit der Einführung der bioelektrischen Impedanzanalyse (BIA) in die klinische Routine steht ein zusätzliches Instrument zur technisch wenig aufwendigen Messung der Körperzusammensetzung zur Verfügung. Fritz et al. [4] haben anhand der hiermit bestimmten Magermasse eine Risikogruppe für eine erhöhte Inzidenz postoperativer Komplikationen definieren können. Als exakterer Parameter ist jedoch die stoffwechselaktive Körperzellmasse anzusehen, wobei mit der BIA erhobene Daten – trotz möglicher Überschätzung gerade bei ausgeprägter Mangelernährung – gut mit dem nuklearmedizinisch gemessenen Gesamtkörperkalium als „golden standard" korrelieren. Ergebnisse einer in den USA durchgeführten Multizenterstudie [9] zeigen, daß nur Patienten mit ausgeprägter Malnutrition – <5 % des dort untersuchten Kollektivs – von einer präoperativen parenteralen Ernährung profitieren können. Dies zeigen auch die Beobachtungen im eigenen Patientengut. So sollten alle übrigen Patienten ohne Verzögerung einer Operation zugeführt werden, da allgemein vor allem durch die Verbesserung der chirurgischen Techniken und postoperativen Intensivtherapie ohne Berücksichtigung des Ernährungsstatus eine deutliche Abnahme der postoperativen Morbidität und Letalität erreicht worden ist.

Zusammenfassung

Der Substratstoffwechsel bei Patienten mit gastrointestinalen Tumoren ist vor allem durch eine Erhöhung der Fettoxidation gekennzeichnet, welche bereits ohne Bestehen eines Gewichtsverlustes nachgewiesen werden kann. Hierbei bleibt die insulinabhängige Hemmung von Lipolyse und Fettoxidation intakt. Hauptursache des bei etwa 50 % der Patienten mit Ösophagus- und Magenkarzinom zu beobachtenden Gewichtsverlustes ist eine Tumorstenose mit daraus resultierender Dysphagie. Das Operationstrauma führt in Abhängigkeit von der Höhe des präoperativen Gewichtsverlustes zu einer Steigerung von Ruheenergiebedarf und Fettoxidation sowie einem Verlust an Körperzellmasse.
Selbst Patienten mit Gewichtsverlust >10 % des Ausgangsgewichtes müssen präoperativ keine Zeichen einer Mangelernährung aufweisen. Da auch hier eine adäquate metabolische Reaktion auf das Operationstrauma ohne Erhöhung der Morbidität und Letalität erfolgt, ist die routinemäßige präoperative Durchführung einer gezielten hyperkalorischen parenteralen oder enteralen Ernährung zum Ausgleich des Defizits nicht erforderlich.

Literatur

1. Balkwill F, Burke F, Talbot D et al. (1987) Evidence for tumour necrosis factor/cachektin production in cancer. Lancet II: 1229–1232
2. Brandmair W, Lehr L, Siewert JR (1989) Ernährungsstatus beim Ösophaguskarzinom: Erfassung und Bedeutung für eine präoperative Risikoabschätzung. Langenbecks Arch Chir 374: 25–31
3. Buzby GP, Williford WO, Peterson OL, Crosby LO, Page CP, Reinhardt GF, Mullen JL (1988) A randomized clinical trial of total parenteral nutrition in malnourished surgical patients: The rationale and impact of previous clinical trials and pilot study on protocol design. Am J Clin Nutr 47: 357–365
4. Fritz T, Höllwarth I, Romaschow M, Schlag P (1990) The predictive role of bioelectrical impedance analysis (BIA) in postoperative complications of cancer patients. Eur J Surg Oncol 16: 326–331
5. Haugstvedt TK, Viste A, Eide EG, Real C, Soreide O, Members of the Norwegian Stomach Cancer Trial (1991) Factors related to and consequences of weight loss in patients with stomach cancer. Cancer 67: 722–729
6. Selberg O, Weimann A, Meyer HJ, Canzler H, Müller MJ (1991) Lipolyse und Lipidoxidation bei gewichtsstabilen Patienten mit malignen Tumoren des Verdauungstraktes. Infusionstherapie 18: 80–84
7. Selberg O, Weimann A, Müller MJ (1991) Genese der Tumorkachexie. In: Schauder P (Hrsg) Ernährung und Tumorerkrankungen. Karger, Basel, S 198–212

8. Stenkhoff P, Weimann A, Meyer HJ, Selberg O, Müller MJ, Pichlmayr R (1991) Malnutrition in patients with upper GI-cancer – is there an influence of the usual body weight (UBW) before tumor manifestation? Fourth International Symposium on Clinical Nutrition (Abstr) Heidelberg, p 87
9. The Veterans Affairs Total Parenteral Nutrition Cooperative Study Group (1991) Perioperative total parenteral nutrition in surgical patients. N Engl J Med 325: 525–532
10. Weimann A, Meyer HJ, Müller MJ et al. (1992) Bedeutung des präoperativen Gewichtsverlusts für die perioperative Stoffwechseladaptation und das Operationsrisiko bei Patienten mit Tumoren im oberen Gastrointestinaltrakt. Langenbecks Arch Chir 377: 45–52
11. Weiner R, Hartig W, Kretschmar F (1990) Optimierung von Parameter-Kombinationen zur Erfassung einer Mangelernährung bei Krebskranken (Abstr.) Infusionstherapie (Suppl. 1) 17: 60

Sachverzeichnis

Abstoßung 77
  Interleukin-1β 77
  TNF-α 77
Abstoßungsreaktion 78
  Feinnadelbiopsien 78
  T-Zellenanalytik 78
Adhäsionsmolekül 77
Alloreaktivität 102
Analkarzinom 150
Angelchick, Antirefluxprothese 57, 58
Ante- und Ex-situ-Leberresektion 107
Ante-situm-Resektion 121
Antikörper, antiidiotypische 254

Barrett-Syndrom 59
Bauchspülung, dorsoventrale 130
BMA 031 81
  Immunsuppression nach Lebertransplantation 81
  Wirkungsweise 81
BT 563 81
  Wirkungsweise 81
Bypass, venovenöser 122

Chemoembolisation 116
Chirurgie, endokrine 11, 12
  Entwicklung 12
  Erkrankungen, onkoendokrinologische 11
  Forschungsansätze 11
  Funktionsstörung 11
  Stellenwert 11
Choledochusstenose 138
Cholezystektomie 109, 110
  konventionelle 110
  laparoskopische 109, 110
    Nachteil 110
    Vorteil 110
Ciclosporin 79
  nach Lebertransplantation 79
  Metabolitspiegel 79
  nach Nierentransplantation 79
  Nephrotoxizität 79
  Therapie, blutspiegelgeführte 79
Colitis ulcerosa 150, 156, 157, 160, 161, 163, 168
  Ätiopathogenese 157
  Differentialdiagnose 160
  J-Pouch 168
  Operationsindikationen 161
  Proktokolektomie, totale 163
  Therapie, kontinenzerhaltende 168

Darmlavage, orthograde 149
Divertikulitis 151
  Diskontinuitätsresektion mit Hartmann-Verschluß 151
Drainageoperation 139
  bei chronischer Pankreatitis 139
  Früh- und Spätergebnisse 139

Endobrachyösophagus 59
  Behandlung 59
  Definition 59
  Endodissektion 59
Endosonographie 149
ERCP 135
Ernährungsstatus, präoperativer 171
Ex-situ-Leberresektion 107
Ex-situ-Operation 122
Ex-situ-Resektion 125
  Indikation 125
  Phasen, operative 125

FK 506 79, 80
  Wirkung 80
Fundoplastik nach Hill 57
Fundoplikation nach Nissen 57, 58
  Komplikationsrate 57
  minimal-invasive Chirurgie 58
  Mortalität 57
  Technik 58

Gallengangskarzinome, zentrale 117
  Rezidive 117

Gallengangkarzinome, zentrale
  Überleben 117
Gallengangstumoren, maligne 111
  Therapie 111
Gallengangsverletzung 110
  End-zu-Seit-Choledocho- bzw. Hepatikojejunostomie 110
Gastrektomie, Reflux 60
Gewichtsverlust, präoperativer 172 ff.
  Extrazellulärmasse 172
  Körperfett 172
  Körperzellmasse 172
  Risikoeinschätzung, prognostische 174
  Ruheenergiebedarf 173

Hämorrhoidektomie 149, 150
  Milligan-Morgan-Methode 149
  nach Parks 150
Hemihepatektomie 107
Hyperparathyreoidismus (HPT) 16, 17, 30, 32, 34
  Hyperkalzämie 30
  Kalziumhomöostase 31
  primärer (pHPT) 16, 30
    Kalziumscreening 34
    Lebenserwartung, postoperative 34
    Parathyreoidektomie, unilaterale und bilaterale 16
    Serumkalzium 16
  sekundärer (sHPT) 17, 30
    Autotransplantation 17
    Indikation zur Operation 34
    Osteopathie, renale 17
    Parathyreoidektomie, subtotale 17
    Therapie 34
  Sonographie 32
  Symptome, klinische 32
  Syndrom 32
    gastrointestinales 32
    Hyperkalzämiesyndrom 32
    ossäres 32
    renales 32
Hyperplasie, fokal-noduläre (FNH) 109

Immunhyperthyreose 25
Immunsuppression 69
Impedanzanalyse, bioelektrische 171
In-situ-Resektion 121

Kalorimetrie, indirekte 171
Karzinom, hepatozelluläres 107, 108, 113, 116
  Chemoembolisation 108, 116
  Chemotherapie 108
  Diagnostik 113
  Leberresektion 113
  Lebertransplantation 116
  Prognose 113
  Virushepatitis 113
Karzinom, kolorektales 154
  Mikrometastasen 154
  Therapie, adjuvante 154
Klatskin-Tumoren 111, 115
  Klassifikation nach Bismuth 111
Kolonkarzinom 151, 152
  Fünfjahresprognose 152
  Operationsletalität 152
  „Rechtsverschiebung" 151
Kortikosteron 36, 37
  Halbwertszeiten, biologische 36
  Sekretionsmuster, episodisches 37

Leber, Anatomie 107
Leberadenom 109
Leberdurchblutung 91, 93
  Makrozirkulation 93
  Mikrozirkulation 93
  Sinusoiddurchblutung 91
  Steuerung 91
Leberhämangiom 108
Lebermalignom, sekundäres 108
  Chemotherapie 108
    regionäre 108
    systemische 108
Lebermetastasen, kolorektale 108, 153, 154
  Überlebenszeit 154
Leberresektion 107, 119, 120
  alternative 119, 120
  Weiterentwicklung aus der Transplantation 120
  Ante- und Ex-situ 107
  linkslaterale 107
Leberruptur 109
  Kompressionstamponade 109
  Pringle-Manöver 109
Lebertransplantation 69 ff., 73 ff., 84 ff., 94 ff.
  Adhäsionsmolekülexpression 99
  auxiliäre 86
  Blutdurchflußmessung, elektromagnetische 94
  Blutfluß 94
  Ergebnisse 74
  Graft-versus-host-Erkrankungen 97
  Interaktion, immunologische 98
  Kontraindikationen 115
  „memory"-Zellen 99
  Mikrozirkulation 95
  partielle 72, 84, 85

Entnahme der Spenderleber 85
Ergebnisse 85
Präparation 85
„passenger"-Lymphozyten 97
Spenderlymphozyten 97, 98, 100
in der Leber 100
im peripheren Blut 100
Suppressorzellen, zytotoxische 99
Überlebenschance 72
Überlebensrate 73
Verwandtentransplantation 87
Ergebnisse 88
Indikation 87
Komplikation 88
Technik 87
Lebertumor, benigner 108
Blutpooluntersuchung 108
Computertomographie 108
Kernspintomographie 108
Sequenzszintigraphie, hepatobiliäre 108
Sonographie 108
Leberzysten 108
Drainage, perkutane 108
Echinokokkuszysten 108
Sklerosierung 108

Magenkarzinom 43 ff., 62 ff.
Aneuploidie 63
Antigen, tumorassoziiertes 62
Chemotherapie, prä-/perioperative 47
diffuser Typ nach Laurén 44
DNA-Gehalt 63
EAP-Schema 48
Frühkarzinom 43
Gastrektomie 45
Genamplifikation 64
Her2/neu-Genprodukt p185 64
Her2/neu-Onkogen 64
Letalität, postoperative 45
Lymphadenektomie, systematische 45
Metastasierung, lymphogene 63
„multistep-carcinogenesis" 65
Onkogene 63
Proliferationsrate 63
Remission 48
Resektion, subtotale distale 45
Resektionsverfahren 45
R-O-Resektion 43, 46
Tumormarker 63
Übergang, ösophagogastraler 44
Überlebensrate 46
Zytokeratine 63
major histocompatibility complex (MHC) 77
Expression 77
Klasse-I-Genregion 77
Morbus Crohn 156 ff.
Analfisteln 164
Ätiopathogenese 157
Differentialdiagnose 160
Ernährungstherapie, enterale und parenterale 157
Wirkungsmechanismen 158
Fettsäuremetabolismus 157
Manifestation, primäre 159
Operationsfrequenz 162
Operationsindikationen 161
Operationslokalisation 162
Pouchitis 165
Reoperationsrate 162
Resektion 163
Strikturoplastik 164
Symptome 159

Nebenniere 14 ff., 36
Hormonersatz, künstlicher 36
Hyperplasie, adrenomedulläre 14
Neoplasie, Typ 2, multiple endokrine 14
Nebennierenrindentransplantation 36 ff.
Abstoßungsverhalten 37
experimentelle 37
Methode 36
Streßreagibilität 37
Transplantatfunktion 36
Nebenschilddrüse 15
Halsexploration, bilaterale 15
primärer HPT 15
Nierentransplantation 69, 73
Überlebensrate 73

OKT 3, Nebenwirkungen 80
Operation nach Belsey 57
Organprotektion, Ischämie 71
Organspende 69 ff.
Allokation 71
gegenwärtiger Stand 70
Ketonkörper (KBR) 70
Konservierung 70
Monoethylglicinxylidid (MEGX) 70
Standardisierung von Entnahmetechniken 70
Organtransplantation 69, 74, 76
Lebensqualität 74
Voraussetzung 69
Ösophagus 56
Refluxkrankheit 56
Ösophaguskarzinom 43 ff.

Ösophaguskarzinom
  Adenokarzinom 43
  Chemotherapie, prä-/perioperative 47
  FLEP-Regime 48
  Langzeitergebnisse, funktionelle 44
  Letalität, postoperative 44
  Remission 48
  Resektions- und Rekonstruktionsverfahren 47
  Resektionsrate 44, 46
  Tumorsitz 43
  Überlebensrate 47

Pankreaskarzinom 112
Pankreaspseudozyste 139
Pankreatitis, akute 111, 128 ff.
  Organkomplikationen 129
  Schweregrad 130
  Therapie 128
  Ursache 129
  Verlaufsformen 128
    nekrotisierende 128
    ödematös-interstitielle 128
Pankreatitis, chronische 112, 134, 135, 137
  Drainageoperation 135
  Papillenplastik 137
  Therapie, operative 134
Pankreastransplantation 141 ff.
  endokrine 141, 142
    Ergebnisse 142
    Stoffwechselparameter 144
  Ziel 144
Polyposis coli 150, 168
  J-Pouch 168
  Therapie, kontinenzerhaltende 168
Pouchanlage, ileoanale 151
Proktokolektomie 150

Refluxkrankheit 57
  Operationsverfahren 57
  Therapie 57
Refluxösophagitis 56
  Diagnostik 56
  Manometrie 56
  Pathogenese 56
  pH-Metrie (24-h-pH-Metrie) 56
Rektumexstirpation 152, 169
  Indikationen 169
Rektumkarzinom 151 ff., 170
  Fünfjahresprognose 153
  Insuffizienzrate 170
  Lokalisation 151
  Operationsletalität 152
  Resektion, kontinenzerhaltende 170
  Rezidive 153
    Beckenexenteration 153
    Os-sacrum-Resektion 153
Rektumprolaps 150
  Fixation nach Thompson 150
  Rezidivrate 150
Rektumresektion, Indikation 169
Resektion 121, 152
  anteriore 152
  Ante-situm-Resektion 121
  Ex-situ-Resektion 121
  In-situ-Resektion 121

Schilddrüsenerkrankungen 21, 22, 24
  Enukleation 22
  Ergebnis, funktionelles 21
  gutartige 21, 22, 24
  Hemithyreoidektomie 22
  Indikation zur operativen Behandlung 24
  Lobektomie 22
  Operationstechnik 22
  Operationsziel 21
Schilddrüsenkarzinom 18, 19
  „kompartment-orientierte" Techniken 19
  Lymphadenektomie 19
  medulläres 18
  Mikrometastasierung, lymphogene 19
  papilläres 18
Sklerodermie, sekundärer Reflux 60
„split-liver"-Transplantation 85, 86
  Komplikationen 86
  Überlebensrate 86
„split-transplantation" 72
Struma, benigne 25, 26
  Autonomie 25, 26
    funktionelle 25
    multifokale 26
  Knotenstruma, euthyreote 25
Sonographie 27

Therapie, immunsuppressive 80
  BMA 031 80
  BT 563 80
  monoklonale Antikörper 80
  OKT 3 80
Therapie, multimodale 47
Transplantation, Indikationen 71
Transplantationsantigen 76
  T-Zellen 76
Transplantationschirurgie, Ergebnisse 73
Transplantationsimmunologie 76
  Abstoßungsdiagnostik 76

Immunsuppression 76
Tumoren 12, 13, 175
endokrine 12, 13
Leberarterienembolisation 13
Lebermetastasen 12, 13
Lebertransplantation 13
Prognose 13
System, gastroentero-pankreatisches 13
gastrointestinale 175
Fettoxidation 175
Substratstoffwechsel 175
Tumorkachexie 171

Ulcus duodeni 54
Vagotomieverfahren 54
Ulcus ventriculi 54
B-I-Resektion 54
Ulcus ventriculi et duodeni 50
Cimetidin 50
Ulkusblutung 51 ff.
Blutungsstadium nach Forrest 53
Operationsletalität 53
Rezidivblutungen 54
Therapieschema 53
Verfahren, endoskopische 52
Ulkuschirurgie 50, 52
Geschichte 50
Notfallchirurgie 52
Ulkusoperation 51
Elektiveingriffe 51
Indikationen 51
Ulkusperforation 51, 54
Technik, minimal-invasive 54

Vetozell-Effekt, sog. 102

Xenotransplantation 82